U0340964

Development of Shenzhen's Health Industry 2015

深圳健康产业发展报告 2015

深圳市保健协会
深圳市健康产业发展促进会 编

中国经济出版社
CHINA ECONOMIC PUBLISHING HOUSE
北京

图书在版编目（CIP）数据

深圳健康产业发展报告. 2015/深圳市健康产业发展促进会，深圳市保健协会编.
北京：中国经济出版社，2017.4
ISBN 978 - 7 - 5136 - 4666 - 6

Ⅰ.①深… Ⅱ.①深… ②深… Ⅲ.①医疗保健事业—研究报告—深圳—2015
Ⅳ.①R199. 2

中国版本图书馆 CIP 数据核字（2017）第 067310 号

责任编辑　丁　楠
责任印制　马小宾
封面设计　久品轩

出版发行　中国经济出版社
印 刷 者　北京艾普海德印刷有限公司
经 销 者　各地新华书店
开　　本　710mm×1000mm　1/16
印　　张　18
字　　数　286 千字
版　　次　2016 年 12 月第 1 版
印　　次　2017 年 4 月第 2 次
定　　价　68. 00 元

广告经营许可证　京西工商广字第 8179 号

中国经济出版社 网址 www. economyph. com 社址 北京市西城区百万庄北街 3 号 邮编 100037
本版图书如存在印装质量问题，请与本社发行中心联系调换（联系电话：010 - 68330607）

编辑委员会

发展经营性健康产业和公益性健康事业都是为了让人民过上健康愉悦的幸福生活

李君如 二〇二一年九月一日

全国政协常委、中央党校原副校长　李君如　题词

保障民生优先保健民众

中国保健协会 张凤楼

中国卫生监督协会会长、中国保健协会原理事长　张凤楼　题词

前 言
PREFACE

2015 年，是健康产业发展的重要一年。随着我国经济的转型和发展，国民的健康意识不断提高，生命健康需求日益突出，全球生命健康产业正以高达 25% ~30% 的年增长率蓬勃发展，成为推动世界经济发展的强大动力。特别是在发达国家，生命健康产业已经成为带动整个国民经济增长的"强心剂"。生命健康产业不仅是可持续发展的低耗产业，还是极具发展前景和空间的朝阳产业，是集医药产品、医疗器械、医疗服务、保健服务、保健用品、营养食品、中医养生、健康照护、休闲健身、健康管理、健康保险等多行业于一体的未来产业。

在我国，生命健康产业是一个相对较新的概念性产业类别，不是标准的国民经济部门分类，在区域产业规划及产业信息统计中也少有专门的独立内容，所涉及的相关部门则分别列入医药制造、医疗卫生、旅游、体育等产业范畴。随着社会经济水平的提升、社会产业结构的调整，特别是社会普遍对生命健康理念认知的成熟，生命健康产业正逐渐从传统产业类别中独立出来，通过对周边相关产业门类的再细化、再整合、再扩展、再充实而逐步形成较为清晰的产业概念。

近年来，我国各级地方政府开始将生命健康产业纳入可持续发展的战略性新兴产业扶持发展，国内健康产业区域之间的竞争日趋激烈。目前我国浙江、广东、贵州、海南、云南等省份都纷纷出台了生命健康产业相关政策，培育生命健康产业为重要的支柱产业。深圳作为改革开放的先驱城市，在经济社会发展、制度建设、技术创新提升等方面具备良好的发展基础，为生命健康产业发展创造了优质的产业环境。自 2013 年深圳市政府就出台了多部扶持生命健康产业的政策，以抢占制高点，打造具备深圳特色的健康产业。经过近几年的发展，深圳在医药研发、生命信息、医疗器械、健康管理、生物产业等方面均取得了良好的成果。2015年产业规模超过2000亿元，相关企业达8万余家，产业集聚效应凸显。产业科技创新成果方面，更是建立起了"以基础研究为引领、以产业及市场化为导向、企业为主体、产学研紧密结合"的自主创新体系，引领生命健康产业。

本报告包括健康产业发展概述、深圳健康产业发展情况、健康产业创新发展热点研究和深圳健康产业重点企业发展借鉴四个部分。健康产业发展概述部分首先基于生命健康理念，梳理了生命健康产业的概念，从药品行业、医疗器械行业、保健食品行业和健康管理行业四个重点领域出发，介绍国内外健康产业的发展概况。在此基础上，分析了当前深圳健康产业及其重点行业的发展现状，评估了深圳健康产业发展的市场环境，发现深圳健康产业发展存在的问题与困难，并提出相应的发展建议。健康产业创新发展热点研究部分重点研究了2015年国内外生命科学的发展前沿和热点，分析了深圳生命健康产业在科技创新政策研究、知识创新情况研究和科技创新环境研究方面的发展情况，并详细介绍了深圳（福田）中医养生保健服务行业准入条件研究。深圳健康产业重点企业发展借鉴部分介绍了深圳健康产业重点企业的发展特色，为我国其他地区同行业的发展提供参考与借鉴。

《深圳健康产业发展报告》不仅着眼于概念理论研讨、发展价值评估、产业内部构成等层面，还从发展环境、发展条件、发展政策、产业布局规划等方面研究生命健康产业发展的规律性，以期对产业发展学术研究以及政府和企业开展生命健康产业实践能发挥一定的参考价值。《深圳健康产业发展报告》是在深圳市政府各相关部门、行业协会、知名生命健康产业优秀企业以及行业专家的大力支持下完成的，至今已经出版五期。本期报告一如既往地得到了大家的指导、帮助和支持，其中深圳健康产业创新发展热点研究是在深圳市科技创新委员会的帮助下完成的，《中医养生保健服务行业准入条件研究》专项研究获得了深圳市福田区企业发展服务中心的资助，深圳市健康产业现状分析是在深圳市统计局的大力支持下完成的，在此一并表示衷心的感谢！

目 录
CONTENTS

第一章　健康产业发展概述

以满足人类不断提升的健康需求为主要目标的健康产业已经被联合国工业规划署确定为代表21世纪产业经济发展和社会进步的主要产业之一，其广阔发展前景受到世界各国的普遍关注。健康产业提供的产品与服务不仅保障和促进了人民的生命健康，同时还联动了社会经济的发展，成为具有巨大市场潜力的新兴产业，成为推动全球经济创新发展和社会持续进步的重要行业。

第一节　国内外健康产业发展概况

健康产业的蓬勃发展，得益于生物科技和生命科学不断发展提供的技术可能性、老龄化社会提供的庞大消费群体以及政府不断加大的健康福利支出。其中，科技发展成为健康产业持续创新的核心动力。

一、健康产业定义和分类

目前，国际对健康产业至今尚未形成一个权威的、公认性的标准和定义。一般认为，健康产业是用之于人、服务于人、最终以人的健康为目的产业的集合与发展。健康产业涉及医药产品、医疗器械、医疗服务、保健服务、保健用品、营养食品、中医养生、健康照护、休闲健身、健康管理、健康保险等多个与人类健康紧密相关的生产和服务领域。健康产业就是以健康为根本诉求，除了疾病的防治及医疗外，更多的是与人类生命健康息息相关的多元化和多层次的生产和服务领域。

在目前的研究中，有以下三种视角来对健康产业进行分类：

一是从经营方式出发，健康产业主要是由与生命健康紧密相关的生产经营与健康服务业组成。健康产品的生产经营范围包括药品、保健品、中药材、医疗器械、医用材料、化妆品、食品饮品、设备等。健康服务则指以现代或传统医学技术为主要支撑，以医疗服务、健康管理、健康理疗、康复调理、生殖护理、休闲健身、营养保健、人才服务、咨询服务等为人类健康服务的综合性的服务体系。

二是从健康消费需求和服务提供模式角度出发，健康产业可分为医疗性健康服务和非医疗性健康服务两大类，并且可以在此基础上进一步划分为四大基本产业群体。①以医疗服务机构为主体的医疗产业；②以药品、医疗器械及其他医疗耗材产销为主体的医药产业；③以保健食品、健康产品产销为主体的传统保健品产业；④以个性化健康检测评估、咨询服务、调理康复和保健促进等为主体的健康管理服务产业。

三是从健康产业链的专业功能角度出发，健康产业可划分为前端的保健产业、传统的疾病产业和后端的生命产业，分别达到维持健康、修复健康和促进健康的目的。这种分类下的健康产业分别通过这三大健康产业，针对于亚健康、疾病和衰老的不同生命状态，广泛覆盖了人类生命全周期和健康多元化的消费需求。

保健产业是以健康为中心，以健康保护与健康促进为主要目的。以开展健康管理、健康体检、食物营养、心理健康咨询、健康调理、运动健身、健康教育与健康文化传播为主要专业职能定位的健康保护与促进产业。

医疗卫生产业是以疾病为中心，以疾病治疗和疾病康复为主要目的。以开展疾病治疗与疾病管理为主要专业职能定位的疾病医疗与医药卫生产业。

生命产业是生命为中心，以生命质量与生命价值提升为主要目的。以开展生命质量管理、生命整体调理、生命文化教育、抗衰老及中医养生美容、开智益智、优生优育、养生养老、安老护理、休闲疗养旅游等服务的生命质量管理与生命养护产业。

深圳市健康产业发展促进会近年来致力于健康产业发展研究，受深圳市统计局委托，在参照国内外健康产业分类方法的基础上，结合国家统计局对国民经济行业分类标准以及对健康服务业的分类标准，按产业类型将健康产业划分为健康原材料种养殖业、健康制造业与健康服务业三个大类，并细分为15个行业。目前，这一标准已成为健康产业相对易于操作的分类依据。

表1-1　深圳市健康产业发展促进会关于健康产业的分类

序号	健康产业		细分行业
1	健康原材料种养殖业		原材料种养殖
2	健康制造业	健康食品药品行业	保健食品行业
			营养强化食品行业
			药品行业
			有机食品行业
			其他健康食品行业
		健康用品行业	保健健身器械行业
			医疗器械行业
			化妆品行业
			健康功能纺织品行业
			其他健康用品行业
3	健康服务业		医疗卫生服务
			健康管理与促进服务
			健康保险和保障服务
			其他与健康相关的服务

此外，深圳市政府于2013年发布了《深圳市生命健康产业发展规划（2013—2020年）》，在国内首次提出了"生命健康产业"概念，并确定深圳生命健康产业发展重点为生命信息、高端医疗、健康管理、照护康复、养生保健、健身休闲六大领域，成为深圳生命健康产业发展的重要纲领与指导。

二、国际健康产业发展概况

从全球范围来看，虽然当前全球经济增长普遍放慢，但健康产业发展仍保持一个较好的增长速度，全球健康产品和健康服务的总需求呈急剧增加的态势。其中，许多发达国家政府不断加大对健康产业的研发投入，增加大健康医疗的支出，使得发达国家的健康产业尤其是医药和保健品行业在全球市场一直保持领先优势。另外，生物科技的不断突破成为健康产业发展的关键因素，大大降低了健康产品和健康服务的成本，增强了健康产业的竞争力。

（一）国际健康产业发展概况

1. 产业规模

目前，健康产业作为社会经济发展的核心推动力已经在全球广泛地显示出来。据有关数据显示，2015 年全球健康产业市场规模已经达到79856 亿美元，较 2014 年的 77295 亿美元增长了 3.3%。总体来看，在2008—2015 年期间，全球健康产业的平均增长速度保持在 4% 左右，高出全球经济增长速度近 2 个百分点，显示了健康产业强劲的发展势头。

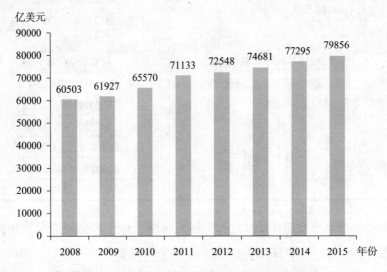

图 1 - 1　2008—2015 年全球健康产业市场规模

资料来源：世界银行、世界卫生组织，根据公开资料整理。

预计未来在全球健康消费继续扩容的情况下，2020 年全球健康产业总产值将会达到 13.39 万亿美元。

从全球健康产业市场规模整体发展情况来看，由于发达国家起步早，在健康产业市场规模上处于领跑地位。2015 年，北美地区健康产业市场规模占全球市场总量的 41.50% 以上，欧盟地区占 22.60%。虽然发展中国家起步比较晚，但健康产业对经济发展的拉动效应明显，各发展中国家政府对健康产业的重视程度越来越高，健康产业发展加速。其中亚洲国家的发展尤为迅速，目前市场规模占到全球市场总量的 27.5%。

表 1-2　2008—2015 年全球主要区域健康产业市场规模统计表

单位：亿美元

年份	北美	亚洲及其他	欧盟	拉美及加勒比海	阿拉伯联盟国家	合计
2008	25351	13690	17712	3016	734	60503
2009	26248	14665	17145	3048	821	61927
2010	27479	16688	16830	3714	859	65570
2011	28611	19454	17916	4150	1002	71133
2012	29771	20562	16858	4191	1166	72548
2013	30929	20675	17521	4389	1167	74681
2014	32232	21116	17830	4813	1304	77295
2015	33140	21960	18048	5350	1358	79856

资料来源：世界银行、世界卫生组织、公开资料整理。

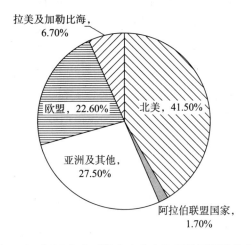

图 1-2　2015 年全球健康产业市场规模及区域分布

资料来源：世界银行、世界卫生组织，根据公开资料整理。

　　从国家个体来看，以美国为代表的西方发达国家，健康产业市场规模居世界前列。2015 年，美国健康产业规模达到 29857 亿美元，保持世界第一。健康产业产值仅次于其国内的制造业、服务业、金融保险业、房地产业，产值占 GDP 的比重超过 15%，人均健康产业支出约为 9200 美元，显示出美国生命健康产业的发展水平非常高。

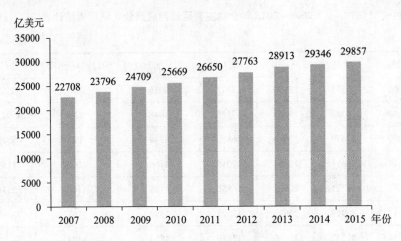

图1-3 2007—2015年美国生命健康产业规模

资料来源：世界银行、世界卫生组织，根据公开资料整理。

在亚洲，日本的健康产业也已经跻身世界先进国家行列，其生命健康产业增加值占GDP比重也已经接近美国。2015年，日本健康产业规模达到5254亿美元，人均健康产业支出规模约为4100美元。预计到2020年日本健康产业规模将达到5944亿美元，产业规模年均增速在2.5%左右。日本健康产业规模增长的一个重要原因是老年人口占比快速上升带动相关医疗、医药、保健品以及养老服务等产业的发展所致。

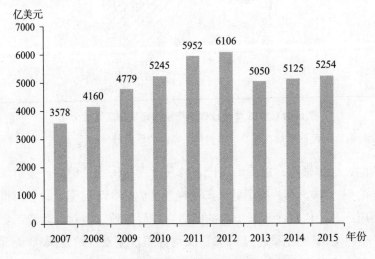

图1-4 2007—2015年日本健康产业规模

资料来源：世界银行、世界卫生组织，根据公开资料整理。

研究表明，发达国家和发展中国家之间的医疗行业支出差异明显，医疗支出与国家发达水平依然呈正相关关系。虽然2013—2014年60个国家的医疗健康支出都平均增长了2%以上，但高收入国家医疗健康支出比例最高，中低收入国家依然较低。大部分发达国家的医疗消费支出超过了其国内生产总值（GDP）的10%左右，而相比发达国家，中低收入国家的医疗支出则少得多。如中国在2013年人均医疗花费为367美元，与美国人均9146美元差距显著。根据世界卫生组织2007—2012年的调研显示，只有57%的中低收入国家的公共部门对国家所选的化学仿制药的需求得到了满足，这些国家的药品价格甚至比国际参考价格高出很多倍，医疗资源相对仍旧短缺，从另一角度也说明，中低收入国家健康产业未来市场发展空间很大，发展更具成长性。

2. 产业结构

从全球健康产业发展来看，医药产业（含药品和药械）、医疗服务业以及保健食品、健康管理以及养老产业依然是健康产业发展中的重要行业。一个显著的特点是，随着政府、社会对健康产业的重视，健康管理在整个产业中的比重迅速增加。

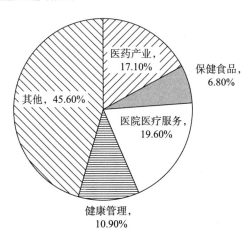

图1-5 2015年全球健康产业市场结构分布

资料来源：根据公开资料整理。

在美国健康产业结构中，健康管理已成为健康产业的主体。美国的医药产业（含药品和药械）占比14.30%，医院医疗服务占比

15. 90% ，保健食品占比 9. 60% ，而与健康管理相关的产业占比已达到 60. 20% 左右。

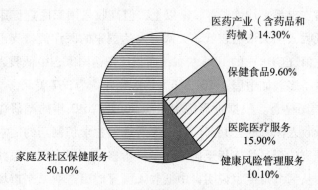

图 1 - 6　2015 年美国健康产业市场结构分布

资料来源：根据公开资料整理。

　　健康管理在美国健康产业结构中占比如此之重，与其医疗保险制度的特点密不可分。美国医疗保险采用的是市场化机制，因此，通过健康管理降低医疗费用总支出，是医疗保险的重点。美国的健康管理以医疗保障系统为支撑，形成了以群体为主体的服务方向，构成了三类管理模式：一是以医生作为健康管理的负责人；二是以雇主作为健康管理的负责人，三是私人、个人化的健康管理。美国通过多年的健康管理实践，得出健康管理及健康干预措施的实施可以使患者及健康人更好地拥有健康，并可有效地降低医疗支出。目前在美国已有很多大企业和健康保险公司采用了健康管理方式。健康管理策略主要包含以下 6 类：一是生活方式的管理，通过教育、激励、训练等干预手段矫正不良生活方式，提倡健康生活方式；二是针对不同的特征人群，以多种通信方式使人群了解医疗保健信息，开展自我健康服务；三是为慢性病患者进行长期的服务及跟踪，以期提升人群的健康水平和指数，从而降低整个社会的医疗成本；四是对患有重大疾病的患者提供健康管理支持服务；五是帮助不同情况的残障人士提高生活水平及能力；六是对于综合性人群的管理，针对个性群体提供不同的健康管理方式。美国多年的健康管理实践表明，健康管理及健康干预措施的实施可以使患者及健康人更好地拥有健康，并可有效地降低医疗支出。目前在美国已有很多大企业和健康保险公司采用了健康管理方式，美国政府先后制订了"健康人民 1990、2000、

2010、2020"四个健康管理计划，健康管理发展已非常完善，已形成了多方共赢的健康服务体系。

和大多数国家一样，日本仍然是以医药、保健食品、健康管理行业为主的国家。日本是全球第二大药品市场，日本的医药行业发展一方面注重品质，加强产品的多元化以满足消费者的不同需求；另一方面注重研发，注重增强生产企业核心竞争力，关注生产企业形象，注重市场拓展等。此外，日本也是世界第二大天然保健产品市场，如北海道生物产业的产值已突破 600 亿日元大关，其中功能性食品在海外具有相当高的人气。

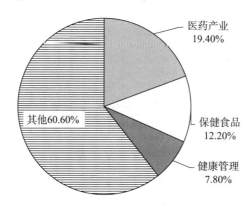

图 1-7 2015 年日本健康产业市场结构分布

资料来源：世界银行、世界卫生组织，根据公开资料整理。

除了有强大的药品和天然保健产品市场，日本也较早地重视健康管理和健康干预的环节。1988 年日本提出了"全民健康计划"。2000 年开始推行"国民健康运动"，出台了《健康日本 21 世纪》，实施了"专门健康体检制度"和"特定健康指导制度"，并于 2002 年通过了《健康促进法》。2012 年，日本制定了"再生战略"，将健康医疗、节能环保和农林渔业三个领域列为重点投资对象。2014 年安倍政府推出了健康医疗战略，要把日本打造为第一健康长寿国，同时让日本成为一个医疗出口国。如今，在日本，不到 2 亿人口就有 60 多万营养师为人们提供专业的健康管理服务，由行政机关和民间健康管理组织一起负责全体国民的健康管理，并对境内的外国人提供健康管理服务。

此外，养老产业已经成为日本重点发展的支柱性产业之一。日本养老

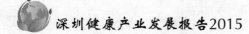

事业不仅与日本老龄化社会发展息息相关，而且也催生了以养老为主产业群的发展。日本养老产业主要包括医疗产业、养老护理产业和生活产业三个方面，其中以养老护理产业为核心产业。日本的养老服务分为居家养老服务、社区养老服务和养老机构服务，同时特别重视预防性的养老护理服务。日本也非常注重养老服务的专业化发展，要求每一个细分的领域均有特设的企业进行提供，并且要有较为严格的硬件作为基础。从业人员必须经过严格的培训和考核，通过考核持证上岗；同时，教育领域开设老年福利、社会工作等学科专业，旨在为养老服务业持续供应相关人才。日本养老产业涵盖的内容广泛，其中涉及房产、金融、器械用品、家政服务、文化生活服务以及其他相关产业等六个方面，已初步形成一个完善的产业系统。

3. 资本市场分析

资本市场是行业发展的风向标。随着生物技术、信息技术、新材料等高科技与健康产业的融合，健康产业也成了资本最青睐的一个行业。

从资本层面来看，医疗健康板块一直是资本市场的一个活跃板块。据相关数据显示，2015年医疗/健康行业的全球并购交易金额高达5500亿美元。在并购市场上，一系列大宗并购反映全球医疗市场的竞争已进入白热化阶段。2015年既有医药史上第一大、更有并购史上第二大并购案——辉瑞1500亿美元收购艾尔建，还有美国医疗器械巨头美敦力499亿美元鲸吞柯惠等超重磅级特大交易。

在健康医疗行业细分领域中，生物制药领域的并购活动与风险投资最为强劲。2015年12月，生物制药品牌企业阿斯利康以40亿美元的价格收购了Acerta制药的股权。在募资和投资领域，2015年美国医疗健康领域风险投资额达到94亿美元，为进入21世纪以来最高水平。

在生物制药投资领域，非传统的"跨界投资者"活动明显增加。如2015年生物医药风险投资活动中，至少有三家（OrbiMed、Sofinnova、Venrock）的新交易中是与跨界投资机构合作完成的。顶尖生物制药投资机构OrbiMed（奥博资本）甚至在2015年下半年募集了一只9.5亿美元的基金用于生物医药投资。

表1-3 2014—2015年生物制药领域最活跃的新兴（VC）与企业风投（CVC）

投资者	交易数量（笔）	交易总额（百万美元）
OrbiMed Advisors	30	1300
Novo	20	736
NEA	19	713
JJDC	18	235
Versant Ventures	16	376
Sofinnova Ventures	15	742
NovartisVenture	13	321
Fidelity Biosciences	12	586
Venrock	11	705
ARCHVenture Partners	11	630
Funds	11	260
MPMCapital	10	236
AtlasVenture	10	143
SROne	9	305
Pfizer Venture investments	8	221
Celgene	8	260
WuXi VentureFund	7	204
Liiiy Ventures	7	106
Partners HealthCare Innovation	7	104
GlaxoSmithKline	6	92

资料来源：CB Insights, press releases, PitchBook and SVB proprietary data.

在生物制药领域的投资中，肿瘤治疗是生物制药领域最热衷的领域。肿瘤学领域所融到的资金远远超过交易第二名。统计显示，主动免疫也受到了投资者的关注，在一年之内投资交易数位于第八位。此外，罕见疾病和代谢领域的投资交易额也翻了一番。

表1-4 2014—2015年生物制药领域最活跃的、新投资交易（按学科分）

类别	交易数量（笔）	金额（亿美元）
肿瘤学	72	24.92
平台	31	8.71
抗感染	28	6.1

类别	交易数量（笔）	金额（亿美元）
中枢神经系统	25	7.43
罕见疾病	20	6.64
代谢	13	3.54
眼科	8	3.03
主动免疫	8	2.11
呼吸	7	2.48
心血管	5	1.11
胃肠道	5	1.25

资料来源：根据公开资料整理。

在医疗器械领域，自2013年医疗器械IPO交易数量总体呈上升趋势，资本收购也成为热点，大部分企业希望通过收购来快速扩张市场。2013年和2014年，公开的交易数量分别为41笔和57笔。2015年上半年，全球医疗器械总并购交易价值达到840亿美元，其中以美敦力499亿美元收购柯惠最为惊人。从收购情况来看，有的看重新兴医疗器械公司的研发能力，有的看重已占有的市场，有的则希望兼顾技术与市场能力。然而在风险投资方面，投资者在器械方面的投资兴趣呈减退趋势，也导致新公司成立数量下降，并且大多数A轮融资金额低于500万美元。究其原因主要是商业医保问题、监管的不确定性和知识产权难以保护等。

（二）国际健康产业发展特色与趋势

1. 各国健康产业发展特色

健康产业覆盖面广，又因地理、环境、民族等不同而呈现不同的特点。近年来，世界各国纷纷采取有效措施强力推动生命健康产业发展，在此过程中，也形成了各具特色的生命健康产业发展模式，为其他国家的发展提供了借鉴。

（1）英国健康产业以生物技术与制药产业最具竞争力

英国的生物技术与制药产业仅次于美国，位居世界第二。生物技术与制药产业在英国经济中扮演着"皇冠上的明珠"的角色。该产业的每年营收超过500亿英镑，是除金融业和保险业之外英国增速最快的产业。

伦敦是英国乃至整个欧洲的生物技术与制药产业集聚区，拥有庞大而复杂的医疗基础设施和多种国家健康服务组织，包括 31 只基层护理基金、21 只急性基金、15 只信托基金、3 只精神健康基金等。伦敦还有多个针对特定医学领域（癌症、心肺、精神健康、儿科、眼科和骨科等）的高度专业化基金。同时，伦敦生物医学的研发水平居于世界领先地位，从全球范围看仅次于美国波士顿。伦敦汇集了众多国际知名研究机构，包括英国医学研究理事会（MRC）、巴布拉汉姆研究所（Babraham Institute）、维康基金会（Wellcome Trust）、欧洲生物信息学研究所（EBI）等。这些研究中心加强了学术研究者同医疗健康服务商之间的合作，致力于学术研究、医疗服务和教育培训，并为探索新疗法、研发新技术和培养新人才奠定了坚实基础。此外，伦敦每年在医学类研究领域投入高达 5.8 亿英镑，全英最顶尖的三所医学院皆集聚于伦敦，拥有医学、牙医和制药领域学生（包括本科和研究生）2.4 万人，产出医学类研究论文近 4 万篇。每年，英国三分之一的医学、口腔和制药领域的研究性论文有至少一位伦敦的作者。强大的科研力量为产业发展提供了强有力的支撑。

（2）瑞士的健康服务业后来居上，超越传统钟表业

瑞士曾以钟表闻名于世，但现在健康服务业规模已超过传统的钟表制造业，对国内生产总值的贡献率达到 30% 左右。瑞士健康服务业发展特征主要体现在多种所有制医疗机构共生、多层次医疗组织并存体系以及周全的养老健康服务业和完整的健康保险体系上。

瑞士多种所有制医疗机构共生、多层次医疗组织并存体系构成了健康服务业的主体。瑞士政府是医疗服务和医药产品市场的规则制定者和价格制定者，从医院设立、药品价格制定、医疗服务价格制定，到医院经费补贴、医疗设备采购、医疗保险公司运作，政府部门都全程参与。不过，瑞士的行政机构并不是通常意义上封闭、自我运行的政府管理部门，而是更像一个平台，各种利益集团都在这一平台上维护自己的利益。同时，瑞士发达的行业协会组织也是瑞士医药卫生体制的重要组织者和直接参与者。各行各业都组建了完善的行业协会组织，以维护行业内的成员利益，规范行业内的竞争秩序。规范有序的多种所有制医疗机构共生、多层次医疗组织并存体系，为瑞士提供了完善的医疗卫生服务。

在养老服务发展方面，瑞士的政府、企业、社会组织都把健康养老服务作为应当承担的社会责任，形成了多元化投入的格局。在瑞士，大约有

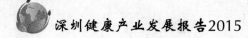

25%的老年人选择机构养老，其中养老机构主要包括养老院、护理院和临终关怀机构等。根据身体健康状态、生活自理程度以及社会交往能力的不同，老年人会被分为自理型、半自理型和完全不能自理型三大类，不同类型的老年人人住不同的养老机构。养老机构既有政府主办示范性的，也有企业、社会组织、个人出资兴办的营利性或非营利性的。与此同时，瑞士对健康养老护理职业制定有严格的准入制度，养老护理人员和护工都要持证上岗并根据培训考核成绩进行分级。针对养老服务，瑞士还拥有先进的健康养老管理手段和先进的护理设备。许多养老机构都是花园式、酒店式的设计，针对老年人的个性差异和不同需求，提供合适的护理设施和护理方式，通过评估、实施、再评估来保证优质的服务质量。此外，许多先进设施还被用在各种养老护理服务中，如非自理老人的自动转移系统、特殊洗澡设施、专用便器等，这也促进了整个养老服务产业链上下游的共同发展。

在健康保险体系的建设方面，为了使社会养老服务得到稳定的资金支持，瑞士建立了健全、多层次的社会养老保险制度，社会养老与各项社会保险接轨的运行体系，涵盖了疾病、生育和事故发生时的医疗和生活费用。医疗保险的资金来源主要是个人缴费和政府补贴，根据自愿，雇主也可以全部或部分承担雇员的医疗保险费用。医疗保险分为基本险和附加险两部分，基本险属于瑞士人的必保险种，负责支付病人的检查、诊治、护理、药品等费用的主要部分。在基本医疗保险基础上，如果还希望享受一些特殊照顾，比如单人病房、自费药物、中医按摩、针灸等，就可以再买附加医疗保险。具体在社会养老保险制度上，瑞士的社会养老保险制度由三大支柱构成，一是由国家对老年人、遗属和伤残人士支付的基本养老金，二是职业养老保险，三是个人投资养老保险。完善的养老保险可以使老人在退休后仍能维持原来的生活水准、保证养老质量。

（3）印度注重医疗与医药改革，健康产业实现惊人增长

印度是世界上人口最稠密的发展中国家，但政府重视健康产业发展，取得了明显的成效。如今，健康产业已经成为印度重要的支柱产业之一，健康产业实现了惊人的增长速度。据印度统计署预计，印度国内医疗健康产业总的市场规模为650亿美元，医疗健康产业年均复合增长率为15%，预计2017年，印度生命健康产业产值将达到1600亿美元，并预计2030年

其服务产业规模将超过中国。

为了打入国际医疗市场，印度政府鼓励国际认证，帮助印度医院提高服务质量和水平，使之成为欧美国家医保公司定点机构。在这样的政策与思维导向下，印度的私营医疗服务业拥有大量高水平的通过 JCI（国际联合委员会）认证的医院，还有很多持有英国皇家医学院等著名医学院校颁发的高级资质证书的医务人员。另一方面，印度是全世界医疗成本最低的国家之一，其平均卫生保健成本仅为美国的 20%。因此，出色的医疗技术和具有竞争力的价格使得印度在国际医疗市场上赢得了较高声誉，于是大批欧美国家的病人不远万里到印度私立医院就医，有很多外国企业将医疗相关服务外包到印度，再加上医疗和旅游的融合，使得印度医疗旅游领域处于国际领先地位。2015 年，印度的医疗旅游行业产值达到 20 亿美元，年均增长率为 18%。

在仿制药业发展方面，印度政府通过简化注册审批手续促进了行业的快速发展。在 2005 年与国际制药专利制度接轨前，印度国内宽松的专利环境使得印度制药业可以在药品专利期内随意仿制并获得了大量仿制药药政文号，其后印度政府实行较为严格的药价管控政策又将部分跨国制药企业挤出市场，让本土仿制药企业获得了足够的生存空间。印度政府鼓励通过国际并购以及与跨国制药企业国际化合作，以达到快速提升印度仿制药企业研发及生产技术。在此背景下，经过多年的发展，印度建立起了全球最具竞争力的仿制药研发生产体系，已经成为以仿制药和原料药为核心优势的制药强国。在原料药方面，印度拥有最多的 DMF（药物管理档案）和COS（欧洲药典适用性认证）批文；在制剂批文和产能方面，印度拥有全球除美国外最多的 ANDA（简略新药申请）文号和 FDA（美国食品药品管理局）认证工厂。目前，印度的药品生产量占全球产量的 8%，位居全球第三，销售额居全球第十四位。

（4）新加坡对内建设国民健康服务体系，对外打造全球性高端医疗服务

新加坡是一个经济高度发达的城市国家，其医疗服务产业在全球颇具盛名。据联合国根据 2015 年 9 月设立的可持续发展目标，发布世界最健康国家排行榜，其中新加坡位居世界第二。这不仅归功于新加坡国民健康的生活习惯，更要归功于新加坡稳健的医疗服务体系。

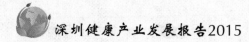

新加坡政府积极打造的国际医疗保健中心，包括临床医疗中心与经济医疗中心两个核心，由各种医疗保健机构（包括公立医院、私立医院和专科中心等）和优质医疗保健服务从业者构建成一整套完整的医疗服务链，其医疗实践标准已经跻身世界一流水平，可以提供亚洲最优质的医疗保健系统。目前，新加坡有13家医院和医疗机构获得国际联合委员会品质认证（JCI），占亚洲获得认证医疗机构总数量的三分之一。

为不断完善全方位、多层次的国民健康服务体系，打造全球性高端医疗服务中心，新加坡创立了3M医疗保险计划和国际医疗计划。

3M医疗保险计划是在现有的政府医疗津贴之外，建立的以保健储蓄计划（Medisave）为基础再加上健保双全计划（Medishield）和保健基金计划（Medisfund）的医疗保障体系。保健储蓄计划是新加坡中央公积金制度中主要的医疗保障计划，旨在协助个人把收入的一部分存入保健储蓄账户，以便在需要时用以支付本人或者至亲的住院费用。在保健储蓄计划下，公积金会员每月必须把部分公积金存进保健储蓄账户以确保公积金会员在将来尤其是在退休后或年老时有足够的保健储蓄来应付所需的住院费用。实施于1990年的健保双全计划，也被称为大病保险计划，具有社会统筹的性质，采用的是"社会共济、风险分担"的社会保险机制，其目的是帮助保险储蓄账户持有者以及他们的家属支付因重病或顽疾所导致的庞大住院费用，弥补保健储蓄不足以应付重病患者医疗费用的缺口，确保投保人在患上重病或长期疾病时能够应付庞大的医药开销，是保健储蓄计划的补充，是一项自愿参保的计划，采取的是"选择退出"方式。对于那些从保健储蓄计划和健保双全计划中仍无法得到保障的患者适用于保健基金计划。新加坡于1993年4月设立了医疗救助基金（Medication Assistance Fund），旨在为他们在医疗费用上提供财政支持。

凭借高质量的医疗资源和高效率的医疗服务，新加坡于2003年创立了由卫生局领导的国际医疗计划。国际医疗计划致力于打造并强化新加坡在亚洲医疗枢纽的地位，最终推动新加坡成为全球性高端医疗服务中心。由于有众多私人医疗机构和国际领先的医疗中心在新加坡集聚，新加坡公立医院除了满足国内居民医疗保健需求为主之外，也接受国际旅游病人。新加坡的医疗保健机构大多设有齐全完善的国际病人联系服务部，从最初的询问、机场接机、为病人和随行者提供翻译服务和各种协助，甚至在病人完成治疗回国之后，安排他们接受复诊。此外，医疗机构还为国际病人提供额外服务，如签证申报、住宿、交通、购物指导、退税等，较好地推动了新加坡国际医疗服务业发展。

（5）泰国以高水平的医疗服务带动疗养与旅游特色发展

近年来，泰国非常重视发展医疗服务业，已建成国际先进水平的医疗队伍，配备了现代化的医疗器械，在国际医疗服务业上赢得了很多的声誉。除公立医院外，全国共有 400 多家私人医院，其中曼谷康民医院（Bangkok Bumrungrad Hospital）、曼谷国际医院（The Bangkok International Hospital）等都是兼具高科技设施和高水平医护队伍的国际化私立综合医院，在国际上享有较高的声望，形成了强有力的医疗服务竞争力。目前，全球已有一百多个国家和地区的患者到泰国就医，每年有超过 200 万人赶往泰国接受心脏、整容、牙科手术等各种医疗服务。

近年来，泰国在大力提高医疗竞争力的同时，也充分发挥了劳动力成本低廉的优势，把医疗和康养、旅游观光结合起来，形成了颇具特色的医疗健康旅游业，从而使泰国成为世界医疗旅游者最喜欢的目的地之一。泰国商业部借助在 2015 年泰国召开东盟经济共同体（AEC）的机会，加紧发展健康疗养服务业，使其发展成为国际健康医疗旅游服务中心。其中泰国商业部开展的健康服务业务计划，包括照顾老年人、SPA 疗养、泰式特色按摩等，与各大、小型医院、医疗诊所中心等配合，以进一步增强泰国的健康服务业竞争能力，为前来泰国的顾客提供更多、更好的健康服务，全方位满足国际游客对健康生活的需求，形成泰国健康产业特色竞争力。

2. 国际健康产业发展趋势

总体而言，全球健康产业正面临着良好的发展环境、科技持续进步、经济全球化、人口老龄化以及各国医疗体系改革等都为产业发展创造了良好的机会。从世界范围来看，目前全球健康产业发展主要有以下特点与趋势：

一是健康产业已成为全球各国经济热点，健康产业政策的引导扶持作用明显。

当下，无论是从产业发展规划的战略层面，还是到健康生活方式引导的具体实践，各国政府都不同程度对健康产业给予引导与扶持。如高度市场自由化的美国，除了利用市场机制运行和调节外，美国政府也积极对健

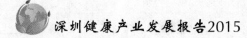

康产业的重点领域提出中长期发展规划，《21世纪发展规划》提出将生物制造技术作为战略技术领域发展，《生命科学产业发展规划》中对发展生命科学产业进行资源部署并明确实现路径，《健康人民2020》中强调了社会因素的健康公平思想、促进人生各阶段的健康以及公共卫生干预措施实施框架等。日本作为全球第二大药品市场，目前已经将大健康产业列为重点投资对象，现正在实施的第三个《健康日本21国家健康促进行动规划》等。在欧盟地区，欧盟在2012年开始就实施《电子健康行动计划2012—2020》，电子健康可以通过远程监控患者的身体状况、远程诊断、共享医疗保健信息，大大提高了医疗保健的效率和效果。再如，印度、泰国、新加坡等东南亚国家，以医疗旅游作为国家战略发展方向，积极引导医疗与旅游相结合，促进国家健康产业的发展。

二是生命科学和生物技术持续创新，推动健康产业成为最具创新能力的产业。

和其他产业相比较，包含医学的生命科学已成为当今世界上发展最迅速、创新最活跃、影响最深远的科技创新领域之一，创新成果也为人类健康带来了前所未有的福祉。根据汤森路透2015《SCI期刊分析报告》（Journal Citation Reports，JCR）报告，排名前五名的世界最有影响力的期刊杂志全部来自生命科学领域，它们是 *CA-A Cancer Journal for Clinicians*（《CA临床医师癌症杂志》）、*The New England Journal of Medicine*（《新英格兰医学杂志》）、*Nature Reviews Drug Discovery*（《药物发现自然评论》）、*The Lancet*（《柳叶刀》）、*Nature Biotechnology*（《自然生物技术》），显示了生命科学有强大的关注度和创新力。有统计显示，2015年全球共发表生命科学相关论文611127篇，相比2014年增长了2.08%。全球生物技术专利申请数量和授权数量分别为87185件和48847件，申请量与授权量比上年度分别增长了8.94%和2.7%。Science杂志评选的十大科技突破中有6项与生物相关。除了北美和欧洲的生命科学专利合作协定（PCT）申请量节节上升之外，亚洲、拉丁美洲和加勒比地区等发展中国家的PCT申请量也在不断增长。生命科学基础研究的不断深入，已迅速带动了生物医药、医疗器械以及保健食品制造以及服务业等产业的发展，在支撑经济社会的发展中的作用日益突出。

三是健康服务业前端化发展，全球健康产业开始由治疗型转为预防型。

根据著名信息分析机构经济学人情报部（EIU）报告显示，从产业整体发展来看，全球预防医疗已经起步。当今社会，慢性病加剧发展、医疗费用高、政府负担重、民众看病贵等是普遍存在的世界性难题，仅仅靠加大医疗投入已无法解决这些难题，从治疗为主向预防为主的转变已开始受到重视。美国健康管理的实践表明，以预防为主的健康主动管理可以明显降低医疗费用，提升民众健康生活品质。专家预计，未来医疗产业的投资重点也将相应前移，投资热点将挪至预防和保健领域。在英国、墨西哥、日本和德国等国家中，已经显现出疾病治疗正转型为医疗预防的趋势。

四是健康产业与互联网信息技术高度融合，正带动健康产业新一轮腾飞。

互联网给社会和生活带来了巨大且深刻的变革，在生命健康产业同样表现得相当突出。主要表现包括：①借助于移动应用、大数据、在线协作/互动、远程医疗等新技术，人类健康管理水平已经达到一个前所未有的高度，其中可穿戴健康管理、植入治疗、医疗机器人、辅助康复装置等技术使医疗行业成为硬件创新重要领域。②健康大数据极大地提升了诊断和治疗水准：一方面，大数据的发展和应用促进了更加精密的医疗检测设备的开发应用；另一方面，大数据的推广促进了大数据和健康两大产业的融合，健康与医疗通过信息交互不再分割，健康医疗服务更加专业化和普及化。③网络和移动互联发展促进了医疗信息沟通便捷化。网络的应用促进了医生和病患沟通，手机医疗应用开发也成为患者方便的医疗与健康管理工具，健康管理应用的范围迅速扩大，远程医疗、分级医疗管理成为健康医疗管理新方向。

五是健康医疗产业与旅游、文化的融合加剧，大健康产业成为新宠。

从消费者的角度，产业是无界线的，健康、医疗、旅游、文化都是品质生活的重要内容，由此催生了相关产业的融合发展并成为时代的潮流。近年来，以旅游为载体、以文化为特色、以健康为手段的"健康+旅游+文化"的大健康产业，已逐渐成为全球增长速度最快的新兴产业之一。健康医疗旅游行业最早起源于瑞士、德国等欧洲有名的国际医疗保健旅游接待中心。随着发展中国家医疗成本低廉，医疗技术水平和旅游业资源的不断提升与丰富；环境污染、生活压力、老龄化、亚健康这些问题迫使消费

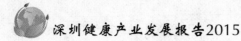

者通过旅游、身心活动的放松、美容等活动来促进健康。在这样的背景下，医疗旅游产业开始在向有文化特色的亚洲、中东等部分国家转移并焕发出勃勃生机。目前亚洲是医疗旅游行业竞争最为激烈的区域，泰国、新加坡、印度等国家的旅游产品和医疗服务水平都在国际上具有影响力。目前全球已有100多个国家和地区开展医疗养生旅游产业。根据美国斯坦福研究机构调研数据，全球医疗旅游增速是旅游业增速的两倍，预计2017年全球医疗旅游的收入将达到6785亿美元，占世界旅游总收入的16%，而2013年该收入为4386亿美元。未来医疗旅游产业将逐渐从全球传统的旧消费时代进入现代新消费时代，并成为新兴朝阳产业的典范。

三、我国健康产业发展概况

2015年，我国经济持续增长，人口数量持续增加，老龄化加剧，再加上政府对民生的高度重视，我国健康产业发展迎来了前所未有的历史机遇，我国健康产业进入了加速发展期。

（一）我国健康产业发展环境分析

产业的产生、成长、壮大和衰退都是在一定的产业环境中发生的，产业环境的变化，不仅可以对产业的发展道路造成影响，并且有可能改变整个产业的发展方向，以及决定一个产业的兴衰成败。目前我国健康产业正处于一个发展上升期，产业发展的向好局面，离不开国内政策环境、经济环境、社会环境、技术环境等共同向好作用的影响。

1. 政策环境

2015年，从中央到地方，各级政府对大健康产业的支持力度在不断加强，为我国健康产业可持续的发展营造了一个积极良性的政策环境。

2015年3月，国务院办公厅印发了《全国医疗卫生服务体系规划纲要（2015—2020年）》，要求优化医疗卫生资源配置，构建整合型医疗卫生服务体系。同时提出开展"健康中国云服务计划"，包括积极应用移动互联网、物联网、云计算、可穿戴设备等新技术，推动健康信息服务、智慧医疗服务和健康大数据的应用。2015年5月，国务院办公厅又印发了《中医药健康服务发展规划（2015—2020年）》，提出到2020年，基本建立中医药健康服务体系，并提出七大任务：大力发展中医养生保健服务；加快发展中医医疗服务；支持发展中医特色康复服务；积极发展中医药健康养老服务；培育发展中医药文化和健康旅游产业；积极促进中医药健康服务相关支撑产业发展；大力推进中医药服务贸易。我国医疗卫生体系发展进入有序规范的发展轨道。

在国家政策的大力推动下，健康产业区域之间发展更加迅速，区域竞争迎来新格局。我国诸多省市竞相开展健康产业集群化发展战略布局，国内各大省市都把健康产业作为"十三五"期间重点发展领域。

（1）广东省

自 2012 年开始广东省就开展培育健康服务幸福导向型产业体系行动计划，完善和扶持健康服务产业发展的政策体系，推动形成多层次、多形式发展的健康服务市场和经营机构，加快健康服务产业市场化、规范化。目前，广东省健康产业规模、企业规模都处于全国第一位。据统计局数据显示，广东省规模以上健康服务业企业数、从业人员数和主营业务收入均排全国第一位。在 2014 年广东省共有规模以上健康服务业企业 1910 个，从业人员 20.62 万人，实现主营业务收入合计 2777.55 亿元。其中医疗用品及器材批发业有 250 个企业，实现主营业务收入 200.35 亿元；医疗用品及器材零售业有 116 个企业，实现主营业务收入 39.00 亿元。规模以上健康服务业中有医疗卫生服务企业 239 个，实现主营业务收入 152.25 亿元。中西医结合医院、专科医院发展比较迅速，分别实现主营业务收入 3.31 亿元和 36.92 亿元。在药品批发零售方面，西药批发、中药批发和药品零售业主营业务收入分别为 1223.02 亿元、717.90 亿元和 258.12 亿元。

为加快广东省健康产业发展，在 2015 年 7 月广东省印发了《广东省促进健康服务业发展规划（2015—2020 年）》，明确了建立覆盖全生命周期、内涵丰富、结构合理的健康服务业体系，产业发展目标、产业发展任务，旨在打造一批健康服务知名品牌和融合发展的健康服务产业集群。规划的产业发展目标为：到 2020 年，健康服务业发展总规模达 10000 亿元左右，成为新常态下推动广东省经济社会持续健康发展的重要产业。规划提出，产业发展任务是在 2015—2020 年期间广东省将大力发展 6 项医疗卫生服务。具体表现为推进社会办医、推动医师多点执业、深化公立医院综合改革、提高基层医疗卫生服务能力、创新发展高端医疗技术、发展专业化护理服务等。

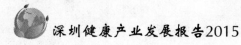

（2）浙江省

自"十二五"以来，浙江省围绕经济生态化和生态经济化，着力发展以生态资本为核心的各产业集群，为健康产业链的发展与完善打下坚实基础。目前浙江省健康产业呈现出产业规模不断扩大、产业特色不断凸显、产业要素支撑不断增强的竞争优势。2015年浙江省健康产业的总产出达到5400多亿元，增加值近2000亿元，占全省GDP比重达到4.6%。浙江省医疗器械生产企业超过1300家，数量居全国第四位，近年来产值年均增速达20%以上。

在产业特色方面，浙江中药材种植和加工继续保持传统优势，其中铁皮石斛的产值占全国市场的80%。智慧健康和第三方诊断领域涌现出一批行业龙头企业。现代医药产业形成杭州余杭、绍兴滨海和台州临海等形成较大影响力的产业集聚区块。医疗器械行业形成宁波温州医用核磁共振成像设备、桐庐医用硬管内窥镜、金华人工关节与骨科植入材料等特色产业区块。浙北、浙西、浙南等区域发挥资源和生态优势，在养生养老、健康食品等领域形成鲜明特色。在信息技术方面，初步建成省级健康信息平台"一个专网"和"三个基础资源库"的健康信息服务基础架构。在资本扶持方面，浙江省政府设立了包括健康产业在内的200亿元的省产业基金，以发展健康产业，同时积极引导社会资本发展健康产业。

2015年12月，浙江省印发了《浙江省健康产业发展规划（2015—2020年）》，提出到2020年健康产业总规模突破10000亿元，其中健康服务业规模达到6000亿元，健康产业竞争力、影响力、渗透力和辐射力不断增强，与相关产业的融合发展不断推进，成为国民经济重要的支柱产业。在产业特色方面，要在全国率先建成功能完善、投入多元、覆盖城乡的医疗服务体系和养老服务体系，医药制造、健康旅游、健康信息等行业发展水平全国领先，在智慧医疗、第三方服务、医养结合等领域形成一批具有国际竞争力的领军企业、知名品牌和关键技术，健康产业发展的比较优势和核心竞争力显著增强。产业布局是基本形成"一核三极三带"的健康产业总体布局，在全省范围内力争建成10个健康小镇、20个健康产业重点园区（基地）、100家健康产业骨干企业和一批健康产业信息服务平台、一批健康产业人才培育，每年滚动实施100个健康产业重大项目，健康产业发展的集聚效应和示范效应日益显现，最终实现：在公立医院综合改革、社会资本办医、多层次医疗保险制度建设等方面取得显著进展，关键领域改革取得突破；健康产业政策支持体系逐步健全，行业规范与标准体系不断完善，政府监管和行业自律机制更加有效，人民群众健康意识和素养明显提高，形成有利于健康产业可持续发展的良好环境。

（3）贵州省

近些年来，贵州省积极主动适应新常态，与时俱进，因地制宜地选择发展健康产业，实现百姓富、生态美的有机统一。贵州健康产业发展总体思路主要是围绕"医、养、健、管"，打造大健康医药产业体系。"医"的发展重点是中医药种植、药品研制、医疗器械制造，做优天麻、石斛等特色中药材品种，做强中医药、民族药、生物药、化学药等医药品牌，做精先进医疗设备、高质医用耗材等装备制造。同时，积极支持社会资本举办规模化的医疗机构，积极引导民营医疗机构发展特色专科，与公立医疗机构实现错位经营，优势互补。"养"的发展重点为休闲养生、滋补养身、康体养生、温泉养生，推动大健康与文化旅游深度融合，高起点建设融合生态养生体验、避暑度假、健康养老、中药民族医保健等服务于一体的健康养生产业，建设与健康养生产业密切相关的以大数据为重点的健康养生信息、特色医疗、健康管理与促进、健康保险等服务平台。同时推进一批健康养老项目建设，把医疗、气候、生态、康复、休闲等多种元素融入健康养生产业，培育发展养老、康复、老年产品等一体化的特色产品。"健"的发展重点是山地户外运动和水上运动，建设西部重要和全国知名的户外运动中心，打造品牌和有影响力的赛事活动。推进健康运动与休闲旅游的融合发展，着力引进国内外大中型企业入黔建立山地户外运动健身基地（中心），大力发展山地越野、山地自行车、山地摩托、山地汽车、野外探险、户外露营、攀岩、漂流、垂钓、皮划艇等山地户外和水上运动康体养生产品。"管"的重点则是结合大数据产业，重点发展远程医疗、穿戴设备、健康咨询等新兴业态，充分发挥大数据的管理价值，让大数据拥抱大健康。积极引进大型健康管理机构或企业，发展个性化健康检测评估、体检、咨询服务、调理康复、保障促进等为主体的健康管理服务产业。经过多年发展，目前医药产业已经成为贵州的特色优势产业之一。有医药上市企业11家，中药材种植面积居全国第三位，具有自主知识产权的民族药品种154个，苗药成为全国销售额最大的民族药。

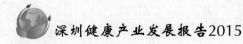

2014 年 8 月,贵州省印发了《关于加快推进新医药产业发展的指导意见》和《贵州省新医药产业发展规划(2014—2017 年)》,明确了大健康医药产业发展目标、产业特色和产业布局。在产业目标上,计划到2017 年,全省新医药产业总产值突破 800 亿元。形成 100 亿元医药大集团1 个以上,50 亿元医药集团 1 个以上,20 亿元医药企业 10 个以上,10 亿元医药企业 10 个以上。培育 20 亿元医药大品种 3 个,10 亿元医药大品种10 个,5 亿元医药大品种 30 个,1 亿元医药大品种 40 个。在产业特色上,规划到 2017 年,中药现代化和中西医结合特色更加突出,中药、民族药支柱地位进一步巩固,药食两用产品跨越发展,化学制药、生物药、医疗器械和新医药衍生品加快发展,新医药产业体系基本健全。在产业布局上,考虑资源禀赋、区位条件和产业基础,结合"5 个 100 工程"和重点医药企业,推动医药产业园区建设,培育医药产业集群,加快中药材种植基地建设,形成"一圈多点、集群发展"的产业格局。

(4)海南省

海南省位于中国最南端,是我国唯一的热带海岛省份,是著名的健康岛、长寿岛和养老宜居、健康度假的天堂。近年来涌现了海口恭和苑、海南颐康中医疗养院、三亚中医院、澄迈一龄医疗、东软·熙康、海南金域医学检验中心、琼海天来泉、爱晚养生基地等一批各具特色、不同模式的医疗健康产业,对发展健康产业进行了有益探索,而且收到了一定的成效,其中,海口恭和苑"医养结合"养老模式受到李克强总理的肯定,服务多位国家元首的三亚市中医院国际疗养旅游享誉国内外。目前海南省医药产业集群初步形成。在 2010—2014 年,海南省医药产值平均增速 12%,2014 年达到 126 亿元人民币。医疗器械产值 3 亿元人民币。沉香、降真香、降香、石斛、优遁草等产业规模逐年扩大,效益可观;槟榔、益智、砂仁等南药种植面积及经济效益逐年增大,产值超 100 亿元人民币。苦丁茶、灵芝、珍珠等保健品年产值达 20 亿元人民币。另外,在 2013 年 2 月国务院批复设立海南博鳌乐城国际医疗旅游先行区,是全国唯一由国家批准设立的医疗旅游特区,获批的医药卫生优惠政策突破了国家现行的管理规定。在先行区内海南省重点发展健康管理、照护康复、医学美容和抗衰老等项目,形成为游客提供体检、健康管理、医疗服务、康复、养生等的完整医疗产业链,博鳌乐城国际医疗旅游先行区成为了海南发展医疗健康产业的龙头。

2015年9月，海南省印发了《海南省促进健康服务业发展实施方案（2015—2020年）》，以促进海南健康产业发展。其中《方案》中明确了"十三五"期间海南省健康产业发展目标和重点发展任务。在产业发展目标上，要求到2020年，海南省健康服务业总规模达到1000亿元以上，健康服务业占GDP比重达到15%左右，成为推动经济社会持续发展的重要力量。重点发展任务有11项：①进一步推进多元办医。②优化医疗服务资源配置。构建海南"一小时三级甲等医疗机构服务圈"，积极推进南北两大医疗基地、南北两个疑难重症救治中心和东西南北中五个区域医疗中心建设。③加快发展健康养老服务。④积极发展商业健康保险。鼓励商业保险公司提供多样化、多层次、规范化的产品和服务。⑤全面发展中医药健康服务。力争到2020年，所有公立综合医院及有条件的妇幼保健院、70%的乡镇卫生院、90%的社区卫生服务中心、70%的社区卫生服务站和65%的村卫生室能够提供中医药服务。⑥发展全民体育健身。加强公共体育设施建设，力争到2020年，所有市县建有"全民健身活动中心"，85%以上的街道（乡镇）、社区（行政村）建有便捷、实用的体育健身设施。⑦发展健康文化和旅游。以博鳌乐城国际医疗旅游先行区为先导，鼓励有条件的市县面向国际国内市场，整合当地优势医疗资源、中医药等特色养生保健资源和绿色生态旅游资源，发展养生、体育和医疗健康旅游。⑧大力发展生物医药产业。力争到2020年，全省医药产业总产值达到500亿元。⑨健全人力资源保障机制。力争到2020年，全省每千人口执业（助理）医师达到2.5人、注册护士达到3.14人、专业公共卫生机构人员达到0.85人。⑩推进健康服务信息化。加快推进普及应用居民健康卡，力争到2020年，全省居民健康卡全覆盖，所有医疗机构具备健康卡应用环境，实现居民与医疗机构、医疗机构之间以及医疗机构与社会公共部门之间信息共享与互通。⑪提高食品药品安全保障能力。建立最严格的覆盖全过程的药品安全监管制度，不断提升海南省药品、保健品和医疗器械产品的质量安全水平。加强药品监管信息化建设，完善药品应急预警机制，建立规范的药品安全信息发布平台，加强药品检测能力建设，提升药品监管技术支撑能力。严厉打击药品违法行为，规范市场秩序，确保群众用药安全。

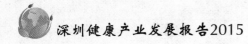

（5）云南省

云南省拥有青山绿水、蓝天白云，气候立体、生物多样性丰富，多彩的民族风情、多元包容的人文历史以及较好的旅游业发展基础，发展生物医药和大健康产业的条件十分优越。近年来，云南省生物医药大健康产业规模稳步增长。2014年云南全省生物医药和大健康产业实现销售收入1607亿元，基本形成以中药（民族药）、天然药物为重点的中药材种植加工、生物医药研发生产、保健品生产、医疗保健服务、商贸流通等构成的生物医药大健康产业体系。

"十三五"期间，云南省生物医药和大健康产业发展将坚持"创新、协调、绿色、开放、共享"的发展理念，以做大存量、引入增量、扩大总量为主线，以培育大企业、发展大品种、打造大品牌、构建大基地为目标，坚持改革为动力、创新为核心、企业为主体、市场为导向、政策措施为保障，重点推进优质原料产业、生物医药工业、医疗健康服务业、生物医药商贸业四个领域产业发展，实施"147"行动计划。"147"行动计划包括"打造一个中心"，即服务全国、辐射南亚东南亚的生物医药和大健康产业中心；"建设四大基地"，即国内最优质的天然药物和健康产品原料基地、特色鲜明的生物医药和大健康产品研发生产基地、国内外知名的医疗康复服务基地、国际化的生物医药和大健康产品商贸基地；"实施七项工程"，即产业园区建设工程、龙头企业培育工程、品牌产品打造工程、研发创新服务工程、人才团队培引工程、云药市场推广工程、重大项目推引工程。计划到2017年，力争实现生物医药和大健康产业主营业务收入2400亿元左右，其中生物医药种植（养殖）业及工业主营业务收入达到1000亿元；到2020年，力争实现主营业务收入达到3800亿元，其中生物医药种植（养殖）业及工业主营业务收入达到1500亿元。

2. 经济环境

GDP是国民经济核算的核心指标，也是衡量一个国家或地区总体经济状况的重要指标。在国家经济基本面稳定向好的背景下，"十二五"期间，我国GDP平均增速保持在7%，2015年GDP总值已达到676708亿元。伴随我国经济迅速发展，国民收入的提升为健康产业发展奠定了购买力基础，近年来我国居民的可支配收入出现可持续增长的良好情况。2011—2015年，我国居民可支配收入平均增长速度在10%以上，从2011年的14551元增长至21966元。

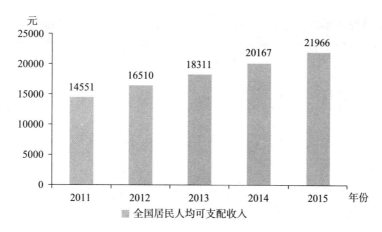

图 1-8 2011—2015 年我国居民人均可支配收入

资料来源：国家统计局。

收入的增长亦带来了居民消费结构的转变，按国际发展经验，当人均 GDP 超过 6000 美元时，进入典型的消费升级周期，教育、卫生、娱乐等消费支出将会增加。自 2011 年以来，我国人均 GDP 已经超过 6000 美元，与此同时，恩格尔系数是衡量一个家庭或国家富裕程度的重要指示，从恩格尔系数衡量标准来看，我国家庭居民生活水平也从小康迈向富裕阶段。据相关数据显示，从 2011 年至 2015 年，我国恩格尔系数出现明显下降，城镇居民家庭恩格尔系数从 2011 年 36.3% 下降至 34.8%，农村居民家庭恩格尔系数也从 2011 年 40.4% 下降至 37.1%。

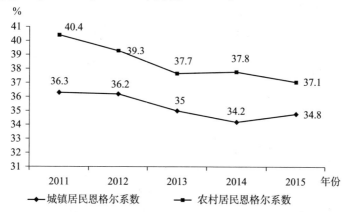

图 1-9 2011—2015 年我国居民家庭城乡恩格尔系数

资料来源：国家统计局。

目前我国恩格尔系数的不断下降，说明我国消费结构正趋向于升级时期。当恩格尔系数降至30%以下时，消费将会以健康医疗、文化娱乐等服务支出为主，人们用于自身发展休闲享受及其他消费的比重、内容、方式不断增多，医疗保健等服务消费支出比重也会逐渐提升。

3. 社会环境

目前，我国健康产业发展面对的主要社会环境是我国人口结构的变化与慢性病人群规模的急剧扩大。

人口老龄化是经济、社会、科技发展的产物，是全世界共同面对的问题。随着我国人口结构转变，老龄化社会也已经到来。据统计，截至2015年底，我国60岁及以上人口达到2.22亿，占总人口的16.2%。预计到2020年，老年人口达到2.48亿，老龄化水平达到17.2%，其中80岁以上老年人口将会达到3067万人；而在2025年，我国60岁以上人口将会达到3亿，成为超老年型国家。一般来说，老年就意味着与疾病为伴，老年人的生活中，防病、治病成了生活的重要内容，老龄人群正在成为健康产业的消费主力。

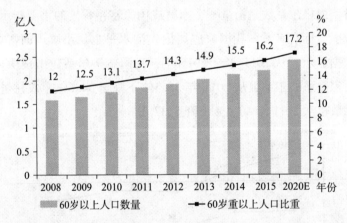

图1-10 2008—2015年我国60岁以上人口的增长情况

资料来源：根据公开资料整理。

另一方面，慢性病也正在成为人类健康最大的挑战之一。大量流行病学调查发现，在大中城市，威协老年人健康的主要疾病依次为：高血压、冠心病、高脂血症、慢支、肺气肿、脑血管病、恶性肿瘤、糖尿病，其中高血压病的患病率高达30%~70%，而死亡率则以脑血管病、心脏病、恶性肿瘤及呼吸系统疾病居前4位。老年人疾病的特点可概括为十三个字即"一人多病，症状不典型，并发症多"。另一方面，我国在经济快速增长的同时，也迎来了慢性病的高负担期，慢性病发病率迅速上升，并呈现出年轻化趋势。2015年6月国家计生委发布了《中国居民营养与慢性病状况报告（2015）》，该报告显示，2012年全国18岁及以上成人高血压患病率为25.2%，糖尿病患病率为9.7%，40岁及以上人群慢性阻塞性肺病患病率为9.9%。癌症发病率为235/10万，十年来我国癌症发病率呈上升趋势。报告指出，慢性病的患病率上升不仅与年龄有关，与经济、社会、人口、行为、环境等因素也密切相关。总的来说，我国慢性病的总体防控形势依然严峻，对健康产业的刚性需求巨大。

4. 技术环境

经过多年的发展，我国健康产业在医学技术成就上也有很大的突破。在"十二五"期间，卫生与健康领域获得国家科技奖励194项，医学科技论文总量跃居全球第二位。这为我国生命健康产业的发展提供了技术上的支撑。

在医药领域，随着国内经济水平和科研能力的逐步提高，越来越多的国内制药企业转型创新药的研发。在2014年国家食品药品监督管理总局药品审评中心（CDE）受理化学药1.1类新药申请156个，2015年上升到200个。与此同时，在医药创新领域，我国的科研机构已经表现不俗。根据汤森路透发布的一项研究报告显示，在2015年全球范围内申请医药专利数量最多的十个组织中，有五个席位被我国占据。其中，江南大学和浙江大学分别以320项和274项专利列第二和第三名。

在医疗器械领域，我国医疗器械专利申请量实现快速增长。2003—2012年，10年共申请专利238701项，年均增长率高达17%，是全球平均水平的3倍多，专利申请十分活跃，从2003年的10616项（占当年全球总量的9.62%）增长到2011年的41633项（占当年全球总量的26.01%）。2012年，即使受到专利申请18个月公布周期及数据库收录时间滞后的限制，我国医疗器械专利申请数量也达到了40950项，表明我国医疗器械专利申请持续活跃，呈明显增长趋势。

与此同时，基因工程、分子诊断、干细胞治疗、3D打印等生命科学一系列重大技术的创新与应用以及"互联网＋"、新一代信息技术、新材料等技术融合，正推动和影响着健康产业的深刻变革。

（二）我国健康产业规模与体系结构分析

1. 产业规模与产业体系结构

2015 年，在国家和各级政府的大力推动下，加上消费结构升级以及国内消费者收入需求弹性不断提高，我国健康产业迎来蓬勃发展的局面。2015 年，我国健康产业的产业规模约达到 5.5 万亿元，成为全球继美国之后第二大健康消费市场。2011—2015 年期间，我国健康服务产业规模平均增长速度在 23% 以上，增长速度惊人。预计到 2020 年我国基本建立覆盖全生命周期、内涵丰富、结构合理的健康服务业体系，届时健康服务业总规模将达到 8 万亿元以上，未来健康产业具有广阔的发展前景和增长空间。

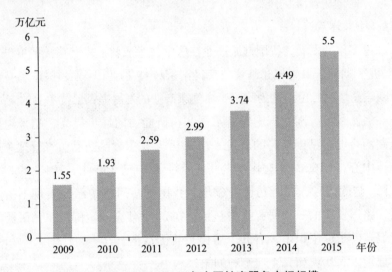

图 1 – 11　2009—2015 年中国健康服务市场规模

资料来源：中国产业信息网数据中心，根据公开资料整理。

目前，我国健康产业主要分为五大基本产业群：

一是以医疗服务机构为主体的医疗产业，2015 年产业规模达到5393 亿元，与 2009 年相比，累计增长 214%，2009—2015 期年均增长速度为 21%。

二是以药品、医疗器械、医疗耗材产销为主体的医药产业，2015 年产业规模达到 26885 亿元，与 2009 年相比，累计增长 182%，2009—2015 年年均增长速度为 18.8%。

三是健康养老产业，2015 年产业规模达到 19118 亿元，与 2009 年相比，累计增长462%，2009—2015年年均增长速度为33.3%。

四是以保健食品、健康产品产销为主体的保健品产业，2015年产业规模达到2369亿元，与2009年相比，累计增长426%，2009—2015年年均增长速度为31.8%。

五是以健康检测评估、咨询服务、调理康复和保障促进等为主体的健康管理服务产业，2015年产业规模达到1328亿元，与2009年相比，累计增长207%，2009—2015年年均增长速度为20.5%。

表1-5　2009—2015年我国健康产业市场规模　　单位：亿元

年份	医疗产业	医药产业	健康养老	保健品产业	健康管理服务	合计
2009	1717	9539	3399	450	432	15537
2010	2133	11849	4199	609	518	19308
2011	2746	15255	6444	856	622	25923
2012	3246	17083	7709	1131	746	29915
2013	3913	20593	10382	1579	896	37363
2014	4432	23326	14100	2055	1075	44988
2015	5393	26885	19118	2369	1328	55093

资料来源：根据公开资料整理。

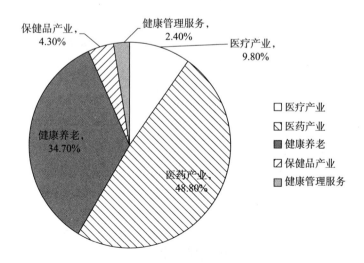

图1-12　2015年中国健康产业结构图

资料来源：根据公开资料整理。

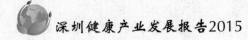

从近几年我国健康产业的发展情况来看，药品、医疗器械等依然是我国健康产业的支柱行业。2009—2015 年，医药产业在国内健康产业所占比重在 50% 以上。其中在医药产业，以中药、医疗器械、医疗耗材产销等行业增速最快，来自工信部的数据显示，2015 年中药饮片加工、医疗耗材、医疗器械的增速同比增长 15.72%、15.48%、14.63%。

从发展来看，五大产业群的市场发展速度不一。养老产业、医疗旅游、营养保健产品研发制造、高端医疗器械研发制造等不断成为产业新的增长点，新兴业态产品也使产业呈现多元化趋势。从发展速度来看，随着国内老年人口规模扩大，涉及医疗服务、康复护理、老年健身、养老保险、健康食品、老年用品、休闲娱乐等众多产业的健康养老服务产业规模比重在国内健康产业中逐年上升，2009—2015 年，健康养老服务产业占比从 20% 增长至 34% 以上。

健康管理服务产业发展迅猛，也极具成长性。自 2011 年《医学科技发展"十二五"规划》提到国内健康产业发展重点是从以治疗为主转为预防为主，以传染病预防为主转变为以慢性病预防为主。在此背景下，国内的健康管理服务产业得到了较快发展，近几年平均增长速度高于整个产业平均增长速度 10 个百分点。健康管理包括健康数据采集（即通常所说的健康体检）、健康风险分析以及健康干预三个主要环节。从国内健康管理服务目前产业链来看，当前国内健康管理机构的侧重点基本上还局限在体检这一环节，而且除医院的体检外，国内第三方健康体检机构也在迅速发展，涌现了一大批以体检为主、同时逐步开展健康风险分析以及健康干预的第三方机构。

保健品产业也是健康产业中发展较快的产业之一。从产品发展阶段来看，国内 CFDA 审批的保健食品绝大多数属于第二代保健食品，保健食品的功能多集中在免疫调节、抗衰老、抗疲劳等领域。近几年来，我国保健品市场年均增长率达到 20% 以上，未来创新发展的空间仍然很大。

2. 资本市场发展情况

随着我国健康产业蓬勃发展，健康产业已成为资本市场关注的重点领域，资本与医疗健康市场的对接越来越火热，为健康产业发展提供了更多的资金保证。

在国内医疗行业并购方面，2015 年国内医疗健康领域掀起并购浪潮。根据投中研究院统计，2015 年国内医疗健康并购市场宣布交易 623 起，同比上涨 30.06%，交易规模 247.36 亿美元，同比上涨近 40.87%。无论是案例数量还是案例规模较 2014 年都有大幅度明显的反弹。在完成交易方面，2015 年医疗健康并购市场完成交易规模较 2014 年略有增长，打破低迷局面，完成交易规模 118.48 亿美元，同比上涨近 14.71%，完成交易案例 284 起，同比上涨 38.54%。总体来说，2015 年年度国内医疗行业的并购态势呈现爆发式增长，回暖势头横扫低迷态势。

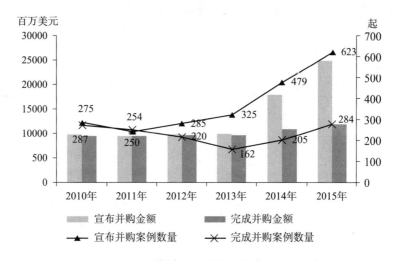

图 1 - 13　2010—2015 年我国医疗健康并购宣布及完成趋势图

资料来源：CVSource，2015.09www. ChinaVenture. com. cn.

从具体并购案例来看，2015 年年度医疗健康领域并购案例规模最大的为南京新街口百货商店股份有限公司以 1170.16 百万美元入股中国脐带血库企业集团，收购 65% 股权。其他几起规模较大还包括江苏九九久科技股份有限公司出资 1132.26 百万美元收购陕西必康制药集团控股有限公司 100% 股权；九芝堂股份有限公司出资 1051.26 百万美元收购牡丹江友搏药业股份有限公司 100% 股权；连云港黄海机械股份有限公司出资 887.25 百万美元收购长春长生生物科技股份有限公司 100% 的股权；华润双鹤药业股份有限公司出资 570.8 百万美元收购华润赛科药业有限责任公司 100% 的股权。从重大并购案例来看，非医疗健康行业上市公司火力全开布局医疗健康行业，实现全资收购或控股，为自身在医疗健康领域的发展铺路和布局，全面进军医疗健康行业。

表1-6　2015年国内医疗健康企业重大并购案例

标的企业	CV行业	买方企业	交易金额（百万美元）	交易股权
脐带血库	医疗服务	南京新百	1170.16	65%
必康制药	医药行业	九九久	1132.26	100%
友博药业	医药行业	九芝堂	1051.26	100%
长生生物	生物技术	黄海机械	887.25	100%
华润赛科	医药行业	华润双鹤	570.8	100%
华东医药	医药行业	远大集团	531.22	100%
康远制药	医药行业	振东制药	426.76	100%
金浩医药	医药行业	天津发展	426.76	100%
圣泰生物	生物技术	通化金马	367.74	100%
捷尔医疗	医疗设备	华业地产	346.77	100%

资料来源：CVSource，2016.01.

在国内IPO融资方面，2015年年度国内医疗健康领域IPO融资规模最大的案例为三生制药有限责任公司在港交所上市，募资金额710.76百万美元。此外，还有环球医疗金融与技术咨询服务有限公司在港交所上市，募资金额446.09百万美元；上海昊海生物科技股份有限公司也在港交所上市，募资金额为304.12百万美元。无论从IPO规模还是企业数量上来看，2015年度医疗健康行业IPO进入萌芽阶段，但是想要遍地开花，尚需努力。

表1-7　2015年国内医疗健康行业企业IPO案例

企业	CV行业	上市时间	交易所	募资金额（百万美元）
三生制药	医药行业	2015年6月11日	港交所	710.76
环球医疗	医疗设备	2015年7月8日	港交所	446.09
昊海生物科技	生物技术	2015年4月30日	港交所	304.12
珍宝岛	医药行业	2015年4月24日	上交所	245.82
迈克生物	医药行业	2015年5月28日	深交所	209.7
和美医疗	医疗服务	2015年7月7日	港交所	205.11
赛升医药	医药行业	2015年6月26日	深交所	186.1
老百姓	医药行业	2015年4月23日	上交所	177.33
现代牙科	医疗设备	2015年12月15日	港交所	135.31
美康生物	生物技术	2015年4月22日	深交所	125.75

资料来源：CVSource，2016.01.

在国内 VC/PE 领域，医疗健康领域 VC/PE 融资持续呈现良好增长态势，融资金额连续 4 年增长，尤其在 2015 年融资金额增长最为明显。根据投中集团旗下金融数据产品 CV Source 统计显示，2015 年医疗健康领域 VC/PE 融资案例 134 起，同比下降 10.67%；融资规模 3472.45 百万美元，同比暴涨 1.51 倍，增长态势甚为突出。

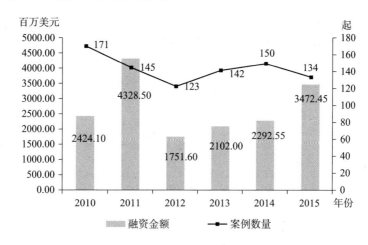

图 1 - 14 2010—2015 年我国医疗健康行业 VC/PE 融资情况

资料来源：CVSource，2015.09www. ChinaVenture. com. cn.

从具体案例看，同济堂医药有限公司获得新疆华实资本、新疆盛世坤金、中信建投资本和盛世景 450 百万美元注资；哈尔滨圣泰生物制药有限公司获得中合盛、晋商联盟和胜德盈润共计 354.84 百万美元的注资；中信并购基金和君联资本宣布其已经完成对康龙化成新药研发有限公司总计 280 百万美元的投资；思山投资、能源金融和产业振兴基金以 244.4 百万美元注资恒康医疗集团股份有限公司；天亿资管、中卫创投、大中咨询和华泰瑞联注资美年大健康产业（集团）有限公司 129.73 百万美元；三生制药有限责任公司获得 GIC、贝莱德和礼来亚洲联合注资的 100 百万美元注资；君联资本、淡马锡、礼来亚洲和通和资本以自有资金 100 百万美元注资信达生物制药（苏州）有限公司；高瓴资本、中信产业基金和富达香港出资 96.77 百万美元注资百济神州（北京）生物科技有限公司；中钰资本出资 51.61 百万美元入股三普药业有限公司。

这 10 起重大融资案例的受资方中以医药行业企业获得的注资为主，表明医药行业是 VC/PE 机构追逐的重点对象，VC/PE 机构的追捧将为医药行业注入新鲜的血液。其中医药行业的年度融资金额为 1730.55 百万美元，案例数量为 38 起；另外，在健康产业其他融资领域中，生物技术融资金额为 853.58 百万美元，案例数量为 32 起。而医疗服务和医疗设备的融资金额和案例数量与之相比相差甚远，两者融资金额相加远不及医药行业的二分之一。

表 1-8　2015 年国内医疗健康企业获得 VC/PE 融资重点案例

企业	CV 行业	投资机构	融资金额 （百万美元）
同济堂医药	医药行业	新疆华实资本/新疆盛世坤金/ 中信建设资本/盛世景	450
圣泰生物	生物技术	中合盛/晋商联盟/胜德盈润	354.84
康龙化成	医药行业	中信并购基金/君联资本	280
恒康医疗	医药行业	思山投资/能源金融/产业振兴基金	244.4
美年大健康	医疗服务	天亿资管/中卫创投/大中咨询	129.73
爱科森	医疗设备	凯辉私募基金/奥博资本	100.78
三生制药	医药行业	GIC/贝莱德/礼来亚洲	100
信达生物制药	生物技术	君联资本/淡马锡/礼来亚洲/通和资本	100
百济神州	生物技术	高瓴资本/中信产业基金/富达香港	96.77
三普药业	医药行业	中钰资本	51.61

资料来源：CVSource，2016.01.

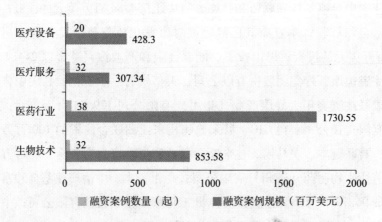

图 1-15　2015 年国内医疗健康行业细分领域 VC/PE 融资分布

资料来源：CVSource，2015.09www. ChinaVenture. com. cn.

在海外并购中，2015 年中资医疗企业的海外并购愈加频繁，并购金额较 2014 年同比暴增了 75%，显示了医疗健康领域对资本的强大吸引力。

表 1 - 9　2015 年我国医疗健康行业中资海外并购披露交易金额前十名

排名	公司名称	交易金额（百万美元）	交易宗数	交易标的	国家
1	合生元国际控股有限公司	1080	1	SWISE WELLNESS	澳大利亚
2	绿叶集团	718	4	ASIAMEDIC	新加坡
				VELA DIAGNOSTICS	新加坡
				HEALTHE CARE	澳大利亚
				JC 健康株式会社	韩国
3	三诺生物传感股份有限公司	273	1	NIPRO DIAGNOSTICS	美国
4	江河创建集团股份有限公司	139	1	VISION EYE LIMITED	澳大利亚
5	中节能万润股份有限公司	134	1	MP BIOMEDICALS	美国
6	药明康德新药开发有限公司	65	1	NexlCODE Health	美国
7	华熙生物科技有限公司	65	1	VPLUS SA	卢森堡
8	华邦生命健康股份有限公司	39	2	SWISS BIOLOGICAL MEDICINE	瑞士
				RHEINTAL-KLINIK GMBH	德国
9	北京博晖创新光电技术有限公司	28	1	ADVION	美国
10	恒松资本	27	1	EYETECHCARE	法国

资料来源：根据公开资料整理。

（三）我国健康产业发展特点与趋势

1. 发展特点

健康产业具有市场规模大、产业链条长，对整体经济结构和发展变化有深刻而广泛的影响，并且能带动生命科技、信息科技等新兴技术发展。目前，我国健康产业各行业竞相发展，呈现如下特点：

一是我国健康产业仍处于起步阶段，未来成长空间巨大。

近年来，国内健康产业市场规模快速扩大，但是与发达国家健康产业相比，我国健康产业还处于起步阶段。发达国家的健康消费支出占 GDP 比重均超过 10%，美国的健康产业占 GDP 比重更是超过 15%，而我国健康消费支出占 GDP 比重还不到 7%。随着中国经济发展跨越，包括收入水平提高带来的消费升级、环境健康问题的突出、人口结构的变化，以及在政策红利不断释放的背景下，健康需求将成为我国下一个消费爆发点。因

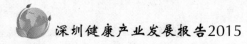

此，作为国内的新兴战略产业，未来健康产业具有巨大发展潜力，前景可期。

二是我国健康产业正处于"市场与政策双轮驱动的格局"，多元化综合"大健康产业"正在形成。

目前政府不断增加对生命健康产业的投入，并且积极出台各方面政策措施，来引导鼓励健康产业的持续发展，我国生命健康产业正处于"市场与政策双轮驱动的格局"，为国内生命健康产业长足、稳健发展具备了足够的市场动力和政策动力，并逐渐形成具有区域特色，以药品、保健品、医疗器械、健康养老、健康管理、中医养生保健、照护康复、健康保险等为特征的"大健康产业"链条。

三是大健康产业与信息技术融合引爆医疗信息化等新兴产业异军突起，衍生行业新业态。

自2014年起，可穿戴设备、远程医疗、医疗大数据平台等新载体在国内纷纷建立，与此同时，以移动医疗为基础的云端医院、未来医院、空中医院等新概念层出不穷。这些新兴的衍生行业在互联网技术、大数据技术、物联网技术的依托下，与生命健康产业结合，显示出强大的产业发展潜力。新兴技术与平台的应用，不仅催生了新的需求，在某种程度上解决了国内部分看病难的问题，极大提高了传统医疗资源的使用效率，也成为推进传统医疗改革的新兴力量。预计在国内利好政策支持不断、医院IT应用意识增强、移动智能终端普及加速、运营商介入等多方面因素的共同影响下，未来国内医疗信息化行业将保持较快的发展速度。

四是国内健康产业区域之间竞争态势趋于激烈，区域竞争迎来新格局。

健康产业横跨三次产业，覆盖面广、产业链长，能够有效促进产业融合发展，而且能有效扩大就业、形成新的经济增长点。在国家政策推动下，全国各省份先后将健康产业作为战略新兴产业优先发展。在上海、苏州、成都、深圳、广州等地区由于较早建立起相关的产业基地和产业园区，已经成为发展健康产业的先行区。目前在东北地区的黑龙江、辽宁等省，华北地区的河北、山西等省，华中地区的河南、湖南、湖北等省，西南地区的贵州、云南、重庆、四川等省，都纷纷出台相关政策，培育生命健康产业为重要的支柱产业。可以看出，区域与区域之间正在生命健康产业上竞相赛跑，这将有利于加强区域之间的资源流动，实现优化配置，也将利于更进一步缩小区域之间的经济差距。

目前，国内健康产业发展势头虽然强劲，但是制约产业发展的因素仍然存在。具体表现在如下几方面：

一是产业制度标准亟须优化和完善。发达国家对生命健康产业有全面系统的产业政策和布局规划，并有全面的质量安全、技术认证等产业规章制度来规范市场行为。虽然我国健康产业正处于蓬勃发展时期，但是一些与产业发展相关的制度亟待优化和完善。如在健康产业尤其是健康管理行业和保健食品行业鱼龙混杂、发展无序，在国际竞争中缺乏优势。

二是行业的技术基础还比较薄弱。目前虽然我国医疗及健康相关企业数量众多，但是规模较小，技术能力也十分薄弱，据相关数据显示，目前我国医药产业研发投入仅为销售收入的 1% 左右，远远不及发达国家的投入水平。在产品结构上，国内大部分产品创新不足，以仿制发达国家类产品为主，产品服务很多集中在中低端市场。以药品制造业为例，2015 年，我国已成为全球第二大医药消费市场，药品生产企业 5065 家，实现工业产值 2.69 万亿元。然而，我国医药产业"大而不强"，仿创结合、以仿为主的格局尚未改变，同质化竞争严重，代表行业先导的自主创新药物发展相对滞后。

三是非医疗健康服务业发展还须加以重视。相对于传统健康产业的医院医疗、药品和医疗器械而言，健康产业还涉及健康养老、健康休闲旅游、健康医疗、健康保险等其他非医疗健康服务业，而且随着经济的发展，非医健康服务业的比重将会越来越大，将成为健康产业发展的主要部分。以美国为例，在美国健康产业结构中，医疗产业比重仅占 13% 左右，其他健康服务业占比达到 60% 以上。虽然我国健康产业正在迅速发展，但是从这几年的国内健康产业发展来看，药品、医疗器械等依然是健康产业的支撑行业，在我国健康产业规模的比重中占比达到 50% 以上。而作为新兴预防式的健康管理服务，则在我国产业规模比重中仅占比 2.4%。

2. 发展趋势

随着我国健康产业在医疗、保健、生命科学等领域取得快速发展，我国健康产业发展也呈创新发展之势。

第一，健康产业与互联网信息技术、大数据产业相互之间的融合依然是未来一段时期内行业发展的主要趋势，并将衍生出更多市场机遇。

在大数据技术方面，大数据的发展和应用将促进更加精密的医疗检测设备的开发应用，以及促进医疗和健康两大产业的融合，患者健康信息的收集将会更加专业化和普及化。在互联网技术方面，移动应用、在线协作/互动、远程医疗等新技术，将使人类健康管理水平推向一个前所未有的高度，其中健康管理、植入治疗、医疗机器人、辅助康复装置等技术使医疗行业成为互联网信息技术硬件创新重要的板块。在物联网技术方面，智慧医疗是物联网在医疗健康行业的结果，利用各种物联网技术的导入，智慧医疗将会使医院内外以及医患关系发生新的变化，医疗服务将会更加弹性和开放。

第二，产业核心将从治疗型转向预防保健型领域。

当前中国主要疾病谱变化显著，死亡率高发的疾病由以传染病为主过渡到慢性病为主。中国传统的以治疗为主的诊疗模式也会随着国家疾病谱变化而改变，逐渐过渡为以预防为主的诊疗模式。我国"十二五"规划已经提出，我国医疗卫生健康产业发展重点将从以治疗为主转为预防为主，以传染病预防为主转变为以慢性病预防为主。因此，从国情和政策导向来看，未来产业的产品研发将更趋向于预防型领域。在医疗器械领域，医疗器械将向健康服务、家庭化方向发展，以人为中心解决人类自身健康问题，成为新一轮医疗器械产业的发展方向。以医院为中心的诊疗将向院后康复的方向延伸，从三甲医院到分级诊疗、社区、家庭，已成全球的共识。在药品领域，慢病治疗药品成为未来药品主导，类风湿性关节炎、糖尿病、肿瘤等慢性病药品以及治疗"富贵病"（如高血压、高血糖）药物、高致病性传染病（如肝炎）用药、提升生活质量药物（关节炎、老年痴呆、癌症止痛用药）和预防性用药等将成为市场的新宠。

第三，行业发展更加规范化、标准化和规模化。

生命健康产业标准是健康产业质量的技术保证，其规范了生命健康领域各企业的研发、制造等环节；降低了信息不对称，规范了市场秩序，促进产业发展多元化，促进产业延伸和拓展，加快产业结构优化。中国健康产业正处于起步阶段，无论在哪一个细分领域，行业的规范化、标准化，都将越来越被重视。如在干细胞领域，制约干细胞行业发展的主要障碍就是行业标准的缺失以致行业管理失控。因此，未来健康产业将在专业人士的推动下，加强行业的标准建设和认证，才能保持可持续、安全、规模化发展。

第四，医疗及医药行业的并购活动将会继续呈现出上升的趋势。

未来几年，我国医疗及医药行业的并购活动仍将保持上升的趋势。医疗行业的投资主要围绕着医疗体制改革的题材展开，其中的热门话题是涉及医院等核心医疗资产或业务的投资。过去几年随着鼓励社会资本参与医疗体制改革和投资医疗行业的政策不断出台，原来以投资体检、美容、牙科等医疗服务为主的趋势正转向投资医院、供应链、康复、诊疗等核心医疗业务。另外，合资、改制、PPP、IOT等多种投资模式将不断地被创造并完善。同时，基于互联网和新技术的医疗行业在成长并可能向传统医疗行业提出挑战的同时，也将为医疗行业的投资提供更多想象的空间。

第五，传统中医药文化得到更多的传承与发展，产业迎来发展机遇。

目前慢性病已成为危害我国人民健康的主要公共卫生问题，积极发挥中医中药在慢性病预防、保健、治疗方面的优势，融合健康管理的技术手段，有利于开创我国慢性病防治的新局面。我国中医文化源远流长，凝聚了中华民族几千年来的智慧结晶。"治未病"的中医理念、中医在疾病早期诊断上的优势、"简便廉验"的特色医疗技术、中医特有的养生保健文化等，可帮助重大慢性病防治实现突破。为充分发挥中医药的特色优势，在2015年5月国务院印发了《中医药健康服务发展规划（2015—2020）》，推动中医药健康发展的政策文件，其中明确提到2020年基本建立中医药健康服务体系，中医药健康服务加快发展将成为我国健康服务业和推动经济社会转型发展的重要力量。而且在该规划中指出运用物联网技术、互联网技术、大数据开发智能化中医健康服务产品，以适应社会变化的需要。未来在国家大力推进健康中国的建设下，我国传统的中医文化将会被得到更好地挖掘和提升。

第二节　健康产业重点领域发展分析

从全球健康产业市场发展来看，药品、医疗器械、保健食品、健康管理行业以及健康养老行业一直是健康产业市场的主要角色。本节着重分析

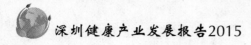

药品、医疗器械、保健食品以及健康管理行业的国内外发展情况以及创新热点和发展趋势，以备行业发展参考。

一、药品行业

药品行业不仅是健康产业的重要组成部分，也是现今世界经济领域一支重要的坚挺力量，药品行业正逐渐发展成为新型的技术密集型产业，对各国经济发展产生了较大影响。各国都非常重视医药产品的研发及产业化布局，美国拥有世界上约一半的生物医药公司和专利，是国际生物医药的重要力量。我国医药行业市场需求旺盛，但是竞争压力也越来越激烈，转型升级走国际化道路是我国药品行业提高核心竞争力的必然选择。

（一）行业发展现状

1. 国际药品市场规模发展概况

根据全球最大的医药市场咨询公司 IMS Health 的统计报告，2015 年全球医药市场规模达到 10688 亿美元，2011—2015 年复合增长率达到 6.2%。

药品单项的销售额可谓差异巨大。在 2015 年销售额最高的 100 种药品清单中，所有金额加起来超过 2650 亿美元，其中前十名分别是治疗自身免疫疾病、丙肝、非霍奇金淋巴瘤、糖尿病、肿瘤、乳腺癌、自身免疫疾病、链球菌性肺炎、糖尿病、多发性骨髓瘤的药物，十个药品的销售额就达到 800 亿美元，其中居前位的两个产品单药 Harvoni 和 Humira 销售超过 100 亿美元。

表 1−10　2015 年销售额最高的前 20 种药品　　　　　单位：亿美元

排名	药名	公司	适应症	销售额
1	Humria	AbbVie	自身免疫疾病（各种）	140.12
2	Harvoni	Gilead	丙肝	138.64
3	Rituxan	Roche	非霍奇金淋巴瘤	73.27
4	Lantus	Sanofi	糖尿病	70.88
5	Avastin	Roche	肿瘤（各种）	69.51
6	Herceptin	Roche	乳腺癌	67.99

续表

排名	药名	公司	适应症	销售额
7	Remicade	J&J	自身免疫疾病（各种）	65.61
8	Prevnar	pfizer	链球菌性肺炎	62.45
9	Januvia/Janumet	Merk&Co	糖尿病	60.14
10	Revlimid	Celgene	多发性骨髓瘤	58.01
11	Seretide/Advair	GSK	哮喘/COPD	56.27
12	Enbrel	Amgen	自身免疫疾病（各种）	53.64
13	Sovaldi	Gilead	丙肝	52.76
14	Crestor	AstraZeneca	血脂异常	50.17
15	Lyrica	pfizer	抗惊厥	48.38
16	Neulasta	Amgen	嗜中性白血球减少症	47.15
17	Glivec	Novartis	慢性粒细胞白血病	46.58
18	Spiriva	BoehringerIngelheim	COPD	42.53
19	Copaxone	Teva	多发性硬化症	40.23
20	Tecfidera	Biogen	多发性硬化症	36.38

资料来源：根据公开资料整理。

在全球药品研发方面，2001—2015年全球在研新药数量继续保持稳定增长态势。2015新药数量增幅高达8.8%，超过了2014年的7.9%。2015年在研药物数量（12300个）约为13年前（2002年）的2倍。由于目前全球在研新药仍以小分子药物开发为主，开发难度逐年增加，所以全球在研药物市场规模未来可能会出现增速下滑的情况。但是，从近几年的数据来看，形势尚属理想，短期内应该不会出现增速大幅下滑。通过对比2015年和2014年同期处于不同研发阶段的在研药物规模后不难发现，几乎所有阶段的在研药物均出现了数量上的稳定增长。据统计，处于Ⅰ期、Ⅱ期和Ⅲ期临床阶段的药物数量分别为1666个、2151个和808个，增幅分别为8.1%、7.0%和8.6%；处于临床前研究阶段的药物数量为6061个，增幅达10.5%，与2014年数据相比，处于临床前阶段的药物数量增加了577个，占2015年新增在研药物项目的比例达到了58%。处于注册阶段的药物数量已增长至107个，数量增幅最大，高达12.6%。

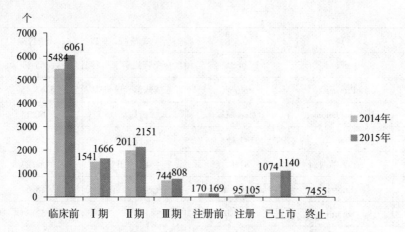

图1-16　2014—2015年处于不同研究阶段的全球在研药物数量情况

资料来源：根据公开资料整理。

2. 我国药品市场发展概况

随着医改深入推进，公立医院改制重组、药品采购及社会办医等政策逐步落地实施，我国药品市场也会呈现不同程度的变化。

2015年我国药品市场规模为13775亿元，同比增长8.89%左右，虽然和其他产业相比增速不低，但就我国药品市场来看，实则持续下降并创近十年来新低。对于药品市场增速放缓的原因，主要是受国家医改政策的影响，随着近两年医保不断扩容、医保控费的政策调控下，药品市场的增量也成为了主要受控目标。

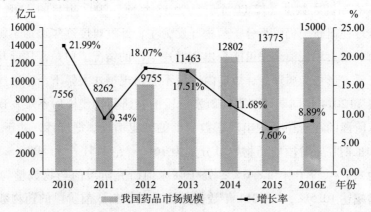

图1-17　2010—2016年我国药品市场规模及增速预测

资料来源：根据公开资料整理。

在药品种类销售方面，2015年国内销售规模最大的10个种类药品销售额合计高达935.04亿元，占国内医药市场总体规模的6.79%，同比增长8.1%。从分类来看，近年来肿瘤患病率逐年增加也是其销售规模位居前列的主要因素。从国内销售额增长情况来看，阿达木单抗（商品名：修美乐）和来那度胺（商品名：瑞复美）增长势头迅猛；贝伐珠单抗（商品名：安维汀）有小幅增长；而在国内上市的其他五个品牌，均出现了负增长，依那西普（商品名：恩利）销售规模更是下滑了13.1%。

表1-11　2015年全球TOP10药品国内市场表现

排名	药品	适应症	公司	2014年国内规模(亿元)	2015年国内规模(亿元)	2015国内增长率(%)
1	Humira（阿达木单抗）	自身免疫疾病	艾伯维	0.75	1.79	137.80
2	Harvoni(来地帕韦)	慢性丙肝	吉利德科学	未上市	未上市	—
3	Enbrel(依那西普)	自身免疫疾病	安进/辉瑞	1.1	0.95	-13.10
4	Remicade（英夫利昔单抗）	自身免疫疾病	强生/默沙东	3.15	3.08	-2.30
5	Lantus(甘精胰岛素)	糖尿病	赛诺菲	22.08	20.87	-5.50
6	Mabthrra（利妥昔单抗）	肿瘤/自身免疫	罗氏	17.74	15.9	-10.30
7	Avastin（贝伐珠单抗）	实体瘤	罗氏	3.66	3.82	4.20
8	Herceptin（曲妥珠单抗）	HER+乳腺癌	罗氏	16.99	16.38	-3.60
9	Prevnar13（肺炎球菌疫苗）	肺炎	辉瑞	未上市	未上市	—
10	Revlimid(来那度胺)	多发性骨髓瘤	瑞士	0.49	0.74	51.90
	合计			65.96	63.53	-3.70%

资料来源：中康CMH。

在我国医疗体制下，药品零售业务可以根据终端渠道划分为医疗机构和零售药店，它们的终端服务对象均是医药消费者。但特殊之处在于，医疗机构主要以处方药消费为主，消费者选择自主权很弱，因此，医疗机构的药品消费终端实际上是手握处方权的医师群体；而零售药房目前主要以非处方药（OTC）为主，消费者拥有自主选择权，因而是一个充分竞争的市场。

在药品企业规模上，截至2015年11月底，全国共有《药品经营许可

证》持证企业 466546 家，其中法人批发企业 11959 家、非法人批发企业
1549 家；零售连锁企业 4981 家，零售连锁企业门店 204895 家；零售单体
药店 243162 家。2015 年中国药品零售市场规模超过 1 万亿元，其中处方
药的市场规模大概是 8000 亿元。有超过 46 万家药店，相当于平均每
3000 人就有一家药店，在大城市药店的布局相对密集。

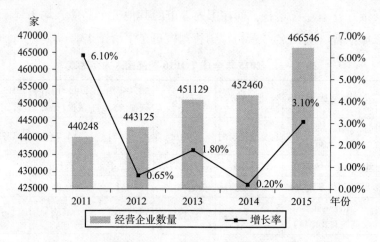

图 1 - 18　2011—2015 年中国药品经营企业情况统计

资料来源：根据公开资料整理。

　　在药品研发方面，2015 年共有 3779 个临床批件涌向药企。化学药仍是
绝对主导（2852 个），中药共有 23 个临床批件，其中 19 个为 6.1 类新药。

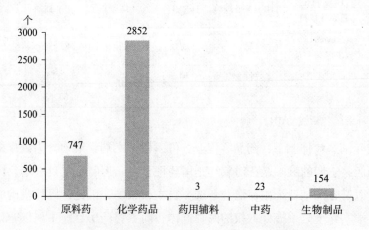

图 1 - 19　2015 年中国不同类型药品的临床批件数量

资料来源：根据公开资料整理。

从治疗领域来看，循环系统疾病药物近900个临床批件占比22.5%，居第一大治疗领域，其次为抗肿瘤药物，这与国外抗肿瘤药研发居首位有差异。

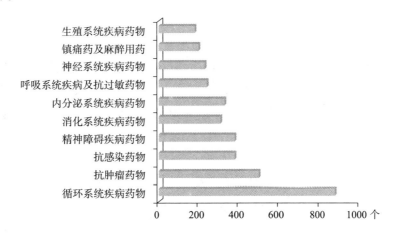

图1－20 2015年我国临床批件治疗领域分布

资料来源：根据公开资料整理。

尽管我国已将生物医药产业列为国家七大新兴产业政策中的重点发展领域，在医药制造业中具有举足轻重的地位，未来将持续成为医药行业中的增长亮点。但是国内生物医药研发产业的发展仍处于初级阶段，与美国等发达国家差距非常大，这主要体现在药物创新投入、技术创新、资金投入、政策壁垒方面。如十几年来我国对生物技术药物开发投入明显不足。我国生物技术74%资金来自于政府投入，企业的研发投入薄弱，一般只占销售额的2%～5%，而国外这一比例一般达到12%～15%。

（二）行业创新热点与趋势

药品创新是整个健康产业创新最活跃的领域。近年来，国际药物创新热点集中在心脑血管、抗肿瘤、免疫系统用药、罕见病药物等领域。

1. 心脑血管用药持续创新，"致命杀手"正在被逐步攻克

心脑血管疾病是威胁心脏血管和脑血管一类疾病的统称，是中老年人的常见病。目前全世界每年死于心脑血管疾病人数高达1500万人，而且以高血压症为代表的心脑血管系统疾病已被认为是对人类的主要危害，被誉为公共卫生领域的"致命杀手"。2015年，心脏病药品和降血脂药物研发

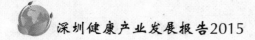

都实现了重大突破。

在心脏病药物研发方面，2015 年 7 月瑞士诺华制药有限公司慢性心衰药物 Entresto 在美国上市，用于射血分数降低的心理衰竭患者，降低心血管死亡和心衰住院风险，被认为是过去 25 年内心衰治疗领域的一个伟大突破。Entresto 是一种首创的双效血管紧张素受体 – 脑啡肽酶抑制剂（AR-NI），具有独特的作用模式，能够增强心脏保护性神经内分泌系统（NP 系统，钠尿肽系统），同时抑制有害系统（RAAS 系统，肾素 – 血管紧张素 – 醛固酮系统），被认为能够减少衰竭心脏的应变。Entresto 适用人群为心功能分级为 Ⅱ – Ⅳ（NYHA class Ⅱ – Ⅳ）的中度至重度心衰患者，该药通常与其他心衰药物联用，以取代血管紧张素受体阻断剂（ABB）。

在降血脂药物方面，2015 年 7 月，生物技术公司安进（Amgen）的 PCSK9 抑制 Repatha（evolocumab）获欧盟批准，标志着全球首个新一代 PCSK9 抑制剂类降脂药成功诞生。同时，赛诺菲公司的 PCSK9 抑制剂也获得 FDA 批准，成为美国市场中首个新一代 PCSK9 抑制剂类降脂药。PCSK9 抑制剂目前主要批准用于两个方面，一是原发性高胆固醇血症（杂合子家族性和非家族性）和混合型高脂血症，二是纯合子家族性高胆固醇血症（HoFH）。在具体效用方面，PCSK9 抑制剂是一类单抗药物，靶标是一种名为前蛋白转化酶枯草溶菌素 9（PCSK9）的蛋白，该蛋白可降低肝脏从血液中清除低密度脂蛋白胆固醇（LDL-C）的能力，而 LDL-C 被公认为心血管疾病（CVD）的主要风险因子。PCSK9 抑制剂提供了一种全新的治疗模式来对抗 LDL-C，被视为他汀类（如 Lipitor 和 Zocor）之后降脂领域取得的最大进步。

2. 抗肿瘤药物市场快速扩张，精准医疗应用前景广阔

目前，无论是发达国家还是发展中国家，癌症发病率均居高不下，抗癌药物市场扩张迅速。尽管有一些重磅药品面临专利悬崖的困境，然而由于市场的刚性需求，抗肿瘤药物在疾病治疗领域持续占据绝对优势。据 IMS 数据统计，抗肿瘤药自从 2007 年超越降血脂药后，一直是全球医药市场的领头羊，目前销售额已经超过了 700 亿美元，预计到 2020 年全球肿瘤市场将达到 1119 亿美元。与此同时，由于精准医疗是用于患者分子生物病理学特征相匹配的个体化诊断和治疗策略，目前肿瘤学科也逐渐成为了精准医疗的最重要领域之一，特别是具精准医疗应用前景的抗肿瘤药物，尤

其出彩。日本百时美施贵宝（BMS）抗癌免疫疗法 PD-1 抑制剂 Opdivo（Nivolumab）于 2014 年 7 月获得日本批准，用于治疗晚期黑色素瘤，是全球批准的首个 PD-1 抑制剂。美国阿斯康的 Tagriso 经 FDA 加速批准通道在美国上市，这是治疗晚期非小细胞肺癌的第三代酪氨酸激酶抑制剂（TKI）类靶向药物，用于治疗表皮生长因子受体（EGFR）T790M 突变或对其他 EGFR 抑制剂耐药的晚期非小细胞肺癌。美国安进公司被 FDA 批准的 talimogenelaherparepvec（Imlygic）作为首次手术后复发的黑色素瘤患者不可切除病灶的局部治疗方案，也得到了欧盟批准，成为全球首个获批的溶瘤病毒类治疗药物，为肿瘤的免疫疗法乃至抗肿瘤领域提供了一种全新的方法。深圳微芯生物科技公司经过 12 年研发出来的抗癌新药西达本胺，是中国首个批准用于治疗复发难治的外周 T 细胞淋巴瘤原创新药，目前对于肺癌和乳腺癌的联合治疗已进入后期临床试验阶段。

3. 免疫系统药物规模剧增，诊断面临挑战

自身免疫性疾病是困扰全球的重大健康难题，目前已识别非科学性定义的自身免疫性疾病有超过 80 多种。目前，自身免疫性疾病的发病机制尚未被研究透彻，但一些现象表明与遗传和环境因素有关，此外，饮食、化学物质甚至身体创伤都可能触发机体免疫系统进行自我伤害，而且，自身免疫性各疾病之间可共享遗传性及免疫学链接，患一种自身免疫性疾病的人可能同时患其他自身免疫性疾病。同时，免疫反应会引发其他非自身免疫性疾病，如心肌炎、血管炎、肥大细胞增多症等，典型的自身免疫性疾病还有如类风湿关节炎、系统性红斑狼疮、银屑病等。目前自身免疫系统药物开发空间大，据相关数据显示，免疫系统药物从 2013—2015 年的增长速度在 10% 以上，在 2015 年销售额排名前十的自身免疫疾病用药 Humria、Enbrel、Remicade，在 2015 年销售额达到了 259.4 亿美元，占比全球药物规模的 3%。在美国，很多生物制药研究公司致力于自身免疫性疾病创新性药物开发，依据 FDA 药品信息统计，已经有 311 个药物及疫苗处于临床试验或上市前审查阶段。

目前，自身免疫性疾病的诊断也面临一些挑战。主要表现在两个方面，一是由于疾病本身与其他相关疾病的区分等生物学基础知识匮乏，对药物的治疗及临床试验的设计提出了更高的要求；二是自身免疫性疾病发病时身体的相似部位可表现出相似的症状，诊断起来会增加困难。此外，

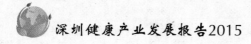

由于对疾病相关生物学知识的缺乏使得对治疗药物靶标的识别难度加大，药物临床试验有效性及安全性的测试中药理学终点的确定也十分困难。

4. 罕见病逐渐受到重视，药物开发稳步增长

罕见病是指那些发病率极低的疾病。根据世界卫生组织（WHO）的定义，罕见病为患病人数占总人口的 0.65‰~1‰ 的疾病。目前，全球共约 7000 种罕见病，影响人数约 3.5 亿人。罕见疾病又称"孤儿病"，过去由于罕见病患病人数有限，以及对其病因、病理生理学及流行病学认识欠缺，罕见病领域一直都不是制药行业的关注重点。随着罕见病市场潜力的不断增加，罕见病药物开发趋势正在全球范围稳步增长。2015 年 FDA 批准了 21 种（47%）治疗罕见病的孤儿药，种类超过此前任何一年，此前，这个数据分别为：2011 年 11 种，2012 年 13 种，2013 年 9 种，2014 年 17 种。提速的原因除了市场及商业驱动外，临床开发周期缩短，批准通过率较高，独家销售权、税收抵免和用户收费豁免持续时间更长，保费定价，市场占有更快以及营销成本更低等原因也使罕见病药物开发受到重视。

5. 固定剂量组合（FDC）热度持续，用药更加方便

对治疗 HCV 和 HIV 的用药更方便的固定剂量组合（FDC）全口服治疗方案，也是制药产业的一个关键趋势。FDC 产品在复杂疾病管理中发挥着越来越重要的作用，如 HIV 感染、糖尿病和心血管疾病。FDC 为制药公司和患者都带来多重受益。这些产品可为患者带来生命周期的延长，并实现产品差异化，通过增加疗效、减少用药负担，提高患者用药的方便性和顺应性。美国 FDA 允许 FDC 产品在监管部门批准后获得五年市场专营权，进一步刺激了 FDC 产品的开发。

二、医疗器械行业

医疗器械行业属于高技术制造行业。随着基因技术、信息技术、互联网技术、激光技术以及多种先进物理化学技术的植入，再加上医疗器械保健化、小型化、家庭化的需求，整个行业创新能力突出，在全球范围内一向保持着快速增长的势头。

（一）行业发展现状

1. 全球医疗器械发展概况

随着科技的进步，特别是现代计算机技术、精密机械技术、激光技

术、放射技术、核技术、磁技术、检测传感技术、化学检测技术和生物医学技术及信息技术等多学科不断植入，医疗器械行业已成为资金密集型的高技术产业，是当今世界典型的技术和利润高含量产品。据 EvaluateMedTech 的统计，2015 年全球医疗器械销售规模为 3903 亿美元，预计 2015—2020 年全球医疗器械市场将以 4.1% 的复合年均增长率增长，到 2020 年全球医疗器械销售预计达到 4775 亿美元。

美国、欧盟在医疗器械市场占据绝对领先优势。据欧盟医疗器械委员会统计数据显示，美国、欧盟共占据全球医疗器械市场超七成的份额。美国是世界上最大的医疗器械消费市场，约占全球 40% 的市场份额。医疗器械行业的发展在推动美国经济发展中起着至关重要的作用，它占了美国 2.7% 左右的 GDP，并提供了近 2 万个就业机会，美国医疗技术产业产生了 54 亿美元的贸易顺差，近年来保持了大约 6% 的年均增长率，远高于经济的增长水平。欧盟成为第二大医疗器械市场，约占全球 33% 的市场份额。美、欧、日等发达国家和地区的医疗器械产业发展时间早，国内居民生活水平高，对医疗器械产品的技术水平和质量要求较高，市场需求以产品的升级换代为主，需求增长相对稳定。

在亚洲地区，中国、日本、印度三个国家的医疗器械市场销售额合计约占亚洲地区医疗器械市场总销售额的 70%。日本作为亚洲医疗技术先进且发展快速的国家，约占全球 11% 的市场份额，中国约占 3% 的市场份额。

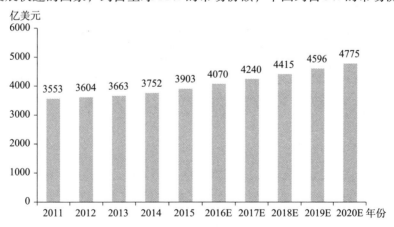

图 1-21 历年全球医疗器械销售规模情况

资料来源：EvaluateMedTech.

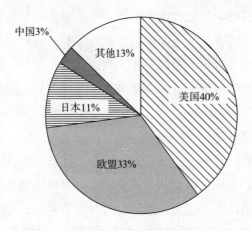

图1-22 全球医疗器械区域销售结构

资料来源：根据公开资料整理。

中国、印度以及东南亚的发展中国家由于人口众多、医疗保健系统改善空间较大等原因，显示出较大的市场前景。另外，拉丁美洲是另一个医疗器械市场增长迅速的区域，墨西哥、巴西、阿根廷、智利等国家都逐步向工业化国家发展，医疗器械需求增长较快。中东/阿拉伯国家基本上无本土医疗器械产业，需要从其他国家进口医疗器械产品。近些年，海湾产油国每年进口各种医疗器械产品总值超过100亿美元，是重要的医疗器械新兴消费市场。

从全球医疗器械研发方面来看，近年来全球医疗器械市场的研发投入也保持着稳定增长态势。2015年，全球研发投入达到248亿美元，其中以美国医疗器械行业的研发实力最为突出，很多医疗器械如植入性电子医疗器械（心脏起搏器、心房除颤器、人工耳蜗等）、植入性血管支架、大型电子成像诊断设备（CT、PET、MRI等）、远程诊断设备和手术机器人等，技术水平居世界领先。

在产业集中度方面，现阶段全球医疗器械产业集中度越来越高，主要以跨国公司在世界市场占比呈增加态势。2015年，世界排名前10位的医械企业分别是强生、美敦力、GE、费森尤斯、百特国际、西门子、康德乐、诺华、皇家飞利浦、史塞克等。

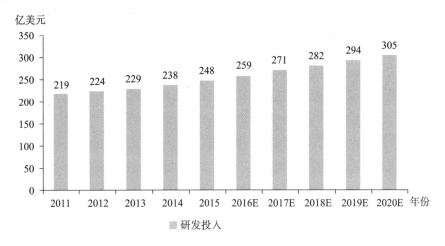

图 1 - 23　历年全球医疗器械研发投入情况

资料来源：EvaluateMedTech.

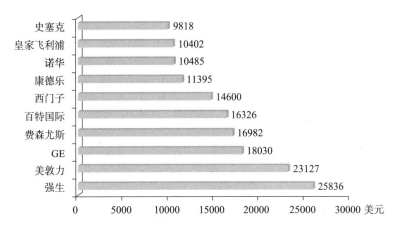

图 1 - 24　2015 年全球医疗器械公司收入前十名

资料来源：根据公开资料整理。

2. 我国国内医疗器械发展概况

我国医疗器械行业虽然起步较晚，但自新医改启动以来，面对国民对医疗服务质量及诊疗量的不断提高的需求，各级政府越来越重视对医疗服务设备的更新投资，再加上移动互联网时代的兴起，医疗信息化、移动医疗等技术的发展要求，中国医疗器械市场迎来了一个快速发展时代。在短短 15 年时间里，我国已经发展成为仅次于日本的亚洲第二大医疗器械市场。

2015年,中国医疗器械市场规模约为3080亿元,比2014年增长了524亿元,年均增长率约为20%左右,远高于药品的增长率。和2001年的179亿元相比较,2015年市场规模达到3080亿元,16年间增长了17.2倍。中国本土医疗器械企业中也涌现了一些品牌企业,其中迈瑞医疗、鱼跃医疗、威尔科技、九安医疗、东软股份、乐普医疗、威高股份、微创医疗、阳普医疗、长峰股份、威达医用、新华医疗、万杰高科、中国医疗、上海医疗等是相对领先的企业品牌。

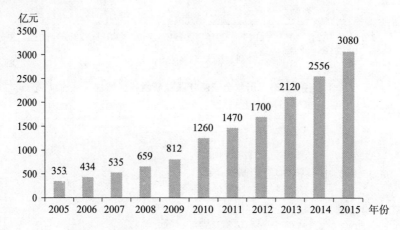

图1-25　2005—2015年中国医疗器械市场规模情况

资料来源：中国医疗器械协会。

在企业数量规模方面,医疗器械生产企业呈稳步增长态势。截至2015年11月底,中国实有医疗器械生产企业14151家,其中:Ⅰ类医疗器械生产企业5080家,Ⅱ类医疗器械生产企业9517家,Ⅲ类医疗器械生产企业2614家。全国共有实施许可证管理的（Ⅱ类、Ⅲ类）医疗器械经营企业186269家。经营Ⅱ类医疗器械产品的企业125197家,经营Ⅲ类医疗器械产品的企业1211984家。统计显示,自2007年以来,我国历年三类医疗器械生产企业都在稳步增长,8年间总量由1.26万家增长到了1.4万多家,年增长率基本保持在3%的水平。在Ⅲ类生产企业总量中,以风险较低的Ⅱ类医疗器械为支柱,而高风险的Ⅲ类医疗器械生产企业所占比例最低,基本维持在17%左右。

在市场集中度方面,国内的医疗器械市场不管在生产还是在销售领域,集中度相对都比较低,国外品牌仍占据行业市场较大份额。数据显

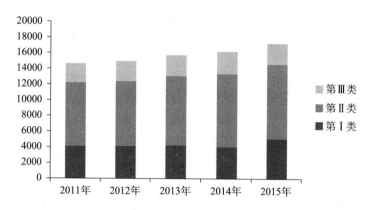

图1-26 2011—2015年全国Ⅰ、Ⅱ、Ⅲ类医疗器械生产企业数量及增长率
资料来源：国家食品药品监督管理局。

示，中国约80%的CT市场、90%的超声波仪器、85%的检验仪器、90%的磁共振设备、90%的心电图机、80%的中高档监视仪、90%的高档生理记录仪以及60%的睡眠图仪市场均被跨国品牌占据，西门子、GE和飞利浦三大外资公司几乎占据了中国高端医疗器械超过七成的市场份额，一线城市的大型医院成为这些国际大品牌锁定的目标市场。

从地域分布来看，我国已形成了多个医疗器械产业聚集区和制造业发展带，其中珠江三角洲、长江三角洲及京津环渤海湾三大区域成为本土三大医疗器械产业聚集区。据不完全统计，三大区域医疗器械总产值之和及销售额之和均占全国总量的80%以上，而且呈现出各自的特点。

珠江三角洲地区研发生产综合性高科技医疗器械产品是其强项，主要产品有监护设备、超声诊断、MRI等医学影像设备和伽玛刀、X刀等大型立体定向放疗设备、肿瘤热疗设备等，直接反映着现代医疗器械的新技术。

以北京为中心的环渤海湾地区（含天津、辽宁、山东）医疗器械发展势头迅猛，一个包括DR、MRI、数字超声、加速器、计算机导航定位医用设备、呼吸麻醉机、骨科器材和心血管器材生产企业群正在形成。

以上海为中心的长江三角洲地区（含江苏、浙江）是我国医疗器械三大产业群之一，这一地区的特点是产业发展迅速、中小企业活跃、地区特色明显，其一次性医疗器械和耗材的国内市场占有率超过一半。还有像苏州的眼科设备、无锡的医用超声、南京的微波、射频肿瘤热疗、宁波的

MRI 以及上海的综合实力，相对而言都是比较突出的。

在走向国际市场方面，我国医疗器械产业经过近五年的努力，已经成为我国医药工业出口的主力军，出口额从 2011 年的 157.1 亿美元增长到 2015 年的 211.7 亿美元，翻了近一倍，出口占比也从原有的 30% 上升到 36.7%。在产品出口结构上，2015 年我国出口产品仍以一次性耗材、医用敷料、按摩器具和中低端诊疗器械为主。从出口省份来看，我国医疗器械主产地广东、江苏、上海三省占据我国 50% 以上的出口份额：从出口企业类型来看，民营企业出口比重进一步加大，已经占到 43.04%，三资企业由以往的 50% 以上下降到 49%。

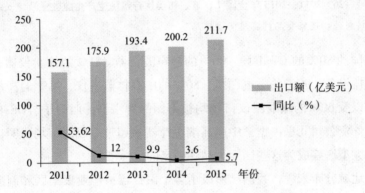

图 1-27　2011—2015 年中国医疗器械出口情况

资料来源：根据公开资料整理。

在进口方面，近几年我国医疗器械进口增速相对稳定。进口产品以高值耗材、CT、核磁和人体植入类等产品为主，主要进口省份为上海、北京、广东，占进口总额的 76%，总的来说，我国对高端、大型医疗设备依赖进口的局面短时间内很难改变。

（二）行业创新热点与趋势

在健康医疗产业中，医疗器械的创新发展特别引人注目，新技术、新方法、新材料的应用日新月异，特别是在人工智能、3D 打印技术、可穿戴医疗设备以及高性能生物医用材料等方面的创新发展显得尤为突出。

1. 人工智能、机器人在医疗领域的应用已经开启

2015 年，人工智能、机器人在医疗领域的应用受到广泛关注，甚至被认为将有可能对现有的医疗模式及医疗生态产生一些根本性影响。随着科

学技术的发展，越来越多的机器人也进入到医疗领域。医疗机器人领域一直是机器人领域及医疗器械产业"金字塔上的皇冠"，因其需要复杂的多学科尖端技术，又将对民生、产业带来巨大的影响和变革。截至 2015 年终，全球医疗机器人行业每年营收达到 74.7 亿美元，预计未来 5 年年复合增长率能稳定在 15.4%，未来还将形成万亿元的产业链。有观点认为，智能机器人的应用也可能从根本上解决医疗资源（尤其是优质医疗资源）不足、分配不均的问题。

2. 3D 打印技术预示着新的医疗器械革命

近年来，随着技术的发展，3D 打印已率先在医疗领域获得应用上的突破。这主要因为医疗行业（尤其是修复性医学领域）个性定制化需求显著，鲜有标准的量化生产，而个性化、小批量和高精度恰是 3D 打印技术的优势所在。3D 打印技术在医疗器械领域的应用主要体现在以下三个方面：①体外医疗器械制造——无须生物相容的材料。体外医疗器械包括医疗模型、医疗器械——如假肢、助听器、齿科手术模板等。根据美国组织 Amputee Coalition 的统计，目前美国正有约 200 万人使用 3D 打印假肢。②个性化永久植入物。3D 打印产品可以根据确切体型匹配定制，如今这种技术已被应用于制造更好的钛质骨植入物、义肢以及矫正设备。③细胞 3D 打印。细胞打印属较为前沿的研究领域，是一种基于微滴沉积的技术——一层热敏胶材料一层细胞逐层打印，热敏胶材料温度经过调控后会降解，形成含有细胞的三维结构体。目前已经有公司成功研发打印出心肌组织、肺脏、动静脉血管等。现在，我国 3D 打印技术在医疗领域的应用主要是在牙齿、骨骼等领域。

虽然 3D 打印技术在医疗其器械领域的应用日渐普及，但仍具有一定的局限性。主要体现在两个方面：一是可应用的材料种类较少，应急需扩展；二是 3D 打印目前只适合一些小规模制造，批量生产经济性不高，而在大批量零件的制造方面，与传统工艺相比，不具有优势。因此，医疗器械 3D 打印目前仍不够精准、造价昂贵且缺乏生物相容性。但随着 3D 打印技术的快速发展，在未来将领导为主流技术，将会在医学领域发生翻天覆地的变化。正如中国工程院院士，骨外科学和骨科生物力学专家戴尅戎所说："3D 打印技术是制造领域的一场革命性技术，借此可以实现个性化产品的批量生产，这恰好契合了医疗产品个性化的需求，所以，它将是颠覆性的。"

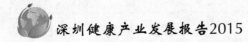

3. 可穿戴式智能化医疗器械高调起步

可穿戴医疗器械是指拥有可穿戴技术特征、具有生命体征监测、疾病治疗等某项医疗相关功能的设备。医疗器械行业正在被智能硬件技术与互联网科技颠覆，催生出空前繁荣的可穿戴医疗器械市场。2015年普华永道调研显示：美国有21%的消费者拥有可穿戴设备，其中用于监测婴幼儿、老年人生命体征及行为的可穿戴医疗器械无疑是需求最确定、市场潜力最大的应用。

近年来，国内外众多资本和医疗器械厂家投入巨资开发可穿戴智能化医疗器械产品。欧姆龙开发上市了手镯型自动计步器兼心率监测表，GE、西门子都开发了腕表型血糖检测仪，美敦力推出了可测定多种生命体征数据的腕表型产品。国外目前正在开发的还有适用于孕妇、婴幼儿、老人、癫痫患者的服装、耳麦、马甲、监护仪等可穿戴医疗器械产品。可穿戴式医疗器械已具备了专业的医学诊断能力，已开始在很大程度上开始缓解医疗需求与医疗资源之间的矛盾，助力改善公共医疗资源分配不均的问题。可穿戴设备还能通过实时监测能够轻易获得和积累海量的健康大数据，不仅可以作为疾病前兆判断和疾病预防的工具，还可发现社会疾病趋势，病理发展脉络等，对于社会疾病的防控、医疗服务质量的改善以及临床医学发展等意义重大。

我国是互联网和智能硬件发展大国，每年有大量的可穿戴医疗器械面市。据市场调研统计，2015年中国可穿戴设备市场的出货量达到4000万部，市场规模114.9亿元。虽然取得了不菲的成绩，但是由于在医疗传感器和芯片等技术上还远远落后于欧美发达国家，严重限制了其应用于临床医疗的可行性。这也将是我国可穿戴设备行业发展需要解决的紧迫问题。

4. 高性能生物医用材料加速发展

生物医用材料是一类用于诊断、治疗、修复或替换人体组织、器官或增进其功能的新型高技术材料，其应用不仅挽救了数以千万计危重病人的生命，而且降低了心血管病、癌症、创伤等重大疾病的死亡率，在提高患者生命质量和健康水平、降低医疗成本方面发挥了重要作用。生物医用材料作为医疗器械产业中的重要基础门类，近年来越来越受到人们的重视，2015年全球生物医用材料的直接和间接市场总额可达60亿美元，年贸易额复合增长率达17%，已成为世界经济的支柱性产业。

生物医用材料产品和技术更新换代周期短，通常仅为10年左右，因此其技术创新的快速更迭升级是保持其产品市场竞争力和生存的基础。生物医用材料产业的发展与相关领域先进技术的支持、强大的经济实力以及临床应用的要求密不可分。为此，发达国家对生物医用材料的研发投入仅次于对新药的研发投入，其研发投入占销售额的 11%～13%。当代生物医学材料的主要前沿领域集中于：可诱导被损坏的组织或器官再生的材料和植入器械（包括组织工程化产品）；以及用于治疗难治愈疾病、恢复和增进组织或器官生物功能的药物和生物活性物质（疫苗、蛋白、基因等）靶向控释载体和系统等。美国 FDA 已批准 7 个组织工程化产品上市，中国 CF-DA 已批准可诱导骨再生的骨诱导人工骨及组织工程化皮肤上市，并颁布了七个组织工程化产品标准。预计在未来 20～30 年内，生物医学材料产业将会发生革命性变化，一个为再生医学提供可诱导组织或器官再生或重建的生物医用材料产业将成为生物医用材料产业的主体。

三、保健食品行业

和医药与医疗不同，保健食品并非国民必需品，行业发展主要为国民收入所驱动。在发达国家，保健食品大多称为功能性食品，国民对保健食品需求旺盛，保健食品一直是高度集中、稳定增长的长青行业。我国仍处于保健品消费的初级阶段，对保健食品的认同度不高，人均消费水平仅达到美国和澳大利亚的 1/5 和 1/4，从另一角度说明我国保健食品产业仍具有较大的发展空间。

（一）行业发展现状

1. 国际功能性食品发展概况

保健食品都是指一类具有一定保健功能的特殊食品，世界各国对保健食品的称呼及管理方式各有不同。在欧美，功能性食品称为"保健食品"或"健康食品"，也称营养食品。德国称为"改良食品"。日本先称为"功能性食品"，1990 年改为"特定保健用食品"，并纳入"特定营养食品"范畴。在我国，保健食品同药品一样，采用注册审批制。

世界各国对保健食品的开发都非常重视，新功能、新产品、新造型和新的食用方法不断出现。近年来，保健食品产业在全球大规模兴起，产业规模不断扩大，2015 年全球保健食品市场容量约达到 5500 亿美元。随着科学技术的进步、全球老龄化市场需求不断增长的增长趋势下，预计全球保健品市场到2017年将达到6000亿美元，亚太地区的保健食品市场预计将增长7.4%。

美国拥有全世界最活跃的保健食品市场，英国、德国、法国和意大利则为欧洲的主要市场，亚太区保健消费意识还在培育阶段，未来亚太地区将有望成为继北美保健食品市场后占据最大市场份额的地区，其中以中国、印度发展性较高。

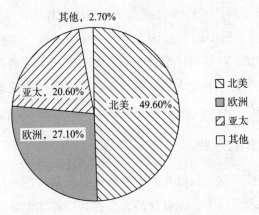

图1-28　2015年保健食品销售额全球占比

资料来源：根据公开资料整理。

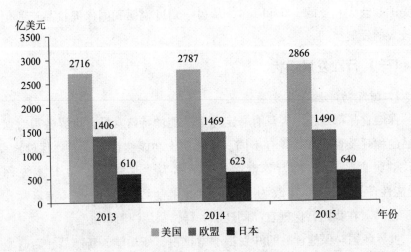

图1-29　2013—2015年保健食品主要消费国家规模情况（单位：亿美元）

资料来源：根据公开资料整理。

综合来看欧美保健食品市场呈现以下特点：一是低脂肪、低热量、低胆固醇的保健食品品种多，销售量最大。二是植物性食品、植物蛋白受宠，保健茶、中草药在美国崛起，销路看好。三是工艺先进、高科技制作，产品纯度高、性能好，多为软胶囊、片剂造型，或制成运动饮料，易于吸收。

概括近些年国外保健食品的发展，有以下几点明显发展趋势：一是发展迅速。随着大制造商的加入，保健食品将继续迅速发展，将占食品销售额的5%。二是全球化趋势。保健食品将席卷全球，并最终实现全球社会化和全球的贸易化。三是低脂肪、低胆固醇、低热量的保健食品将主导市场。四是维生素、矿物质类保健食品所占比例稳定。五是以强调添加益生菌或使用新原料（如乳酸菌、氨基酸、核酸、植物发酵精华等）的产品显著成长，并有不断扩大市场之势。六是"素食"及植物性保健食品所占比重逐渐增大。七是保健茶、中草药保健食品继续风行市场，深受广大消费者欢迎。

2. 我国保健食品市场发展

在我国，保健食品的渊源和西方发达国家不同，发展路径也有较大的差别。中国拥有数千年的中医药历史和健康养生文化，传统的滋补保健食材、营养食品、中医养生保健理念已经深深植入人们的饮食生活之中，我国的保健食品产业发展更多地体现了传统养生理论和现代西方科学技术融合的理念，呈现出"三分天下"的格局：即以中医理论为基础，以药用植物为原料的产品；以营养学理论为基础，以各类营养物质为资源的营养补充剂；以生物学为理论基础，通过生物转化生成的产品。然而，无论采用什么理念，我国的保健食品管理非常严格，采用注册审批制。保健食品须申报并通过审批后，取得注册号，才能称为保健食品，而且功能也只能采用规定的27种功能。此外，国家对保健食品产品管理、生产管理、市场监督、广告管理等都给予了相关规定，同时也对保健食品原料目录作了相关说明，以整肃行业内的非法生产、经营及宣传等乱象，有助于保护消费者权益、引导理性消费，也为行业可持续发展营造了一个良好的政策环境。

从保健食品市场运行的实际情况来看，目前我国保健品市场发展正趋向快速成长阶段。2015年，我国保健食品市场规模达到2300亿元，近几年年均增长率达到20%以上。

在细分子行业中，膳食营养补充剂销售占比仍达60%以上，为主导子行业，体重管理与运动营养保健品占比较低，分别占到5.98%与1.00%，但发展空间大。如在2011—2015年增速最快的是运动营养类保健品，达16.29%，说明人们主动运动以增进健康的良好氛围正在形成。

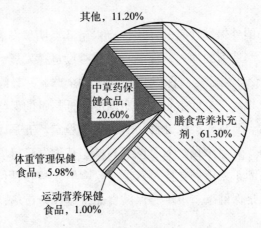

图1－30　2015年我国保健食品细分占比情况

资料来源：公开资料整理。

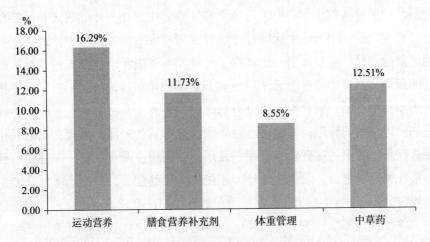

图1－31　2011—2015年我国保健食品主要细分类复合增长情况

资料来源：根据公开资料整理。

同2014年比，2015年占据前十名市场份额的保健食品种类发生了部分变动。补充维生素、微量元素、改善生长发育、增加骨密度功能的保健食品市场份额同比上升了 0.86 个百分点；针对降血糖、降血脂、降血压功能的保健食品市场份额同比增加了 0.51 个百分点；美容养颜、免疫调节类的保健食品市场份额则分别下降了 0.64 个和 0.48 个百分点。

表 1-12　2015 年前三季度保健食品市场份额占比情况

类别	2015 年占比	同 2014 年
补充维生素、微量元素，改善生长发育，增加骨密度	50.66%	↑0.86%
免疫调节	10.02%	↓0.48%
降血糖、降血脂、降血压	7.71%	↑0.51%
胃肠调节（包括通便、排毒）	7.05%	↑0.15%
改善睡眠、抗疲劳、改善记忆力、抗衰老、抗氧化	6.53%	↓0.17%
美容养颜	2.96%	↓0.64%
减肥/塑身	2.93%	↓0.37%
性保健品	2.25%	↑0.45%
改善营养性贫血	1.85%	↑0.25%
其他保健食品	4.99%	↓0.21%

资料来源：根据公开资料整理。

在市场集中度方面，2015 年保健食品行业 CR5 为 34.9%，属于一种集中度高的行业。安利以 10.7% 的市场份额维持龙头地位，但市场占有率较 2009 年下降了 60%。无限极、天狮、完美、汤臣倍健市场份额分别从 2009 年的 5.4%、2.6%、2.4%、0.7% 升至 10.2%、5.1%、4.6%、4.3%，正逐步打破安利一统天下的局面。

表 1-13　2009—2015 年中国保健食品 CR5 市场份额占比情况

企业	2009 年	2015 年
安利	16.10%	10.70%
无极限	5.40%	10.20%
天狮	2.60%	5.10%
完美	2.40%	4.60%
汤臣倍健	0.70%	4.30%

资料来源：根据公开资料整理。

我国保健食品的营销渠道，主要分为直销渠道和电商渠道。在直销渠道方面，以安利为代表的直销型保健食品企业，占据中国整体保健食品市

50%左右的份额。在电商渠道方面，我国近年来保健食品电商化发展迅速，从2007年线上渠道保健食品销售占比仅为0.2%至2015年增长至20.7%，年均复合增速高达78.6%，显示了电商强大的销售能力。目前，天猫、京东、亚马逊等各大知名电商平台已经将营养保健食品设立成为一个独立的商品品类。展望未来，随着消费者教育完成和自主选择观念增强，直销渠道份额将进一步降低，电商渠道份额将会继续提升。

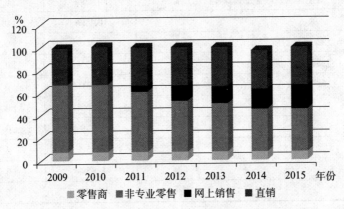

图1-32 2009—2015年中国保健食品各种渠道销售占比

资料来源：根据公开资料整理。

目前，电商销售的营养保健食品类型丰富、功能齐全。主要包括维生素、螺旋藻、胶原蛋白、芦荟、鱼油、卵磷脂、葡萄籽、大豆异黄酮、氨基酸、胡萝卜素、灵芝、牛初乳等，涵盖了国内外一流的保健食品品牌，包括：GNC（健安喜）、Nature's Bounty（自然之宝）、Purian's Pride（普丽普莱）、MET-Rx（美瑞克斯）、Nature Made（天维美）、Jamieson（健美生）、Blackmore（澳佳宝）、汤臣倍健、养生堂、同仁堂等。

另外，除了保健食品消费人群的规模在迅速扩大，保健食品的消费诉求也在发生改变。过去保健食品市场主要渗透中老年消费者，需求也以基础保健需求为主，但近年来新生代消费者群体的崛起，体重保持、消化调节等功效，正精准对接当代女性塑形保养等需求，消费者需求已经由基础保健向健康美丽演进升级，"美丽经济"成为保健食品行业的新增长点。与此同时，在"全民健身"及"健康消费"潮流下，运动营养型保健食品也从专业运动员渗透到消费大众，各大厂商纷纷顺势推出运动健康保健食品，我国未来保健食品市场正呈现出"老龄人群向中青年人群""基础保

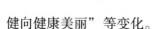

健向健康美丽"等变化。

（二）行业创新热点与趋势

随着人民生活水平的提高以及健康意识的提升，保健食品的消费人群也在迅速扩大，保健食品的创新同样也与时俱进，特别是在服用的便利性以及多种保健食品原材料与制作方式等方面，都有很大的拓展。

1. 组合式保健食品"套餐"成为欧美流行保健食品的新形式

为了便于人们服用保健食品，"套餐"正成为欧美流行保健食品的新形式。国外研究认为，单一保健食品很难同时具备多种保健功能，而人群的营养保健需要以及疾病治疗的保健需求又是多种多样的，营养保健专家或营养医师有义务、有责任为大众提供针对特定人群适用的科学方便的合理组合，"套餐"式保健食品组合应运而生了。

美国生产的一种保健食品套餐，每份小袋内装有蜂花粉1片、蜂王浆1片、人参1片和矿物质1片等几种保健品。又如有的保健食品由辅酶、维生素软胶囊、复合维生素、人参片等几种各1粒组成。在其包装盒上注明了组成"套餐"的品种名称、功能成分、主要原料、适宜人群、食用量及食用方法、储藏方法及注意事项等内容，便于携带与食用。"套餐"这种组合及消费包装形式的出现，在欧美、日本等国产生了良好的反应，非常适合人们现代的生活节奏，获得了广大消费者的认可，各种类型的"套餐"保健食品不断涌现。

2. 益生菌保健食品发展空间新发现

近年来，随着微生态研究的不断深入，肠道菌群与人类健康及疾病的关系受到热点关注。研究发现，肠道菌群正常形成及维持相对的稳定状态对人体健康、抗衰老和防治疾病是必不可少的。益生菌可通过以下几种机制治疗和预防疾病：①通过占位效应、营养竞争、分泌抑菌或杀菌物质，产生有机酸，刺激分泌型免疫球蛋白（sIgA）分泌等阻止致病菌及毒素黏附，抑制或拮抗致病菌和其他微生物生长，从而纠正菌群失调。②通过构成生物屏障，刺激和促进黏蛋白表达与分泌，增强肠道黏膜屏障功能，降低肠道通透性，防止肠道有害细菌和内毒素移位。③促进出生后肠道黏膜免疫系统和全身免疫系统的激活、发育与成熟，参与机体对食物和正常肠道菌群的免疫耐受。④通过对肠道上皮细胞和免疫细胞的作用，均衡细胞因子，特别是致炎症因子的合成与释放，从而调节肠道黏膜过度的免疫炎症反应，甚至调节肠道以外的全身性免疫应答反应。⑤参与维生素 B1、B2、B6、B12 及维生素 K、烟酸、叶酸等的合成，参与蛋白质、胆汁酸和胆固醇等的代谢。⑥可清除氧自由基，起到抗衰老作用。当前，益生菌制剂已成为微生态调节剂的一种重要保健食品。

随着肠道菌群与人类健康与疾病的关系被重点关注以来，益生菌等微生态制剂在肠内外疾病的防治中发挥的作用越来越受重视。益生菌产品活效性保证在于作为有活性的微生物，经过甄选培养、生产和贮藏，患者口服后，能经得起胃液、胆汁和胰酶等消化液的消化，进入机体肠道后仍能产生有益作用。随着人们对肠道微生态环境及疾病的进一步认识与发现，基于肠道微生态的治疗将为疾病治疗提供更多有效手段。

3. 植物提取物成为"新宠"

植物提取物是以植物为原料，经过物理、化学方式提取分离，获取植物中的某一种或多种有效功能成分，在不改变其有效成分结构情况下制成的产品。近年来，在保健食品领域当中，植物提取物的重要性开始凸显，成为这个领域增长最快的一个品类。

植物提取物在我国最早是针对中药成分进行提取，目前才转向中药保健食品行业应用。由于健康的需求催生了全球市场对植物提取物产量的上扬，同时国内发展潜力巨大的保健食品市场也对植物提取物市场起到了强劲的拉动作用，由国家发展改革委与工信部共同发布的《食品工业"十二五"发展规划》明确提出，"将鼓励和支持天然色素和植物提取物行业的发展，继续发展优势出口产品"。目前国内学者初步完成了白藜芦醇、GAMMA－氨基丁酸、儿茶素、姜黄素、绿原酸、番茄红素、原花青素、叶黄素、槲皮素、大蒜素和氨糖等21种保健成分的重要配方依据研究。未来，植物提取物将成为保健食品原料的重要来源。

4. 蛋白酶保健食品空间拓展广阔

酶是一种高效的生物催化剂，其本身是生物大分子蛋白质，具有复杂的结构，它可以加速有机物质的转化。其中，蛋白酶是被研究和应用得最多也是最重要的一类工业用酶，它们能选择性地降解蛋白类食物，包括对细胞多余的或对机体有害的蛋白质。蛋白酶在食品加工领域里的应用非常广泛，近年来，随着其有益健康的功效不断被挖掘，包括蛋白酶在内的水解酶类开始作为消化助剂和膳食补充剂被逐渐认知与推广。

作为消化助剂和膳食补充剂，蛋白酶不仅可以降解食物，在物质吸收过程中也发挥了重要作用。如蛋白酶能够帮助消化蛋白类食物，使其分解为多肽和氨基酸然后通过肠道被人体吸收。现在人们除了继续用蛋白酶作消化助剂外，还可以将系统性酶补充作为一种非正规药物的、纯天然、无耐药性的膳食补充手段来保持身体各个器官和循环系统的健康，维持机体正常的抗炎症反应。因此，通过系统性补充，增加全身酶数量以帮助生理代谢平衡的保健方法，在帮助人体维持正常的抗炎症反应和增强免疫力方面发挥了有效作用，蛋白酶保健食品的发展空间也受到了行业的关注。

5. 运动营养补充剂发展迅速

合理科学的补充营养是运动员动力的重要保障。在国外，运动营养补充剂主要分为蛋白质补充剂、维生素补充剂、减重产品、肌酸、谷氨酰胺和蛋白棒。随着健身俱乐部和健身爱好者数量的增多，针对普通人群的运动营养品的市场也迅速发展起来。在美国，运动营养补充剂，2015年需求达到50亿美元，2011—2015年，年均增长率在10%以上，预计2016—2020年，美国市场的运动营养补充剂年均复合增长率在9%以上。在中国，用户对运动营养补充剂的市场需求也较高。根据艾瑞发布的《中国运动社交行业发展研究报告》调查显示，78.8%的运动用户服用过营养补充剂，其中以运动饮料和维生素矿物质系列居多，占比分别为52.5%和42.6%。

目前，源于人们健康意识的提高，国内外运动营养剂市场潜力空间非常大，但现有产品还不是很多，营养补充剂需要赋予更多健康功能的概念进去，需要根据不同消费群体的需求，提供不同的配方以及添加从植物等各种原料中提取的能量源或促进能量补充的营养成分，为运动健康提供功能辅助。

四、健康管理行业

健康管理既是健康产业的重要门户，也是健康产业的服务终端，产业发展非常迅速。现代健康管理理念主要是强调系统管理与疾病预防，它针对个体及群体进行健康管理，提高自我管理健康的意识和水平，对其生活方式相关的健康危险因素进行评估监测，并提供个性化干预，大大降低疾

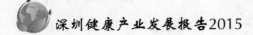

病风险，从而提高个体健康质量，降低医疗及管理费用。

（一）行业发展现状

1. 全球健康管理发展概况

健康管理的基本策略是通过健康信息收集、健康风险评估和健康干预等措施，达到控制健康风险、维护身体健康的目的。健康管理的基本策略包括 6 大方面，一是疾病管理，着眼于一种特定疾病，为患者提供相关的医疗保健服务；二是生活方式管理，主要关注健康个体的生活方式、行为可能带来什么健康风险，这些行为和风险将影响他们对医疗保健的需求；三是需求管理，以人群为基础、通过帮助健康消费者维护健康、寻求适当的医疗保健来控制健康消费的支出，并且改善对医疗保健服务的利用；四是灾难性病伤管理，为患癌症等灾难性病伤的病人及家庭提供各种医疗服务，要求高度专业化的疾病管理，解决相对少见和高价的问题；五是残疾管理，试图减少工作地点发生残疾事故的频率和费用代价，并从雇主的角度出发，根据伤残程度分别处理以尽量减少因残疾造成的劳动和生活能力下降；六是综合的人群健康管理，通过协调不同的健康管理策略来对群体提供更为全面的健康和福利管理。健康管理的六大策略受到各国关注。

美国是健康管理的发源地与发展样板，健康管理的思路和实践源于美国，目前行业内应用最广泛、最成功的也是在美国。健康管理伴随着保险业的发展而产生，由美国保险业率先提出健康管理这个概念。美国健康管理发展是一种需求牵动、技术推动、企业主导、政府跟进的市场自发成长模式，由健康预防、干预健康管理技术推动商业健康保险业制度创新，带来医疗健康服务产业组织关系演变、进而推动整个产业发展。经过数十年不断探索和发展，美国已逐渐形成一套较为成熟的健康管理体系和思路，大致形成了 4 种不同的商业模式，第一种是一站式整合服务模式，第二种是采用利基市场战略模式，第三种是业务倚重模式，第四种是与互联网结合模式。随着健康管理与生产力管理研究的不断深入，美国密执安大学健康管理研究中心主任第·艾鼎敦博士（DeeW. Edington）对美国健康管理体系总结出了这样的结论：健康管理90%和10%理论，即90%的个人和企业通过健康管理后，他们的医疗总费用将会降低到原来费用的10%，而10%的个人和企业未做健康管理，医疗费用将比原来上升近90%。

健康管理在其他各国的发展模式与实践各有特点与侧重。芬兰健康管理模式注重社区实践，其最重要的特点就是发挥社区卫生服务的作用，并且取得了显著成效。从20世纪70年代开始，芬兰逐步探索了一种充分发挥基层社区卫生服务组织的预防功能、通过改变群体生活习惯、从源头上降低疾病风险的新型健康管理模式。这种新型的健康管理模式不仅可以改善人口健康状况、提高生命质量，还能够提高医疗资源的利用效率，得到了世界卫生组织的高度赞赏。欧洲各国健康管理的实践模式与服务体系也不尽相同。英国、澳大利亚、新西兰等英联邦国家主要实行国家公共健康保险与健康管理模式及服务体系，将恶性肿瘤、心血管疾病、神经系统疾病等疾病的风险监测与管理控制作为国家健康管理优先研究的领域和重点。法国则建立了全民健康保险与健康管理服务体系。德国作为世界上首创医疗保险制度的国家，其法定健康保险系统与健康管理服务模式是其特点。日本健康管理独特之处在于倡导以市、町、村自主决策、居民参与型的方式制订实施卫生保健与健康管理服务计划，通过综合预防保健服务开展生活方式改善服务，使得国民寿命名列世界第一。新加坡健康管理模式的特点是与个人储蓄保险相结合，着力于为人民提供大众化的而又非完全免费的医疗保健与健康管理制度。

2. 我国健康管理发展概况

在我国，健康管理仍属于新生事物，其发展并不完善，处于积极探索的阶段。我国健康管理起步于2000年，经过十余年的发展与实践，我国目前的健康管理模式是简单的市场模式，独立于各行业，在市场经济活动中扮演着主角，主流市场是个人客户市场。我国健康管理费用尚未纳入医保范畴，健康管理公司没有受雇于医疗保险和单位，其服务产品首先强调经济性，其次才考虑健康管理效果。

经过不断实践发展，我国的健康管理发展主要有四种形式：一是社区医疗服务中心服务的形式，集预防、保健、医疗、计划生育、健康教育、康复六位于一体，主要对常见病的诊治，定期开展健康宣教；二是专业体检中心服务的形式，以健康体检为主导，检后咨询指导、健康教育讲座、健康风险评估和专项的健康管理服务为辅助；三是医院服务的形式，即公立医院开设的体检中心或体检科，以体检为主导，检后就医服务、健康风险评估和干预管理服务为辅助；四是第三方服务的形式，即公立、民营的以自身专业特点开展以专业体检为核心的健康管理服务的机构。上述四种形式中，发展较好的是社区医疗服务中心服务形式和专业体检中心服务形式。

社区医疗服务中心服务形式下的健康管理是基于个人健康档案的个性化健康管理服务，并已逐渐发展成全生命周期的健康管理模式。所谓全生命周期健康管理，就是从婴儿出生开始的儿童保健，到少年保健、青春期保健、中年保健及老年保健，即生老病死全程系统的保健服务。社区健康管理对象是社区内居民，通常采取全科模式，服务内容包括建立社区居民健康档案、为社区居民提供常见病诊疗和健康管理等多种医疗服务。社区健康管理不同于医院医疗服务的一个重要特点就是它所服务的对象并非都是疾病患者，还包括大量健康人群。因此，社区卫生服务的重心不是"治病"，而是健康管理。开展社区健康管理是现代医学服务模式的一个重要转变，不仅可以节约资源，也能较好地满足居民对卫生保健的需求。在我国，健康管理在社区卫生服务中的地位和作用也在不断提高。

自健康管理这个新概念引入我国以来，我国以专业体检为核心的健康管理体检行业发展最快，呈现出以下特征：

一是企业数量增长迅速。我国慢性病发病率快速提升、亚健康问题日益凸显、癌症发病率与死亡率持续攀升等社会共性问题推动了我国健康管理体检行业的迅速发展。据不完全统计，2015年我国健康管理体检机构数量已经超过1万家，2015年的服务人群超过10万人次，收入超过5000万元的有100余家；年服务人群超过15万人次，年收入超过一亿元的就有20余家。一定数量的健康管理体检机构为支撑，显示了我国健康管理开始向学科建设和质量服务型转化，为健康管理的发展奠定了一定的基础。

二是市场规模不断扩张。2015年，我国健康管理体检行业的市场规模以超过25%的增速增长至940亿元，相对2010年的295亿元增长了2倍多，2011—2015这五年的行业复合增速达21%，行业增速高于整个医疗服务行业。根据国家卫计委的预计，到2020年，中国将成为仅次于美国的全球第二大医疗市场。目前中国的医疗市场规模只相当于美国的5%，如果达到美国的水平，包括健康管理的医疗相关服务将有100倍的提升空间。

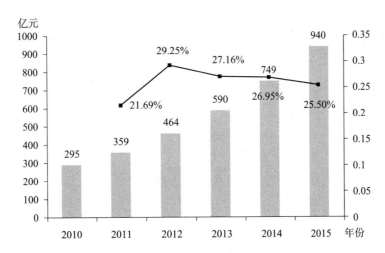

图 1-33 2010—2015 年我国健康管理体检行业市场规模及增速

资料来源：根据公开资料整理。

三是市场结构多元化。目前，国内健康体检市场主要包括公立医院体检机构、商业化体检机构、乡镇卫生院和社区卫生服务机构、妇幼保健院四类经营主体。其中，公立医院体检机构数量最多，绝大多数公立医院都设立了相对独立的体检机构，其服务对象主要是病人，体检已经成为排在治疗和药品之后的公立医院的第三大经济支柱。商业化体检机构则在"医检分离"的基础上主要为健康人群提供专业化的体检服务，其提供的体检服务的差异化程度更突出，并且与公立医院体检机构的竞争也在日趋增强。乡镇卫生院和社区卫生服务中心的体检公益性更强一些，妇幼保健院的体检偏重妇产科疾病体检。

（二）行业创新热点与趋势

一般把健康管理划分为健康信息检测、健康状况评估和健康干预三个重要环节，围绕这三个环节，科技创新的技术与方法也异常活跃。

1. 健康检测新技术新方法层出不穷

健康检测是健康管理的前提和基础，而精准、全面、专业的体检及信息采集，关系到整个健康管理的质量，对疾病的早期发现及预防至关重要。21 世纪初，全球进入大健康管理时代，"预防优先"的健康观念深入人心，健康体检模式呈现由全面检查走向专项疾病（脑卒中、心血管、肿瘤）、由疾病筛查走向预防疾病（功能医学、中医体质辨识）、由现状检查走向预测未来（基因检测、预防性治疗）的发展趋势，健康检测由此成为一个前沿且发展空间广阔的新兴领域，越来越多的新技术、新方法、新产品应用到健康体检中来，极大地增强了健康信息的准确性、全面性，增进了检测的便利性，成为健康管理最活跃的创新领域，其中生物标志物检测技术、基因检测技术发展最为引人注目。

生物标志物（Biomarker）是近年来随着免疫学、分子生物学和基因组学技术的发展而提出的一类与细胞生长、增殖、疾病发生等有关的标志物，也是生物医疗、健康管理最基本也是最活跃的一个领域，寻找和发现有价值的生物标记物已经成为目前国际国内研究的一个重要热点。据 *Nature Reviews Cancer* 发表的综述认为，以肺癌为例四种最有前景的生物标志物为：肿瘤免疫和微环境生物标志物、遗传变异生物标志物、上皮间质转化相关的生物标志物和治疗抗性易感性生物标志物。生物标志物研究呈现如下发展趋势，一是生物标志物研究呈多元化格局发展，新技术与新方法层出不穷。二是生物芯片、下一代测序高通量技术，以及新的现代化仪器分析技术如气相色谱－质谱仪、MNR、HPLG-MS 高压液相色谱－质谱仪、聚合栈链反应技术、单细胞凝胶电脉技术、荧光原位杂交技术等新技术新方法的应用，极大地助推了生物标志物组合化发展。三是生物标志物的研究朝着规范化、标准化方向发展。四是计算机应用促进生物标志物挖掘。

基因检测非常方便，可通过任何有核细胞开展。基因检测对象包括外周血白细胞，口腔黏膜细胞，活检标本，石腊包埋的组织块，沉淀细胞（唾液、痰液、尿液），羊水细胞，绒毛细胞，进入母体循环的胎儿细胞等，只要被检测基因已在染色体上定位，被检测基因结构明确，被检测基因为已知的突变类型，被检测基因有紧密连锁的 DNA 多态标记，即可开展基因检测。综观国际国内，基因检测整个行业发展呈现以下特点，一是仪器技术壁垒最高且形成寡头垄断格局，但是国内的华大基因、达安基因、贝瑞和康和仪器供应商合作，已经在仪器和试剂层面均获得注册证。二是中国成为全球"测序工厂"，中国提供一代测序服务的企业多达百家以上，涉及基因检测的上市公司有十几家，全世界规模最大的基因组研究中心有多个在中国。三是随基因测序所生成的原始数据不断积累，生物信息分析涉及的数据存储、解读及共享是整个基因测序行业目前面临的最大难题，主要原因在于数据量的庞大和数据的复杂性。四是基因检测的瓶颈不在于技术而在于政策对创新产品的鼓励，规范后的基因检测未来市场空间巨大。

2. 健康评估因引入大数据更加准确

健康评估是健康管理服务中的重要环节。众多慢性病的患病趋势通过"健康与疾病评估"就能在病变前确定。传统的健康评估主要通过问卷式评估等方式进行，而随着信息化的发展，大数据为健康评估提供了海量信息，使评估的结果更加精准。

在问卷式评估方面，由于健康评估主要以量表和系统为载体，其测量问卷种类繁多，按照内容侧重不同，主要有普通生命质量量表和专用生命质量量表两大类。在国外方面主要有欧洲五维度健康量表（EQ-5D）和美国波士顿新英格兰医学中心健康研究所的标准版 SF-36 健康调查量表两大健康评定工具。目前在国内方面，国内学者也在健康测评方面做了相关研究，建立了适合于中国文化背景的的自测健康评定量表、SF-36 健康调查量表等。

在我国，健康评估与中医"治未病"理念非常吻合，进而发展了独特的中医健康评估方法。中医体质学说是以中医理论为主导，研究人类各种体质特征，体质类型的生理、病理特点，并以此分析疾病的反应状态、病变的性质及发展趋势，从而指导疾病预防和治疗的一门学说。目前国内学者通过以中医经典理论为依据，按照体质类型建立了体质分法，由平和质、气虚质、阳虚质、阴虚质、痰湿质、湿热质、瘀血质、气郁质、特禀质 9 个亚量表、60 个条目组成，以自填为主的标准化量表。除此之外，近年来，在中医领域还创立发展了中医亚健康证候测试量表、中医健康量表、中医健康状况量表等多种类型的健康评估表，在不同层面极大地丰富完善了中医对人体健康状态信息收集及评估，为中医健康管理系统构建工作打下了坚实的基础。

近年来，随着健康医疗信息化发展，特别是在电子档案全面推进的基础上，通过建立个人体检电子档案，逐步实现所有体检资料大汇总，并统一体检诊断标准，所有检查项目均及时录入电脑。在体检资料汇总后，由资深的全科专家对每名体检者的结果进行横向分析、评估、总结，针对体检结果，从而出具相对精准的健康风险评估报告，成为健康干预的重要依据。

3. 健康干预形式丰富多彩且不断创新

健康管理的检测、评估都是为了发现健康问题，而解决健康问题才是健康管理的最终目的。多个国家的健康管理实践发现，健康管理不仅是一个概念，也是一种方法，更是一套完善、周密的服务程序，其目的在于使病人以及健康人群更好地恢复健康、维护健康、促进健康，并节约经费开支，有效降低医疗支出，其中，健康干预承担了最重要的任务。经过数十年的发展，健康干预已经形成了一套丰富的、完善的理论与方法体系，主要包括营养干预、运动干预、心理及神经干预等方法与内容。

近年来，大量循证医学证据表明，营养干预在慢性疾病防治过程中，已体现出明显效果。控制好膳食，采用恰当的保健食品，对疾病不仅仅只是以往认为的单纯支持作用，而是有干预甚至治疗作用。营养干预方法因针对不同的亚健康状态、疾病以及不同的对象及人群，给予的不同的营养干预甚至营养治疗方案。一般认为，营养干预有五项核心内容：一是要学会控制总热量，二是合理用糖，三是合理选择脂肪类型，四是控制钠盐摄入，五是核心指标与治疗方案的结合，核心的指标最后全都要落到患者的个体化方案上，要与患者的生活方式相结合。

运动干预是指通过促进身体活动并结合控制其他危险因素（如吸烟、酗酒、饮食失衡等），能有效地降低个体和人群慢性病的发生、发展和病死率。很多国家现行的临床医生工作指南中，已将身体活动指导作为治疗2型糖尿病、代谢综合征和肥胖症的必要措施；同时身体活动也作为抑郁症、骨关节系统疾病、肿瘤等治疗或康复的重要手段。在"互联网＋"的大背景下，通过运用计算机软硬件技术以及信息技术，结合科学健身指导、运动处方等理论，发挥体育锻炼在疾病防治以及健康促进，正发挥积极作用。如利用运动能力检测仪器、智能化运动处方推理机、智能化健身器械等软硬件设备或系统，以及智能体感游戏设备和智能移动终端设备有机，与互联网技术高效地联合起来，通过推理的运动处方来实现健康信息、干预信息、反馈信息等各类数据的全数字化无缝的连接，提升服务的自动化、智能化程度，并以此来跟踪和评估运动处方的执行效果和进度情况，使用户可以达到运动干预个性化的治疗效果。

心理干预是指在心理学理论指导下有计划、按步骤地对一定对象的心理活动、个性特征或行为问题施加影响，使之发生朝向预期目标变化的过程。心理健康失衡，就会出现许多心理亚健康状态，包括神经衰弱、失眠、焦虑症、抑郁症甚至癔病、强迫症、恐怖症、疑病症等心理疾病。在干预方法上，长久以来，精神心理疾病治疗方法主要有药物治疗、心理疏导治疗、电疗法治疗等，还有目前相对常见的递质介入疗法、介质平衡疗法等。在产品设备开发上，宣泄人、宣泄棍棒、宣泄球等情绪宣泄设备是最早用于宣泄不良情绪的辅助设备，并且随着科技的发展，设备上还增加了3D影像、触控操作键盘和红外感应开关等技术，不仅能清晰显示击打力度，还能实现人机互动。

第二章　深圳健康产业发展情况

深圳是全国首个将生命健康产业列为未来产业予以重点扶持发展的城市。自2013年深圳发布了《深圳生命健康产业发展规划（2013—2020年)》以来，深圳市各部委积极出台了一系列扶持深圳健康产业发展的政策，在专项资金扶持、重大项目支持、人才引进、企业税赋减免等多方面均加大扶持力度，为深圳健康产业提供了良好的发展环境，并取得了良好的发展成果。

第一节　深圳健康产业发展现状

目前，深圳生命健康产业发展已积累了较好的产业基础，位居全国前列。2015年，深圳市生命健康产业规模已经超过2000亿元，相关企业达8万余家，深圳在信息、新能源、文化、生物等领域沉淀的产业基础也成为深圳健康产业创新发展的有力支撑。

一、深圳健康产业发展总体情况

（一）健康产业整体情况

1. 健康产业规模

得益于深圳市政府对健康产业政策的大力支持，深圳生命健康产业发展整体向好，2015年产值规模达到2376.15亿元，同比增长7.93%。根据深圳市统计局监测，2015年深圳生命健康产业规模以上企业实现营业收入达到1986.16亿元，同比增长13.07%，利润总额达到883.22亿元，同比增长3.61%。其中原材料种养殖业产值规模为49.42亿元，营业收入30.97亿元，利润总额4.65亿元，分别占比2.08%、1.56%、0.53%；健康制造业产值规模 1587.98 亿元，营业收入 1356.35 亿元，利润总额 535.23 亿元，分别占比 66.83%、68.29%、60.60%；健康服务业产值规模为 738.51 亿元，营业收入 598.62 亿元，利润总额 343.21 亿元，分别占比 31.08%、30.14%、38.86%。

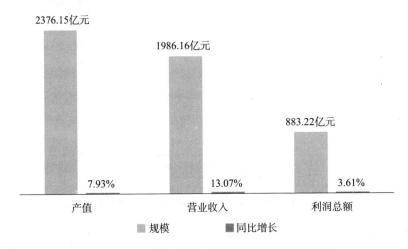

图 2-1 2015 年深圳生命健康产业规模情况分析

资料来源：根据公开资料整理。

2. 健康产业结构特征

按照深圳市统计局建立的健康产业统计标准制度，深圳健康产业分为原材料种养殖业、健康制造业和健康服务业三个类别。调查数据结果显示，截至 2015 年底，深圳市共有健康产业类企业 89463 家，较 2014 年的 56683 家增加了 32780 家，较 2013 年的 39914 家增加 49549 家。其中，原材料种养殖业企业 549 家，占健康产业行业企业总数的 0.62%；健康制造业企业 6283 家，占健康产业行业企业总数的 7.02%；健康服务业企业 82631 家，占健康产业行业企业总数的 92.36%。健康服务型企业以绝对优势成为健康产业行业的主力军，是健康产业发展的重要部分。

从健康制造业分类来看，2015 年从事健康食品制造的企业有 803 家，占健康产业行业企业总数的 0.09%，较 2014 年的 747 家增加 56 家，较 2013 年的 547 家增加 256 家；从事药品制造的企业有 2124 家，占健康产业行业企业总数的 2.37%，较 2014 年的 1887 家增加 237 家，较 2013 年的

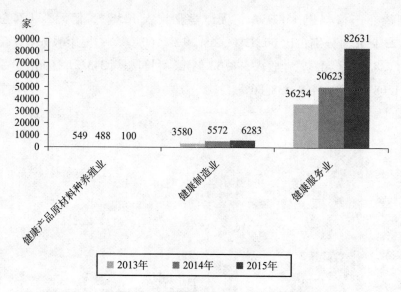

图 2 - 2　2013—2015 年深圳市健康产业企业数量分布对比

1435 家增加 689 家；从事健康用品制造的企业有 3356 家，占健康产业行业企业总数的 3.75%，较 2014 年的 2938 家增加 418 家，较 2013 年的 1598家增加 1758 家。总体而言，2015 年从事健康制造业的企业总数呈上升趋势，以健康用品产业企业数量增加为突出。

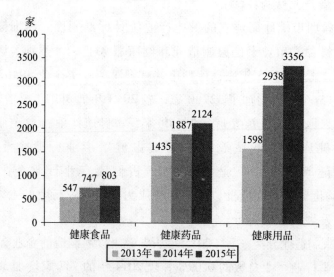

图 2 - 3　2013—2015 年深圳市健康产业制造业企业数量分布对比

从健康服务业分类来看，2015 年从事医疗卫生服务的企业有 2946 家，占健康产业行业企业总数的 3.29%，较 2014 年的 2784 家增加 162 家，较 2013 年的 2228 家增加 718 家；从事健康管理与促进服务的企业有 28058 家，占健康产业行业企业总数的 31.36%，较 2014 年的 20265 家增加 7793 家，较 2013 年的 14937 家增加 13121 家；从事健康保险与保障服务的企业有 482 家，占健康产业行业企业总数的 0.54%，较 2014 年的 193 家增加 289 家，较 2013 年的 152 家增加 330 家；从事其他与健康相关服务的企业有 51145 家，占健康产业行业企业总数的 57.17%，较 2014 年的 27381 家增加 23764 家，较 2013 年的 18917 家增加 32228 家。整体而言，2015 年从事健康服务产业的企业总数与往年相比均有所增加，其中，以流通环节企业为主体的其他与健康相关服务类企业数量增长幅度高达 50%。

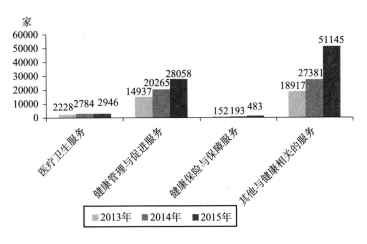

图 2-4 2013—2015 年深圳市健康产业服务业企业结构分布

根据《深圳市生命健康产业发展规划（2013—2020 年）》所列具的六大重点发展领域标准，我们对深圳市生命健康产业企业进行了分类调查分析。数据显示：2015 年符合深圳市生命健康产业分类标准的企业共有 22355 家，较 2014 年的 20215 家增加 2140 家。其中，生命信息领域的企业 187 家，占生命健康产业的企业比例为 0.84%，较 2014 年的 163 家增加 24 家；高端医疗领域的企业 57 家，占生命健康产业的企业比例为 0.25%，较 2014 年的 50 家增加 7 家；健康管理领域的企业

1816家，占生命健康产业的企业比例为8.12%，较2014年的1678家增加138家；照护康复领域的企业881家，占生命健康产业的企业比例为3.94%，较2014年的683家增加198家；养生保健领域的企业17603家，占生命健康产业的企业比例为78.74%，较2014年的16224家增加1379家；健身休闲领域的企业1811家，占生命健康产业的企业比例为8.10%，较2014年的1417家增加394家。数据显示，养生保健类企业是生命健康产业中数量最多的部分。

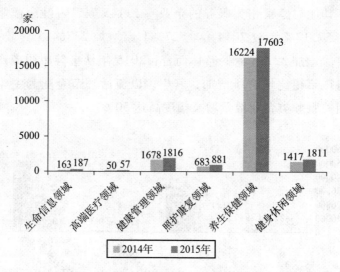

图2-5　2014—2015年深圳市生命健康产业六大重点领域企业结构分布

3. 产业主体类型及成立时间

健康产业作为新兴的、高利润行业，连接了第一、第二、第三产业，涵盖医疗、运动、药食材、服务等领域，吸引了大量的民营或私人企业、外商投资企业、个体工商户，发展迅速。调查数据显示，2015年深圳市健康产业企业的主体类型产业以民营/私营企业、外商投资企业、个体工商户三类为主，国有/集体企业和股份制企业所占比例很低。其中民营/私营企业占企业总数的39.04%；外商投资企业占企业总数的25.56%；个体工商户占企业总数的34.34%；股份制企业占企业总数的0.91%；国有/集体企业占企业总数的0.10%；其他类型企业占企业总数的0.06%。

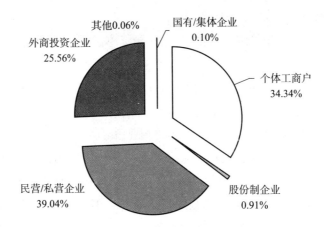

图 2 - 6　2015 年深圳市健康产业主体类型企业分布

随着经济和社会的不断发展，人民的生活质量不断提高，健康意识不断增强，健康产业的需求也不断增加，促使近 3 年进军健康产业的企业不断增多。截至 2015 年 12 月 31 日，成立时间不满 1 年的健康产业企业占企业总数的 31.73%；成立时间 1 ~ 3 年的健康产业企业占企业总数的 40.44%；成立时间 3 ~ 5 年的健康产业企业占企业总数的 8.70%；成立时间 5 ~ 10 年的健康产业企业占企业总数的 9.90%；成立时间 10 年以上的健康产业企业占企业总数的 9.23%。分析显示，截至 2015 年底，成立时间 3 年内的健康产业企业占比高达 70%。

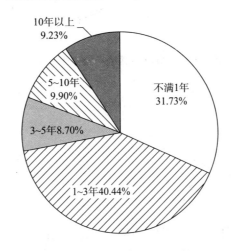

图 2 - 7　2015 年深圳市健康产业企业成立时间分布

4. 企业注册资本及注册地

从 2015 年深圳市健康产业的企业注册资本上看，注册资本 10 万元以下和 100 万~500 万元的企业成为市场主体，说明企业规模相对偏弱，市场前景依然可观。截至 2015 年 12 月 31 日，注册资本 10 万元以下的企业占企业总数的 45.11%；注册资本 10 万~100 万元的企业占企业总数的 38.09%；注册资本 100 万~500 万元的企业占企业总数的 9.94%；注册资本 500 万~1000 万元的企业占企业总数的 3.84%；注册资本 1000 万元以上的企业占企业总数的 3.03%。其中，注册资本 1000 万元以上的企业中，注册资本 1000 万~3000 万元的企业占企业总数的 1.51%；注册资本 3000 万~8000 万元的企业占企业总数的 0.81%；注册资本 8000 万元以上的企业占企业总数的 0.72%。

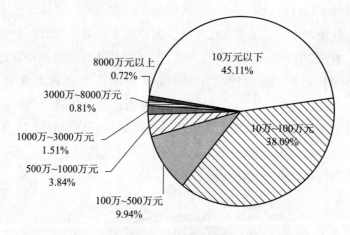

图 2-8　2015 年深圳市健康产业企业注册资本分布

从企业的注册地来看，深圳市 6 个行政区具有良好的发展基础，其健康产业的发展速度远远高于 4 个功能新区。调查显示，2015 年深圳市健康产业中，注册地在宝安区的健康产业企业占企业总数的 21.86%，注册地在龙岗区的健康产业企业占企业总数的 18.87%，注册地在南山区的健康产业企业占企业总数的 15.73%，注册地在福田区的健康产业企业占企业总数的 16.03%，注册地在罗湖区的健康产业企业占企业总数的 11.11%，注册地在盐田区的健康产业企业占企业总数的 1.17%，注册地在龙华新区的健康产业企业占企业总数的 10.85%，注册地在光明新区的健康产业企业占企业总数的 2.32%，注册地在坪山新区的健康产业企业占企业总数的 1.69%，注册地在大鹏新区的健康产业企业占企业总数的 0.37%。

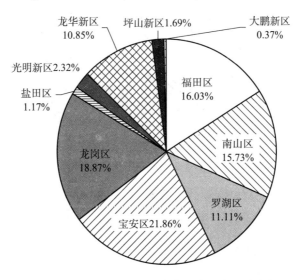

图 2-9 2015 年深圳市健康产业企业注册地分布

（二）企业运营情况

在企业经营方面，2015 年深圳健康产业企业主要以国内市场为主，超过六成企业的销售区域为国内市场。近两年企业项目投资较为活跃，超半数企业有新的项目投资活动，从项目的主要投资方向来看，主要为新产品的开发和新服务的增加。同时，经调查分析发现，为提高企业经营业绩，大多数企业主要是通过技术与服务创新，其次为营销渠道的拓展。另外，对目前企业经营所存在的困难，大多数企业都认为是市场竞争加剧，以及人才成本逐渐加大的压力。

1. 企业销售市场

调查显示，深圳市健康产业企业销售区域，有 62.05% 的企业主要销售区域为国内市场，4.82% 的企业主要销售区域为国外市场，33.13% 的企业主要销售区域为国内外混合市场。总的来说，深圳健康产业企业的市场主要还集中在国内，而国际市场开拓的力度还不够。目前全球健康产业在迅速发展，深圳作为改革开放的前沿之地，深圳健康产业可以积极参与全球化竞争，大胆走出去。

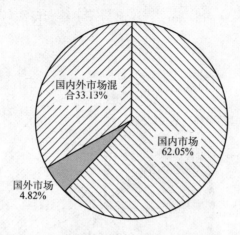

图2-10　2015年深圳市健康产业企业销售区域分布

2. 企业项目投资

从2015年深圳健康产业企业新项目投资情况来看，77.10%的企业有新项目投资计划，而22.90%的企业没有新项目投资计划。企业针对新项目的投资大多数是为增加新服务和新产品。其中59.72%的企业新项目为新服务和新产品的增加，41.67%的企业新项目为同行业收购计划，40.28%的企业新项目为技术改造和创新，18.05%的企业新项目为更新设备。将上述数据与2014年比较中得出，行业正进行资源整合，2015年健康企业横向收购计划的项目会比较密集，这一点与国内整个行业的并购较为相似。从健康产业发展的阶段来看，目前健康产业正处于井喷发展的风口期，未来并购动作将会更加频繁。

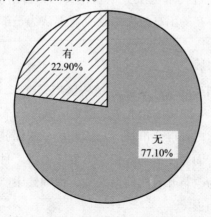

图2-11　2015年深圳市健康产业企业新项目投资计划

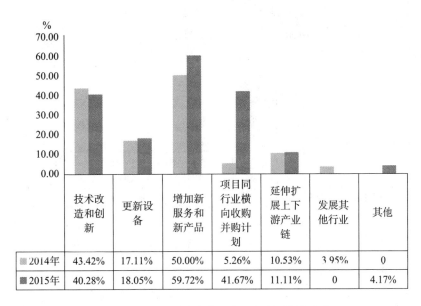

	技术改造和创新	更新设备	增加新服务和新产品	项目同行业横向收购并购计划	延伸扩展上下游产业链	发展其他行业	其他
2014年	43.42%	17.11%	50.00%	5.26%	10.53%	3.95%	0
2015年	40.28%	18.05%	59.72%	41.67%	11.11%	0	4.17%

图 2－12　深圳市健康产业企业新项目投资方向

3. 企业提供服务的种类和对象

健康产业涉及医药产品、医疗器械、医疗服务、保健服务、保健用品、营养食品、中医养生、健康照护、休闲健身、健康管理、健康保险等众多领域，因此行业提供的产品服务也是多样化的，特别最近两年互联网技术与健康产业的融合，更是衍生出了更多新产品。从近三年深圳市健康产业企业提供新服务的数量来看，超过半数的企业提供的服务数量集中在 1～5 种。其中提供 1～5 种新服务的企业占68.13%；提供 6～15 种新服务的企业占 25%；提供 16～30 种新服务的企业占 3.13%；提供 31～50 种新服务的企业占 0.63%；提供 51 种以上新服务的企业占 3.13%。与 2013 年、2014 年相比，在 2015 年提供新服务的比例变化较为明显，多元化发展成为目前深圳健康产业企业发展的一个方向。

慢性病人口数量的增多、亚健康人口数量的上升，是驱动健康产业发展的重要需求动力。目前在深圳健康产业企业中，产品所服务的人群主要集中在亚健康人群。据调研数据显示，在 2015 年深圳健康产业企业中，有53.05% 的企业产品服务的人群为亚健康人群；41.46% 的企业产品服务人群为疾病人群；有 39.63% 的企业产品服务为健康人群。

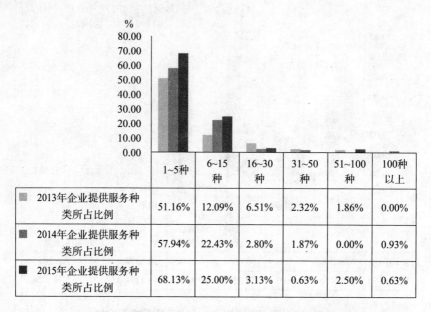

图2-13 深圳市健康产业企业近三年提供新服务的数量情况

	1~5种	6~15种	16~30种	31~50种	51~100种	100种以上
■ 2013年企业提供服务种类所占比例	51.16%	12.09%	6.51%	2.32%	1.86%	0.00%
■ 2014年企业提供服务种类所占比例	57.94%	22.43%	2.80%	1.87%	0.00%	0.93%
■ 2015年企业提供服务种类所占比例	68.13%	25.00%	3.13%	0.63%	2.50%	0.63%

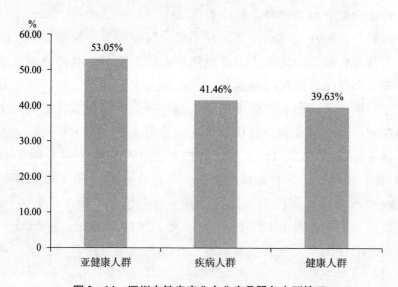

图2-14 深圳市健康产业企业产品服务人群情况

4. 企业业绩提升方式

技术与服务创新是培育与强化企业核心竞争力的根本途径，2015年健康产业企业提升经营业绩的方式主要为技术与服务创新。根据调研数据显示：70.83%的企业选择了服务创新、技术创新来提升企业业绩；65.48%的企业选择了营销渠道、服务优势；41.07%的企业选择了品牌优势；27.98%的企业选择了降低生产/服务成本和价格优势；10.71%的企业选择了公关优势。与2014年同期相比，虽然在各种优势的选择上有一定差异，但总体上看，企业依然更看重服务技术、营销渠道、品牌质量等优势。

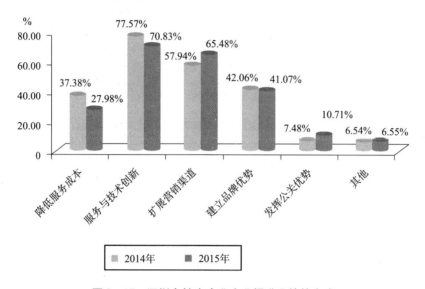

图2-15 深圳市健康产业企业提升业绩的方式

5. 企业解决经营问题方式

2015年，在大环境经济放缓的情况下，企业在面对经营问题时，把加大技术与服务模式创新作为解决问题的首要选择。根据调研数据显示，其中73.30%的企业选择了加大技术与服务模式创新来解决经营问题；64.80%的企业选择了提优化服务或产品结构；47.20%的企业选择了加强品牌推广建设；37.50%的企业选择了加强市场推广活动；37.60%的企业选择了加强内部控制；23.60%的企业选择了增加营销人员，3.00%的企业选择了增加广告投入。

具体到企业市场推广与营销模式，从2015年的调研数据显示，其中向消费者提供个性化服务的企业占比46.63%；现场演示、咨询及提供亲自体验模式的企业占比42.94%；开展电话回访、上门义诊、健康跟踪、组织联谊等增值服务的企业占比32.52%；集中投放电视、网络等媒体的广告模式的企业占比34.97%；其他营销模式占比41.10%。

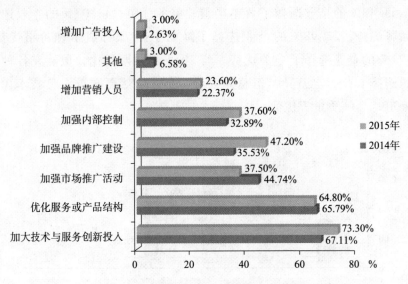

图2-16 深圳市健康产业企业解决经营问题的方式

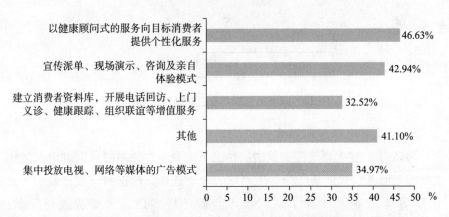

图2-17 深圳市健康产业企业的主要市场营销模式

（三）企业的人力资源情况

从企业的人力资源及管理情况分析，在人员规模方面，深圳市健康产业有6成企业的人员规模在10～100人之间；在人才需求方面，高级技术研发人员、市场销售管理人员以及高端市场策划人员是健康产业企业目前较为紧缺的职位。整体发展环境、人才培养和就业环境也影响着当前职位的紧缺需求。当前大部分深圳健康产业的企业对高级管理人员的任职资格没有统一标准；然而对入职培训、岗位培训和业务知识培训却较为重视。

1. 企业员工数量

从深圳市健康产业企业员工规模分布来看，逾 7 成健康产业企业员工人数在 100 人以下，以小规模为主。其中，11.25% 的企业员工规模为 10 人以下，61.25% 的企业员工总数为 10～100 人，20.00% 的企业员工总数为 100～500 人，仅 7.50% 的企业员工总数为 500 人以上。总的来看，深圳健康产业企业大部分以中小企业为主，因此做强做大优势企业，对发展深圳健康产业的意义重大。

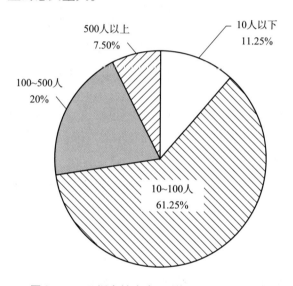

图 2 - 18 深圳市健康产业企业员工总数分布

2. 企业人才需求

从深圳市健康产业企业对人才的需求情况看，65.33% 的企业表示很需要高级技术人才，32.67% 的企业表示很需要中级技术人员，28.67% 的企业表示很需要高级管理人员。同时，66.67% 的企业认为高级技术人员很难招聘。可见，随着健康产业的发展，企业对高层人才的需求极为强烈，而市场上的人才资源并不能补充产业发展所需的高端人才的缺口，深圳健康产业发展过程中正面临人才供需结构失衡问题。

随着健康产业的迅速发展，与产业发展的人才需求缺口也越来越大。从 2015 年调研数据来看，目前高端市场策划人员、高级技术研发人员及市场销售管理人员是深圳健康产业企业目前较为紧缺的岗位。根据 2015 年调

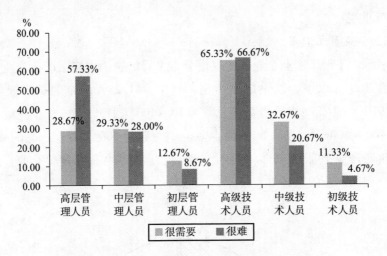

图2-19 深圳市健康产业企业人才需求情况

研的数据来看企业紧缺职位分布情况，63.52%的企业目前紧缺高端市场策划人员，61.01%的企业目前紧缺高级技术研发人员，43.40%的企业目前紧缺市场销售管理人员。

对于目前健康产业企业发展过程中职位紧缺的原因，61.54%的企业认为是行业整体发展环境不好，53.85%的企业认为是国家对该类人才缺乏培养，44.23%的企业认为是深圳市缺乏该类人员良好的就业环境。总体来看有60%以上的企业认为行业整体发展环境不好，从原因分析来看，主要还是由于2015年的国内宏观经济的放缓对行业的影响。

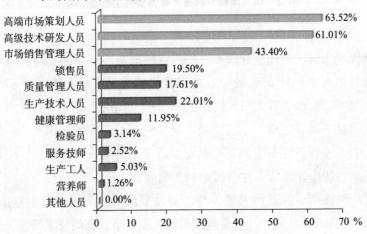

图2-20 深圳市健康产业企业紧缺职位分布情况

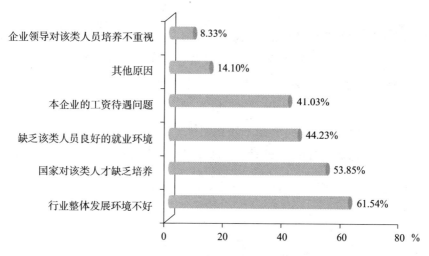

图 2 - 21 深圳市健康产业企业职位紧缺的原因

3. 企业高管任职资格

从企业高级管理人员任职资格来看，63.52%的企业高管任职资格为医学或中医药专业，40.25%的企业高管任职资格为中医养生相关专业，20.75%的企业高管任职资格为健康管理师，16.35%的企业高管任职资格为营养师。当前深圳市整体健康产业企业对管理人员的任职资格还没有统一标准，这对健康产业的良性发展存在一定的影响。

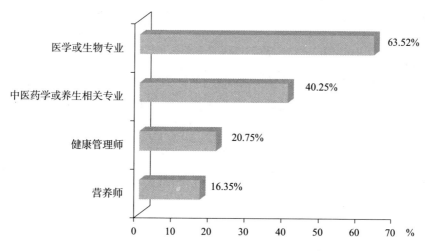

图 2 - 22 深圳市健康产业企业高管任职资格

4. 企业员工培训

企业重视培训不仅是企业发展的需要，也是人才自身发展的需要。入职培训、岗位培训和业务知识培训是企业对员工培训的重点。据调研数据来看，2015 年深圳市健康产业企业的员工培训中，90.00% 的企业员工参加了入职培训，90.00% 的企业员工参加了岗位培训，80.00% 的企业员工参加了业务知识培训。由于健康产业的专业性相对较强，可见企业在对员工进行入职培训、岗位培训和业务知识培训方面很重视。

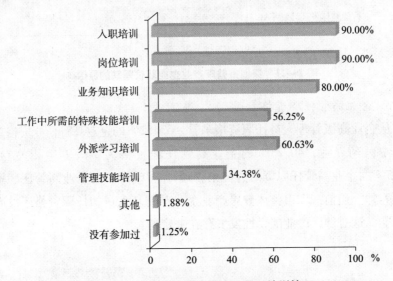

图 2 - 23　深圳市健康产业企业员工培训情况

从每年企业对员工培训的时间长短来看，据 2015 年调研的数据显示，其中 7 ~ 15 天的培训时间的情况比较多，占比 25.00%；7 天或以下的培训时间占比 24.32%；15 天到一个月的培训时间占比 18.92%；一个月或以上的培训时间占比 4.73%。从调研结果来看，目前员工的培训时间主要在 15 天之内，因为健康产业涉及的领域比较广，在某些细分行业，要求的专业性也比较强。因此企业适当提高对员工的培训时间，大有必要，这不仅人力资本积累的需要，也是企业长远发展的需要。

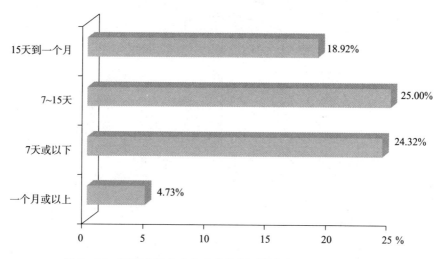

图 2-24　深圳市健康产业企业每年对服务人员的总培训时间

（四）企业技术创新情况

创新是企业发展的动力，是企业在市场竞争中保持增长的重要因素。在企业创新方面，深圳健康产业企业的科技创新能力较为突出，科研活动显得比较活跃。其中参与的主体中，除了企业自身完成科研创新，部分企业也积极与国家的产学研机构合作，充分发挥企业、科研院所和政府在技术创新过程中的协同作用。从目前企业在进行技术创新面临的问题来看，资金、合作伙伴和人才等是最主要问题。在行业标准制定方面，规范的企业标准，可以为企业营造良好的发展环境。但是深圳健康产业企业的标准化程度比较低，国家标准与行业标准匮乏，多数的企业是采用自己制定的标准，这些情况会对行业的公信力，企业的品牌形象产生不好影响。

1. 企业科研活动

在对企业开展的科研活动的调研中，主要包括企业承担各级政府立项的、外单位委托的或自立的科研项目。从 2015 年调研的数据来看，深圳市健康产业企业开展科研活动十分积极，66.23%的企业表示开展过科研活动，33.77%的企业未曾开展过科研活动。

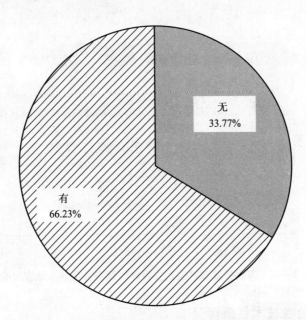

无
33.77%

有
66.23%

图 2 – 25　深圳市健康产业企业开展科研活动情况

2. 企业科研产业化数量

当今科技发展对社会的推动作用越来越大，而在发展科技时，科研成果产业化，则显得非常重要。在对企业科技成果产业化项目的情况调查中，2015 年调研的数据显示，实现 1 ~ 3 项科研产业化成果的企业有26. 24％；实现4 ~6 项科研产业化成果的企业有24. 11％；实现7 ~ 10 项科研产业化成果的企业有 3. 55％；实现 10 项以上科研产业化成果的企业有6. 38％。从以上数据显示，看出产业实现科研成果产业化比较低，这种情况也与当下制约科研成果应用的原因类同，一是应用与转化的投入不足；二是缺乏专门机构和队伍，难以形成推广网络；三是尚未建立医学科技成果推广应用与转化的市场机制。

3. 企业技术创新

在深圳市健康产业企业技术研发创新主要方式的调查中，80. 92％的企业是自身研究并开发，28. 32％的企业是与国家的产学研项目合作研发，15. 61％的企业是在购买国外技术的基础上，然后本企业进行开发。从数据可知，深圳市健康产业企业的研发大多数是依靠自身的力量自主研发，这也已成为深圳市健康产业企业的创新主体。

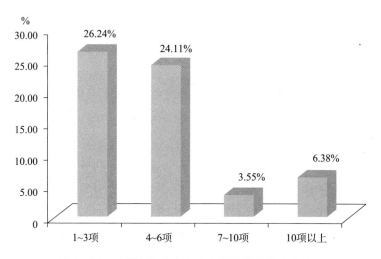

图2-26 深圳市健康产业企业科技成果产业化情况

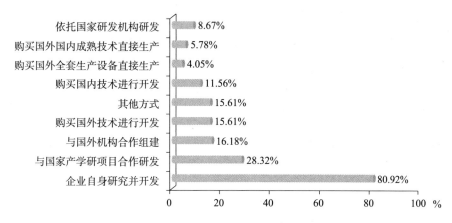

图2-27 深圳市健康产业企业技术研发的创新方式

4. 企业科技创新面临的问题

缺乏经费是大多数企业在技术创新过程中面临的主要问题。经对深圳市健康产业企业技术创新过程中所面临的问题进行调查,调研数据结果显示,其中有89.53%企业面临缺乏经费;另外,有37.21%的企业觉得是缺乏政策扶持与引导;有35.47%的企业觉得是缺少专业技术人才来开发技术;29.07%的企业是缺乏战略合作伙伴;20.35%的企业是缺乏技术标准、难以通过国家认证。

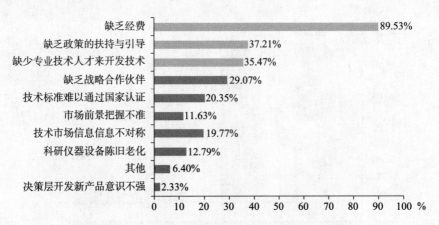

图 2 - 28　深圳市健康产业企业科技创新面临的问题

（五）政府对企业的扶持

1. 企业享受政府扶持的情况

深圳健康产业企业中，企业享受过的政府优惠扶持政策主要为财政资金直接扶持、税收减免和融资支持。据 2015 年调研数据显示，其中41.61% 的企业享受过财政资金直接扶持政策，32.21% 的企业享受过税收减免政策，16.78% 的企业享受过融资支持。

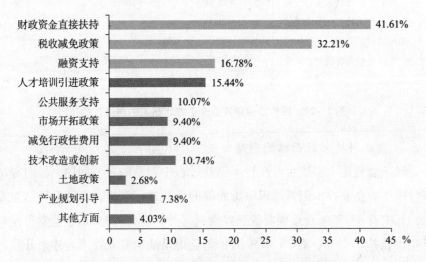

图 2 - 29　深圳市健康产业企业享受优惠政策的情况

据 2015 年调研结果显示，企业没有享受政府优惠扶持政策的主要原因为申报成功率低、不了解政策信息及不在政策扶持范围之内。其中55.71%的企业是因为手续烦琐、申报成功率低,39.29%的企业是因为不了解政策信息,38.57%的企业是因为所属不在政策扶持范围内。

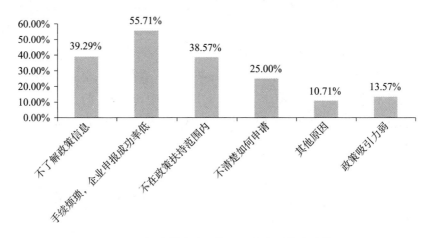

图2-30 深圳市健康产业企业没有享受优惠政策原因

2. 企业希望得到的政府支持

获得财政资金直接支持依然是企业最希望政府所提供的支持。据调研的数据结果显示,在健康产业企业希望政府提供支持哪些方面的调查中,其中53.21%的企业希望享受财政资金直接扶持政策,41.67%的企业希望税收减免政策政策,28.85%的企业希望享受融资支持或人才培训与引进政策。

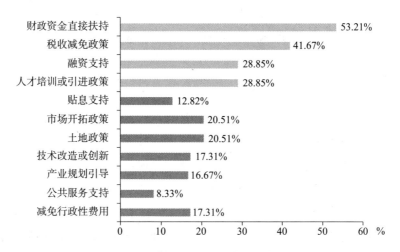

图2-31 深圳市健康产业企业希望政府提供的支持

（六）行业协会对企业的支持

行业协会是政府与企业之间沟通的桥梁和纽带，企业也期望通过行业协会来进一步加强与政府之间的沟通协调，促进自身发展，推动健康产业的发展。

1. 企业希望行业协会开展的服务

据 2015 年调研数据结果显示，企业主要希望获得行业协会在融资引导、人才引进和技术研发三个方面的支持。其中 55.48% 的企业希望获得融资引导；52.90% 的企业希望获得人才引进，36.13% 的企业希望获得技术研发支持。

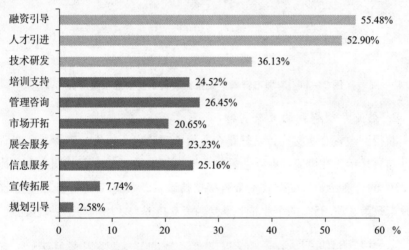

图 2-32　深圳市健康产业企业希望行业协会提供的支持

2. 政策与人才方面的服务

行业协会在政策与人才服务方面，据 2015 年调研结果显示，64.94% 的企业希望行业协会提供新政策、法律法规解读培训，58.44% 的企业希望行业协会在新政策法律法规进行调整时及时通知企业，50.00% 的企业希望行业协会能够定期组织企业举办行业政策法律研讨会。

而在人才服务方面，企业希望行业协会提供人才学习、技能培训、供求信息、招工途径等服务。据 2015 年调研数据结果显示，64.05% 的企业希望行业协会能够提供专业技术服务人才的技能培训工作；61.44% 的企业希望行业协会能够建立高层次人才信息库；49.67% 的企业希望行业协会能

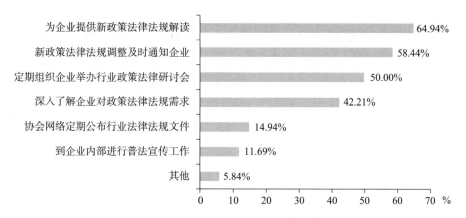

图2-33 深圳市健康产业企业希望行业协会在政策方面提供的服务

够建立人才供需信息发布平台。

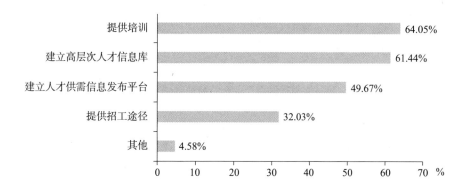

图2-34 深圳市健康产业企业希望行业协会在人才方面提供的服务

二、深圳健康产业发展评价

随着人们健康意识的不断提高，以及人们生活水平的提高，这为深圳整个健康产业提供了巨大的发展空间。良好的市场发展潜力吸引了大量企业进入该产业，市场竞争加剧。然而面对即将到来的竞争，深圳市健康产业企业既感受到压力，又充满信心，期望与政府、行业协会携手，共同推进深圳市健康产业的发展。

（一）企业面临的市场竞争

随着健康产业的发展，健康产业企业所面临的市场竞争压力也越来越大。企业家们逐渐意识到提高企业的核心竞争力是企业生存和发展的关键。

1. 企业面临竞争压力的程度

随着健康产业的发展，产业内的企业已经明显感受来自业内和外部的竞争压力。据2015年调研数据结果显示，其中35.37%的企业感到有明显压力，33.54%的企业感觉一般，20.12%的企业感觉压力非常明显，10.98%的企业感觉压力不明显。

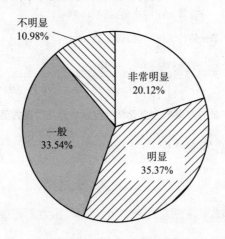

图2-35 深圳市健康产业企业所面临的市场竞争力

2. 市场竞争力来源

深圳健康产业企业面临竞争压力主要来源于其他企业强大的品牌优势、雄厚的资本、先进的营销理念、管理方法以及营销渠道。据2015年调研数据结果显示，其中有57.72%的企业认为竞争压力的主要来源是其他企业强大的品牌优势，50.34%的企业认为竞争压力的主要来源是其他企业雄厚的资本，41.61%的企业认为竞争压力的主要来源是其他企业先进的营销理念和方法，31.54%的企业认为竞争压力的主要来源是高效的企业运作管理。

3. 影响市场竞争力的因素

深圳市健康产业企业普遍认为人才缺乏、生产成本是影响企业市场竞争力的主要因素。据2015年调研数据显示，在健康产业企业市场竞争力影响因素的调查中，有60.37%的企业选择了人才缺乏，42.07%的企业认为市场竞争力的主要因素是生产成本增加，31.71%的企业则认为是市场开拓能力不足。

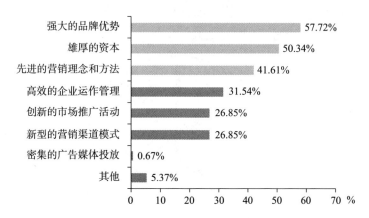

图 2-36 深圳市健康产业企业市场竞争力的来源

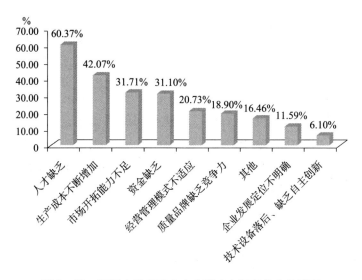

图 2-37 深圳市健康产业企业影响市场竞争力的因素

（二）健康产业发展预测

1. 企业对未来三年销售额的预计

目前健康产业正处于市场与政策的双驱动发展阶段，整个深圳健康产业企业对未来发展持乐观态度较多。据 2015 年调研数据显示，在企业预计未来三年销售额增长情况的调查中，有 60.74% 的企业预计销售额增长速度将加快；36.81% 的企业预计销售额增长速度变慢；1.84% 的企业预计销售额增长速度不变；0.61% 的企业预计销售额增长会出现负增长。

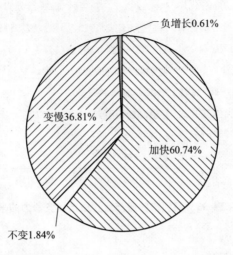

图 2-38　深圳市健康产业企业预计未来三年销售额变动情况

2. 企业对未来三年利润额的预计

在预计企业未来三年利润额增长情况的调查中，超过半数的企业认为未来三年利润会加速增长，而预计出现利润负增长的企业占比很小。据2015 年调研数据显示，其中 53.99% 的企业预计利润增长速度加快，39.26% 的企业预计利润增长速度变慢，4.29% 的企业预计增长速度不变，2.46% 的企业预计利润出现负增长。

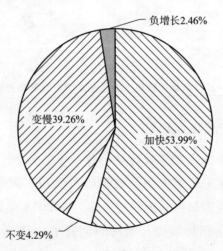

图 2-39　深圳市健康产业企业预计未来三年利润额变动情况

3. 企业对未来三年市场竞争力的预计

在预计企业未来三年市场竞争力排名情况的调查中，绝大部分企业都认为健康产业竞争力会上升。据 2015 年调研数据显示，其中 79.75% 的企业预计市场竞争力排名上升，11.66% 的企业预计市场竞争力排名持平，8.59% 的企业表示不清楚。

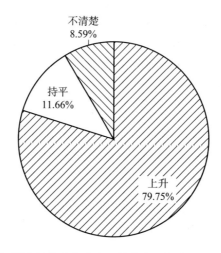

图 2-40　深圳市健康产业企业预计未来三年市场竞争力变动情况

第二节　深圳健康产业重点行业发展现状

近年来，在深圳市政府产业政策的大力扶持下，深圳生命健康产业的发展已取得了良好的成效。无论是健康产业中传统的细分产业，如保健食品行业、医疗器械行业，还是在健康产业中新兴的产业，各自形成了深圳健康产业中的特色，产业成果显著，创新能力提升，共同推动深圳生命健康产业向前发展。

一、深圳保健食品行业发展现状

（一）深圳保健食品行业总体发展情况

深圳地处珠三角地区，岭南养生文化历史悠久，中医药养生保健氛围浓厚，伴随着深圳经济发展水平的提高，人们保健意识的不断普及，以及老龄人口的逐年增加，保健食品也越来越受到百姓的青睐，养生保健市场发展也相对繁荣。与此同时，毗邻香港优势让深圳从香港率先获取国际保健食品方面的先进理念、技术和消费方式，市场发展相对成熟。近年来，深圳市政府出台了多项产业政策推动健康产业的发展。在市场与政策的驱动下，深圳保健食品行业也迎来了利润增长的上扬空间。从企业数量上看，深圳一个城市的养生保健企业就占到全国企业总量的1.3%。深圳市一批著名制药企业纷纷加大对保健食品行业的投入，如深圳海王集团、健康元药业集团、深圳万基药业等，保健食品行业成为深圳市健康产业中的重要部分，目前保健食品产品覆盖了功能保健品、传统滋补品、营养补充剂三大类。当前国内人均年保健食品消费在172元左右，由于深圳较高的经济发展水平以及市民保健意识的提高，深圳市内人均保健食品消费高出国内的其他城市近4倍以上，现有市场规模接近80亿元。

1. 规模以上企业少，行业以中小企业为主

目前，深圳保健食品企业无论在企业注册资金规模还是企业人员规模来看，深圳保健食品企业数量主要以中小企业为主。如在2015年保健食品注册资本10万元以下企业占13.60%，10万~100万元的企业占53.90%，101万~500万元的企业占11.30%，501万~1000万元的企业占10.50%，1001万~3000万元的企业占7.90%，大于3000万元的企业占2.80%。在企业人员规模方面，员工人数大于500人的企业占4.30%，员工人数在100~500人的企业占30.40%；员工人数在100人以下的占65.30%。

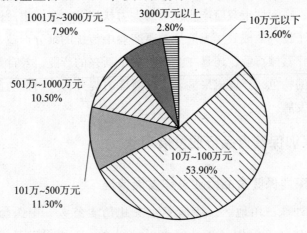

图2-41　深圳市保健食品行业企业注册资本情况

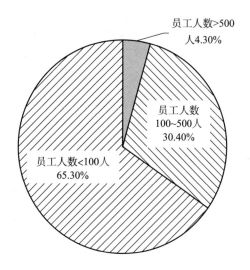

图 2 - 42　深圳保健食品行业企业人员规模情况

2. 民营资本活跃，成行业发展动力

在企业性质上，民营资本正活跃在深圳保健食品行业中，而且部分民营保健食品企业发展突出，在国内形成了一定的品牌效应，成为行业发展重要推动力。目前深圳保健食品企业中，民营企业数量占比到 80% 以上，其中以民营资本为首的深圳保健食品企业，深圳万基集团、深圳海王集团、深圳健康元集团股份有限公司、深圳荣格科技集团等一批保健食品相关企业，已经在深圳乃至全国形成了一定的品牌效应。如深圳万基集团现已发展成为以健康产业为核心业务，汇集药品、传统滋补品、现代营养素、功能食品、高端参茸滋补品和健康饮品六大业务板块，结合研发、生产、物流、营销四大产业链条的大型集团化公司。并在全国保健食品领域取得了卓越的成绩：洋参系列产品连续多年被国内贸易部评为"市场占有率"及"综合竞争力"排名第一位；连续数年荣获深圳市工业百强及中国保健食品行业百强企业称号。深圳健康元集团从事中药及保健食品的开发、生产、销售及售后服务活动已经十多年。目前公司已通过的认证有，药品 GMP、保健食品 GMP、ISO9000、ISO14000、OHSAS、澳大利亚 GMP、定量包装商品"C"标志、广东省计量保证二级企业。先后被相关政府机构认定为，深圳市先进技术企业、广东省技术创新优势企业、清洁生产先进企业、广东省食品药品放心工程示范基地等。

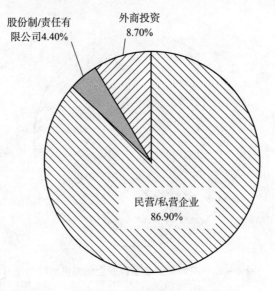

股份制/责任有
限公司4.40%

外商投资
8.70%

民营/私营企业
86.90%

图 2-43　深圳市保健食品行业企业性质

3. 保健食品企业创新积累凸显

面临世界级的竞争对手，所有从事保健食品生产的中国企业都清醒地认识到，保健食品核心竞争力是产品的科技含量和质量水平。在产品研发上，目前深圳保健食品企业已经有了一定研发基础与创新积累。据调研数据显示，在深圳保健食品规模以上企业建立独立科技研发部门占比50%以上，其中建立技术中心的企业占46.2%，建立公共技术服务平台的企业占比15.4%，建立工程实验室的企业占比7.6%，建立重点实验室的企业占比7.7%，采取其他科研研发方式的企业占比23.1%。如在具体的领先的深圳保健食品企业中，阿勒泰戈宝茶股份有限公司，目前已拥有罗布麻完整的产业链，集研发、生产、销售为一体，拥有此行业最先进的自动化生产线，目前公司已形成发明专利11项，地方标准8项等。产品研发开展有"助眠戈宝麻茶制备方法的研究"，技术性研究项目包括"戈宝麻病虫害综合防治技术研究""戈宝麻精干麻制备技术的研究"及"戈宝麻专用有机肥的生产方法"。又如深圳荣格科技集团追求精益求精的产品品质和开拓创新的产品研发理念，先后完成了多项拥有自主知识产权的科研项目，填补了多项国内科研的空白。现拥有3万余平方米达到国际标准的一流厂房和生产设备，在深圳市高新技术园区的生物孵化器拥有350平方米的国际一流实验室；集团还拥有 1000 多亩美国库拉索芦荟种植基地和 6800 平方米的螺旋藻养殖基地，同时与青海冬虫夏草、河南四大怀药基地和湖北神农架养蜂基地等建立了密切的生产合作关系。

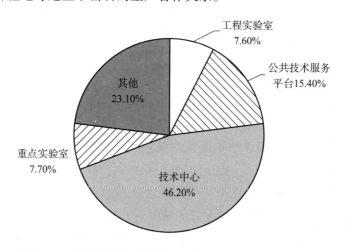

图 2-44　深圳保健食品规模以上企业科技研发部门设立方式

（二）深圳保健食品行业监管概况

国内保健食品良莠不齐，假冒伪劣保健食品泛滥，影响整个市场秩序。深圳向来是保健食品行业竞争重点城市，近年来保健食品销售上的不规范，产品质量参差不齐的现象也时有发生，也成为了近年来消费者反映较多的问题。深圳市相关部门非常重视对深圳保健食品的行业监管，早在 2009 年，深圳食品药品监督管理局就制定了《深圳市保健食品监督管理办法》，率先探索行业监管上的举措。2013 年，深圳在全市范围内启动打击保健食品"四非"专项行动，依法从严整治保健食品市场，严惩保健食品非法生产、非法经营、非法添加、非法宣传四大违法违规行为，规范保健食品生产经营秩序，保护消费者合法权益。2015 年，深圳市全面落实中央加强食品安全监管"四个最严"要求，同时围绕市政府"三化一平台"建设和打造"深圳质量""深圳标准"的总体目标，在保健食品上，推进保健食品经营"三证合一"，建立保健食品生产企业质量安全监管评价指标。2015 年，配合国家通过的《食品安全法》《广告法》等法案专项加强对保健食品行业乱象新一轮的监管，成效显著，深圳保健食品正步入稳定健康的发展轨道。

二、深圳生物医药行业发展现状

作为第一批国家生物产业基地，随着生物医药产业环境不断完善，深圳生物医药产业特色日益突出，产业集聚效应快速提升，产业正处于战略产业向支柱产业迅速发展的高成长时期。

（一）深圳生物医药行业总体发展情况

目前，深圳生物医学工程、生物医药领跑全国，生物医药产业已初步形成以高校、科研院所为源泉，以生物医药、生物医学、生物制造等领域为重点发展领域，以高新技术园区为基地，以骨干企业为主体的发展态势。深圳从事生物产业的各类企业超过7000家，相关从业人员超过30万人，建成了全国第一、全球第三的首个国家基因库，产业发展初具规模，已形成了产业集聚发展的良好态势，涌现出了深圳市海王生物工程股份有限公司、深圳市海普瑞药业股份有限公司、深圳翰宇药业股份有限公司、深圳奥萨医药有限公司、深圳微芯生物科技有限责任公司等一大批极具发展潜力的创新型企业。

据统计，2015年，深圳生物医药产业规模达358.9亿元，较2014年增长6.3%。2015年深圳市排名前十的生物医药公司的生产总值和销售总值分别为127.4亿元和142.4亿元，较2014年分别同比增长1%和9.8%。根据样本企业数据分析可以看出，深圳排名前十的重点骨干企业的生产总值占总量的80.1%。排名前五企业的生产总值均超过了10亿元，其中排名第一的深圳信立泰药业股份有限公司超过了35.6亿元。据统计，2015年信立泰研发投入3.15亿元，占营业收入9.05%，在全国医药企业中遥遥领先，而目前信立泰多年来的持续研发投入已创出诸多成果，公司也连续两年入围中国最具竞争力医药上市公司20强。

表2-1　2015年深圳生物医药产业产值前10名企业

序号	公司名称	生产总值（万元）		销售总值（万元）	
		2015年	2014年	2015年	2014年
1	深圳信立泰药业股份有限公司	356300	460194	347729	423130
2	华润三九医药股份有限公司	223756	186654	213561	192575
3	深圳赛诺菲巴斯德生物制品有限公司	103606	120921	143416	108992

续表

序号	公司名称	生产总值（万元）		销售总值（万元）	
		2015 年	2014 年	2015 年	2014 年
4	国药集团致君（深圳）制药有限公司	143307	147803	138402	141430
5	深圳市海普瑞药业股份有限公司	115370	130152	121399	122290
6	深圳市海滨制药有限公司	90846	82372	87502	68086
7	深圳翰宇药业股份有限公司	73700	84610	41288	75109
8	深圳津村药业有限公司	69353	100207	65915	82471
9	深圳市卫光生物制品股份有限公司	53763	53763	47452	47451
10	深圳万乐药业有限公司	43982	54793	57877	35437

表 2 - 2　2015 年深圳生物医药产业产值增长率前 5 名企业

企业	生产总值（万元）		增长率（%）	销售总值（万元）		增长率（%）
	2015 年	2014 年		2015 年	2014 年	
国盛实业（深圳）有限公司	3300	50	6500	2900	550	427
深圳市正皇庄中药饮片有限公司	207.2	7.5	2662	116.4	7.5	1452
深圳市宝明堂健康药业股份有限公司	2052	465.92	340	1506	458.03	229
深圳市金活利生药业有限公司	244.85	97.99	150	244.85	87.99	178
海达舍画阁药业有限公司	640.38	268.44	139	159.78	59.88	167

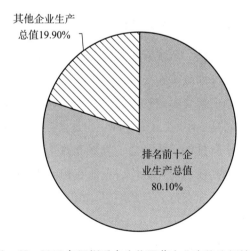

图 2 - 45　2015 年深圳重点生物医药企业产值比例情况

　　从企业产值分布情况来看，年度总产值大于 10 亿元的龙头企业有 5 家，占样本企业总数的 9.8%；年度总产值在 1 亿~10 亿元之间的中型企

业有 20 家，占样本企业总数的 39.2%；年度总产值小于 1 亿元的企业有
26 家，占样本企业总数的 51%。

对深圳生物医药产业进行细分领域统计分析，2015 年深圳化学药产值
为 76.7 亿元；中药为 35.4 亿元；原料药为 25.5 亿元；生物药为 21.2 亿
元。与 2014 年相比，除中药领域出现正增长外，其他 3 个细分领域均出现
产值下滑。中药领域的增长率为 9.94%，原料药产值下滑最大，增长率为
−21.05%。从销售总值来看，2015 年原料药销售规模为 27.8 亿元；化学
药为 69.9 亿元；中药为 33.5 亿元；生物药为 24.6 亿元。与 2014 年相比，
中药与生物药的销售产值规模在不断扩大，原料药和化学药均出现不同程
度的下滑，其中生物药的增长率最高，达 20.00%。

表 2-3　深圳市生物医药产业细分领域规模情况对比

类别	生产总值（亿元）		增长率（%）	销售总值（万元）		增长率（%）
	2015 年	2014 年		2015 年	2014 年	
中药	35.4	32.2	9.94	33.5	31.0	8.06
生物药	21.2	22.8	−7.02	24.6	20.5	20.00
化学药	76.7	84.1	−8.80	69.9	74.7	−6.43
原料药	25.5	32.3	−21.05	27.8	29.9	−7.02

（二）生物医药产业创新发展特点

创新药物研发能力是一个城市在生物医药及生命科学领域综合实力的
集中体现。在国家及深圳政策的扶持推动下，深圳生物医药产业在创新载
体、人才引进、原创成果等方面投入加大，为深圳生物医药创新发展提供
了优质的培育环境。从 2010 年开始，深圳市逐步落实生物医药振兴规划及
其配套政策，深圳市科技创新委员会、发展和改革委员会、经济贸易和信
息化委员会各部门对高校、研究机构、企业在构建生物医药研发载体上都
给与不同程度的专项资金支持。与此同时，面对深圳在生物医疗创新上的
短板，深圳也在加大海外高层次人才的引进，一批批"孔雀团队"的涌
入，为深圳生物医药产业创新创业的提供智库支持。

1. 生物医药产业创新载体建设进展显著

深圳生物医药创新载体重点突破创新药物研发的关键核心技术，正在
逐步实现促进生物医药科技成果转化的国际一流生物医药产业基地。截至

2015年底，深圳市在生物医药产业领域拥有国家、省市重点实验室89个，工程实验室67家，工程中心52家，技术中心11家，公共技术服务平台17家。其中重点实验室占深圳市全部实验室的比例最大，达到36.03%，技术中心所占比例最小，只有5.16%。

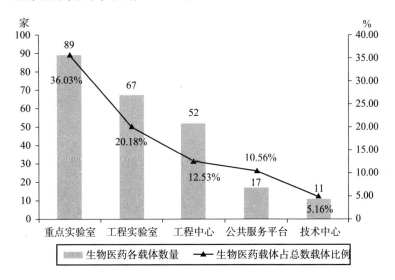

图2-46 2015年深圳市生物医药创新载体情况

创新载体大部分集中在高校研究机构和医院，只有技术中心主要依托于企业，也反映出只有行业内的龙头企业具有创新研发的实力。截至2015年底，深圳共有11家技术中心，这11家技术中心都依托于深圳生物医药龙头企业。其中2015年新增一家市级技术中心即深圳万和制药有限公司技术中心。

表2-4 2015年深圳生物医药技术中心

序号	载体类型	级别	创新载体名称	依托单位
1	技术中心	国家级	深圳信立泰药业有限公司技术中心	深圳信立泰药业有限公司
2	技术中心	国家级	深圳海王集团股份有限公司技术中心	深圳海王集团股份有限公司
3	技术中心	市级	深圳迈瑞生物医疗电子股份有限公司技术中心	深圳迈瑞生物医疗电子股份有限公司
4	技术中心	市级	深圳市海滨制药有限公司技术中心	深圳市海滨制药有限公司
5	技术中心	市级	华润三九医药股份有限公司技术中心	华润三九医药股份有限公司

序号	载体类型	级别	创新载体名称	依托单位
6	技术中心	市级	深圳立健药业有限公司技术中心	深圳立健药业有限公司
7	技术中心	市级	深圳万乐药业有限公司技术中心	深圳万乐药业有限公司
8	技术中心	市级	深圳致君制药有限公司技术中心	深圳致君制药有限公司
9	技术中心	市级	南海油脂工业（赤湾）有限公司技术中心	南海油脂工业（赤湾）有限公司
10	技术中心	市级	健康元药业集团股份有限公司技术中心	健康元药业集团股份有限公司
11	技术中心	市级	深圳万和制药有限公司	深圳万和制药有限公司

2. 人才引进已成为深圳医药产业发展的源泉

缺乏一流的学术团队和科研机构一直是制约深圳生物医药高技术产业发展的短板，为此，深圳对高学历专业人才的引进也极为重视。近几年来，市政府更是出台多种措施，加大力度引进海内外高层次人才并提供人才保障等相关扶持政策。

2011 年 4 月深圳市委、市政府提出的引进海外高层次人才（团队）来深创业创新的"孔雀计划"。过去 5 年，深圳每年配套 5 亿元专项资金，用于引进"孔雀团队"，2015 年这一数字涨了一倍，达到 10 亿元。截至目前，深圳已经引进 81 个孔雀团队，其中有 29 个为生命科学技术领域的团队，包括生物医药、医疗器械、细胞治疗、基因测序等。2015 年引进生物医药领域的孔雀团队 5 个，其中有三家是科研机构，两家来自刚落户深圳的生物医药明星创客团队。

表 2－5　2015 年新增生物医药孔雀团队

序号	团队名称	团队带头人	所属单位
1	人工改造细菌治疗癌症新技术研发团队	黄建东	深圳先进技术研究院
2	老年痴呆症生物学研究与药发创新团队	周强	北京大学深圳研究生院
3	罗兹曼及溶瘤病毒开发团队	倪东耀	罗兹曼国际转化医学研究院
4	基于天然产物的化学生物学及药物研发团队	叶涛	深圳乾延药物研发科技有限公司
5	重大药物绿色合成团队	张绪穆	凯特立斯（深圳）科技有限公司

通过"孔雀计划"，大鹏新区引进了诺贝尔奖获得者马歇尔，以及美国国家科学院、文理科学院和国家医学院院士伯纳德·罗兹曼等一批知名国际

医学团队，两个团队已分别成立知名成果转化机构和研究中心落户深圳。

马歇尔团队在深圳大鹏新区葵涌人民医院建立了"马歇尔教授名医工作室"和"胃肠道疾病（幽门螺旋杆菌）国际诊疗中心"。该中心将重点培养学科带头人、学科骨干和临床型人才，优化医疗卫生人才结构，打造成国际医疗中心。其研究方向和主要内容为围绕幽门螺旋杆菌的胃肠道疾病特色诊断项目，从生化指标、免疫指标入手开展人群筛查，寻找与胃肠道疾病相关联的致病因素，为染病幽门螺旋杆菌的菌株分型和药敏试验做准备，从而实现幽门螺旋杆菌的个体化诊断，为个体化治疗方案的制定提供依据，解决幽门螺旋杆菌耐药性问题，达到根治幽门螺旋杆菌的目的。葵涌人民医院与马歇尔教授及团队合作后，将推进全区及全市医学学科专业建设，建立覆盖全市的幽门螺旋杆菌的胃肠道疾病特色诊疗项目服务网络。

罗兹曼团队的"实体肿瘤的溶瘤免疫双重治疗"项目获得孔雀计划资助，并在大鹏新区成立两家产业化转化项目公司。2015年1月成立了深圳罗兹曼国际转化医学研究院，是一所由深圳市政府批准、美国大学教授团队与本土科学专家共同发起的非营利性科研单位，致力于肿瘤和抗感染药物的研发、青年学者的栽培和国际交流合作。这种有特色的人才引进新模式，将弥补深圳生物医疗创新人才补足的问题，也将为深圳生物医药产业的创新带来巨大助力。

3. 原创药物开始崭露头角

深圳生物医药领域创新积淀堪称丰厚，总体创新基础在华南地区处于前列。

2015年最具明显原创性成果的是深圳微芯生物科技公司的抗癌原创新药西达本胺，是全球首个获准上市的亚型选择性组蛋白去乙酰化酶口服抑制剂，也是中国首个授权美国等发达国家专利使用的原创新药。深圳微芯生物科技公司的"重大新药创制"专项成果西达本胺上市标志着我国基于结构的分子设计、靶点研究、安全评价、临床开发到实现产业化全过程的整合核心技术与能力显著提升，是我国医药行业的历史性突破。深圳市海普瑞药业股份有限公司在肝素钠产品研发生产的专业领域，独创了世界领先的肝素钠"杂质与组合分离技术""基团完整性保护和活性释放技术"等核心工艺技术体系，建立了符合我国药品GMP规范以及美国和欧盟cGMP药品规范和理念的全面质量管理体系，公司通过了美国 FDA 及欧盟 CEP 的药政批准，还是美国药典标准修订的主要参与者和标准提供者。

三、深圳医疗器械行业发展现状

（一）深圳医疗器械行业发展总体概况

深圳是我国最具影响力的医疗器械产业聚集地之一。深圳三十年的飞速发展，为深圳医疗器械行业的发展提供了强大的研发创新平台、良好的产业配套服务、优越的公共服务环境，奠定了产业发展坚实的基础，这使得深圳医疗器械产业成为了国内医疗器械重要的产业集聚地。近年来，在医疗器械市场需求激增和经济持续稳定的情况下，深圳医疗器械行业抓住机遇快速发展，形成了产业区域性聚集明显、优势产品突出、人员专业化程度较高、创新能力扎实、国内外市场平衡等行业特色。

1. 产业集聚效应显著，集群式发展

在产业区域集聚方面，深圳的医疗器械产业从无到有，在短短的 10 余年内，发展成为了中国高端医疗器械产业重要的生产与制造加工基地，形成了具有代表性的医疗器械产业园——深圳市南山区医疗器械产业聚集区。产业发展整体良好，产业整体规模在广东省乃至全国都走在前列，截至 2015 年底，深圳医疗器械产值已达到 270 亿元，产值年均复合增长率达到 15% 以上，占比广东省医疗器械产值 30% 以上。

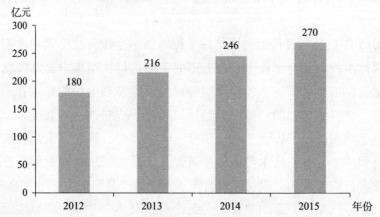

图 2-47　2012—2015 年深圳市医疗器械产值情况

资料来源：根据公开资料整理。

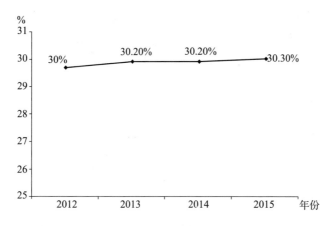

图 2 – 48　2012—2015 年深圳产值占比广东产值情况

资料来源：根据公开资料整理。

在企业数量方面，截至目前，深圳共有 700 多家医疗器械生产企业，接近 2000 家经营性企业。在地理分布上，南山区依然为深圳医疗器械产业的核心集聚地，按样本企业统计推算，南山区企业数量规模占深圳医疗器械企业数量的 45% 以上，其次是宝安区企业数量规模占比接近 33%。

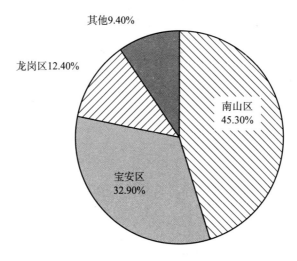

图 2 – 49　2015 年深圳医疗器械企业规模分布情况

资料来源：根据公开资料整理。

在生产性企业中，主要是以生产第二类、三类医疗器械企业为主。其中第一类医疗器械生产企业占比20.85%，第二类、第三类医疗器械生产企业占比79.15%家。在产品种类上，深圳医疗器械产业产品范围也涵盖甚广，产业涉及的产品种类主要包括10大类，如医用电子仪器类、口腔义齿类、放射治疗类、诊断试剂类、检验仪器类、家用电子类、影像类、介入植入类、医用软件类、卫生材料类。在这10大类产品相关生产企业中，生产医用电子仪器类的企业数量最多；影像类、医用电子仪器类、检验仪器类、诊断试剂类、家用电子类产值最高；医用电子仪器类、影像类、家用电子类出口额最多；影像类、医用电子仪器类、检验仪器类、诊断试剂类研发投入最大。

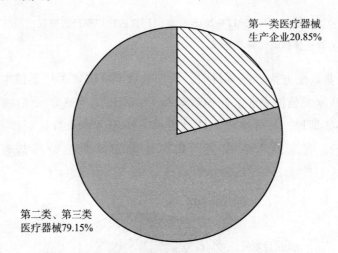

第一类医疗器械
生产企业20.85%

第二类、第三类
医疗器械79.15%

图2-50 2012—2015年深圳市医疗器械产值情况

资料来源：根据公开资料整理。

2. 产业外向型经济特征明显

国际市场一直是深圳医疗器械产业深耕的目标市场。在国际市场方面，得益于深圳市政府在促进外贸便利化、拓展国际市场等一系列的强化政策措施，深圳高新技术出口贸易出现良好增长局面。同国内其他区域相比，凭借先进的技术和高质量的产品，深圳的医疗器械行业外向型经济特征比较明显，产业国际化水平高。深圳医疗器械产品出口接近200个国家和地区，其中以欧盟、美国、日本等发达国家为主要目标市场，贸易方式为一般贸易方式。产品出口居全国前列，占全国比重达到35%~70%。

深圳医疗器械产业的两大类主流产品，即医学影像类和医用电子仪器类产品,技术含量高,附加值高,在全国出口中占比到50%以上。而且就具体产品而言,其核心技术指标已经达到或接近国际先进水平,具有较强的市场竞争力,在国际市场上也占有一席之地,成为深圳医疗器械企业走出国门的"拳头"产品。

表2-6 2014—2015年深圳部分医疗器械优势产品出口情况

单位:万美元

类别	2015 年	2014 年	同比增长
眼科用其他仪器及器具	382.8	179.9	112.70%
核磁共振成像装置	22333.7	20172.8	10.70%
心电图记录仪	2753.3	2617.1	5.20%
牙科用其他仪器及器具	1158.2	1177.5	-1.40%
超声波扫描装置	24987.7	26889.7	-7%
总计	81547	78603.1	3.70%

资料来源:海关统计。

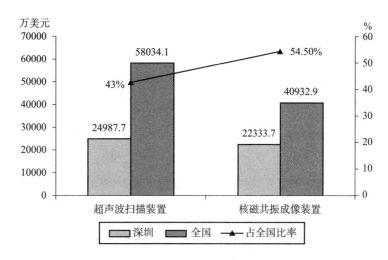

图2-51 2015年深圳医疗器械核心产品与占全国产口情况

资料来源:海关统计。

3. 立足创新,自主研发能力超群

一直以来,深圳市医疗器械产业以高新技术产品多、产品技术含量高、自主开发能力强为突出特点。数据统计显示,深圳医疗器械行业7成以上的产品都拥有自主知识产权。不少主流产品的核心技术已达到或接近国际先进水平，部分指标甚至高于国际先进水平。目前深圳整个医疗器械行业研发人员总数超过万人，企业研发投入超过销售额的8%，专利总数逾7000项，而且正在研发的项目超过1000项。凭借深圳医疗器械企业扎实的技术创新能力，也使企业产品具有一定市场占有率和竞争力。2015年卫计委和中国医学装备协会公布了第一批优秀国产医疗设备产品结果，27家企业的95个产品上榜中，就有深圳蓝韵实业有限公司、深圳市安健科技股份有限公司、深圳迈瑞生物医疗电子股份有限公司、深圳安科高技术股份有限公司等8家企业的37个产品，占了产品数的38.5%，上榜产品主要为彩色多普勒超声波诊断仪、数字化X光机和全自动生化分析仪等设备。在研发方式上，目前深圳医疗器械大多数企业选择更多的是靠自身研究开发以及与国家技术产学研项目合作开发。据调查，自主开发企业占到85.40%，与国家产学研项目合作开发占41.50%。

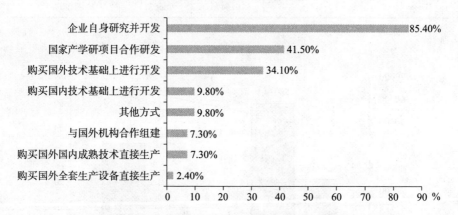

图2-52　2015年深圳市医疗器械企业研发及创新的主要方式

4. 人才不足制约行业可持续发展

虽然深圳医疗器械行业创新研发上成绩显著，但与掌握核心技术的GE、飞利浦、西门子三大巨头相比，深圳医疗器械技术创新能力还有一段距离。调查显示，制约深圳医疗器械行业发展的最大问题是人才不足，从而导致的行业创新力"缺血"。近年来深圳通过实行"孔雀计划"引进了不少高端人才，来以实现人才资源配置和推进产业转型升级，但由于医疗器械行业正处于快速增长期，市场对高级研发人才需求缺口，远大于市场补充，目前深圳医疗器械行业高端研发人才稀缺，已成为制约整个行业可持续发展面临的最大掣肘。

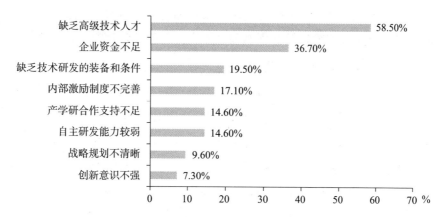

图 2-53 2015 年深圳市医疗器械企业自主创新发展阻碍因素分析

（二）深圳医疗器械行业发展展望

展望未来，深圳医疗器械产业正迎来良好的发展前景。医疗器械产业上游电子、计算机、材料等行业技术的进步直接影响产品的品质，同时下游行业，如医疗机构的技术水平、社会对医疗服务的需求等决定着市场需求容量。目前深圳市现有的产业优势，如电子信息产业、材料产业为深圳医疗器械产业的转型升级提供了强大的产业链支撑，助力推动深圳医疗器械产品向高端发展。深圳电子信息产业占据全国近六分之一的产值，引领中国电子信息产业快速发展，同时，深圳新材料产业发展趋势良好，技术优势已经走在全国前列。与此同时，随着全球医疗器械市场需求持续快速增长，以及我国政府高度重视医疗健康产业的发展，2015 年起行业相关法规政策的密集出台，医改进入攻坚时期，这些都显示医疗器械市场需求正得到显著释放，这无疑对深圳医疗器械行业来说是一个机遇。总体来看，深圳医疗器械行业正处于向高端医疗发展的关键时刻，在市场需求与政策的驱动下，使得医疗设备和医疗诊断更多的朝方便于使用者和患者的方向发展，朝着设备整合和信息整合的方向发展，"深圳医疗器械"品牌将会在全国乃至全球市场中站得更稳、走得更远。

四、深圳现代健康服务业发展现状

根据国家统计局分类标准，现代健康服务业包括医疗卫生、健康保险、健康管理与促进以及其他与健康相关的服务业四个部分。本报告曾对健康保险有专门研究，而其他与健康相关的服务业主要波及销售环节，故此本节就深圳医疗卫生以及健康管理行业进行专项研究分析。

（一）深圳医疗卫生资源发展现状

深圳是个新兴城市，医疗卫生资源的积淀相对于其他大型城市略微滞后。与些同时，快速的经济增长带动了人口的快速增长，导致所需的医疗卫生服务需求供给相对不足。尽管如些，深圳政府及相关部门积极克服困难，加大医疗系统资源建设，取得了不俗的发展成果。

1. 政府加大对医疗卫生的投入，服务机构发展迅速

2015 年末，深圳市拥有医疗卫生机构 2946 个（不含 613 家社区健康服务中心），比 2014 年增加 414 个。全市共有医院 123 家，占全市医疗卫生机构总数的 4.18%，比上年增加 1 家，其中公立医院总数减少 1 家，深圳平乐骨伤科医院坪山院区由公立医院转为社会办医院；社会办医院新增 3 家，停业 2 家；妇幼保健院 10 家，占全市医疗卫生机构总数的 0.34%；专科疾病防治院 8 家，占全市医疗卫生机构总数的 0.27%；门诊部 519 家，占全市医疗卫生机构总数的 17.62%；私人诊所 1953 家，占全市医疗卫生机构总数的 66.29%；企事业内部医务室 279 家，占全市医疗卫生机构总数的 9.47%；其他卫生事业机构 54 家，占全市医疗卫生机构总数的 1.83%。

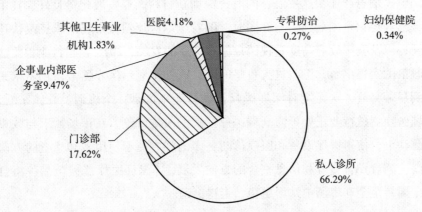

图 2－54　2015 年深圳医疗卫生机构构成

从全市近五年来医疗卫生机构数变化来看，深圳市医疗机构总数增长迅速，其中公立医疗卫生机构增加趋势较缓，社会办医疗卫生机构增长势

头较为突出,全市医院数变化中,主要是专科医院数在不断增加,增速明显,而综合医院数近五年来有升有降,变化较小。这些变化情况与近几年深圳市出台促进社会办医和专科医院建设政策息息相关。

2015 年全市床位 38132 张,比上年增加 7090 张,其中医院床位 35353 张,比上年增加 6500 张,妇幼保健院增加 420 张,专科防治院增加 150 张,卫生院增加 20 张。政府办医疗卫生机构 30866 张,其中政府办医院 28188 张,妇幼保健院 2367 张,专科疾病防治院 280 张,市保健办 31 张;社会办医疗卫生机构 7266 张,其中社会办医院 7165 张,卫生院 101 张。按所有制关系分政府办国有全资医疗卫生机构床位 30866 张,企事业办国有全资机构 1617 张,集体全资机构 471 张,私人机构 4542 张,其他机构 636 张。

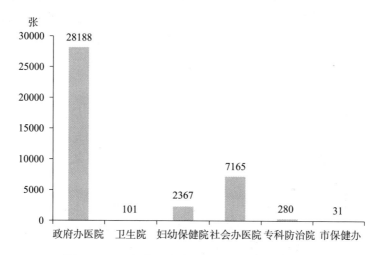

图 2-55　2015 年深圳市医疗卫生机构床位数构成

2015 年全市共有在岗卫生工作人员 92682 人,其中卫生技术人员 74884 人,占卫生工作人员总数的 80.8%;其他技术人员 2933 人,占 3.16%;管理人员 4092 人,占 4.42%;工勤人员 10773 人,占 11.62%。卫生技术人员中执业(助理)医师 29007 人,占卫生技术人员总数的 38.7%;注册护士 31717 人,占 42.4%;药师(士)3607 人,占 4.8%;检验技师(士)3216 人,占 4.3%;影像技师(士)1218 人,占 1.6%;其他卫生技术人员 6119 人,占 8.2%。

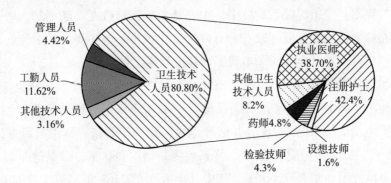

图 2-56　2015 年深圳市卫生工作人员构成

全年深圳市医疗卫生机构完成诊疗 8900.57 万人次，比上年增加 0.5%，其中医院 7131.71 万人次，妇幼保健院 624.18 万人次，专科疾病防治院 114.00 万人次，三者之和比上年减少 0.4%；门诊部 407.72 万人次，个体诊所 459.54 万人次。全年收治住院病人 124.07 万人次，比上年增加 3.9%，其中县及县以上医院收治住院病人 82.36 万人次，比上年增加 7.2%。

从每千人口拥有量来看，以深圳市统计局公布的 2015 年末全市常住人口 1137.89 万人计，2015 年末全市每千人口拥有病床数 2.97 张，每千人口卫生工作人员 8.15 人，每千人口卫技人员 6.58 人，每千人口执业（助理）医生 2.55 人，每千人口注册护士 2.79 人。

在卫生事业投入方面，2015 年全市医疗卫生事业费投入 109.34 亿元，比上年增长 31.2%。卫生事业费占地方财政支出比例为 3.11%，较上年下降 0.7 个百分点，按常住人口（1137.89 万）计，人均卫生事业费 960.87 元。

卫生固定资产投入 33.96 亿元，较上年上升 16.6%。从资金来源看，市财政投入 7.5 亿元，占 22.1%；区财政投入 16.29 亿元，占 48.0%；单位自筹 10.17 亿元，占 30.0%。本年完成投资总额为 339590 万元，从资金流向看，用于建安工程的 2.70 亿元，占 7.9%；用于设备购置 30.96 亿元，占 91.2%；用于其他 0.31 亿元，占 0.9%。到 2015 年底，深圳市各级医疗卫生单位拥有百万元以上的贵重设备总量 1944 台（套），总额 50.86 亿元，占全市设备总量、总额的 1.3% 和 45.5%。

在卫生信息服务方面，深圳医疗机构信息化非常成功。2015 年深圳已有98家医院（包括所有公立医院及部分民营医院）都开展了预约挂号服务，可提供预约服务的科室有3738个，每月开放预约号源达257万个，成功预约人数达51万人。实名制注册用户近350万人。手机APP软件使用的普及，方便了深圳市民实时查询各类公共场所卫生等级、实时查询周边各卫生等级公共场所位置信息、实时、动态推送深圳卫生计生委官方卫生监督公告信息、提供在线查询办事指南等便民服务、公共卫生健康权益官方问答掌上查询、法制宣传视频在线播放。

在深圳医疗卫生服务发展进程中，罗湖区医疗体制率先为深圳医改做出了创新之举。罗湖医院集团的改革为深圳医改探索出一条新的经营之路。罗湖区6家区属医院（区人民医院、中医院、妇幼保健院、康复医院、流花肿瘤医院和老年病医院）组建的"罗湖医院集团"，可能是公立医院改革的一个突破口。根据改革方案，罗湖区将取消区医院建制，医院集团设总院长，为集团法人，同时兼任集团内各医院的法人。集团内各医院设执行院长，集团内各中心设执行主任。也就是说，这六家医院今后实际上是变成了"一家人"。集团将设影像诊断中心、检验中心、消毒供应中心、物流配送中心、健康管理中心、社康管理中心、人力资源管理中心、财务管理中心、区域卫生信息中心9个中心，实行人财物统一管理。6家医院的服务范围将进行相应调整，其中区人民医院承担区域医疗中心职能，为基层医疗机构提供技术支持和业务指导；其他医院"主攻"原来的重点学科，错位发展。从6家医院目前的服务范围来看，未来的医院集团能够完整地涵盖公共卫生服务、全科诊疗服务和专科诊疗服务，覆盖"预防保健—急性期治疗—康复—护理—养老"一整条服务链（罗湖区老年病医院是一家医养融合式老年照护机构），因此这种集团化改革有利于落实区域医疗卫生服务体系中各成员机构的功能定位，减少无序竞争，强化分工协作，提高医疗卫生资源的整体配置效率，对开展预防、健康管理、精准医疗、康复等生命健康产业都极为有利。

2. 重视科技发展，医疗卫生机构创新能力突出

深圳非常重视医学科技的发展，强调要充分发挥前沿技术的引领作用和中医药的原创优势，突出重点疾病、重点人群、重点区域、重点技术、重点产品和重点环节，着力实施自主创新、重点前移、重心

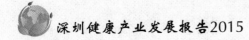
下移、加强转化和系统整合五项战略，重点解决我国医学科技领域的重大瓶颈问题，切实加强医学科技发展组织模式的优化，大幅提高医学科技的创新能力，为构建普惠的公共卫生和医疗服务体系、提高全民健康水平、保障人口安全、推动中国经济社会的快速可持续发展提供更强有力的科技支撑。

为了快速提升深圳医疗卫生技术水平，深圳市政府投入巨大的经费，对人才引进及外派进修等措施进行了相关的改革。2014年深圳推出以"名医（名科）、名院、名诊所"为重点的深圳医疗卫生"三名工程"，面向国际和国内把高层次医学团队引进深圳，目标是到2020年深圳共投资1000亿元建设和发展医疗卫生事业。力争到2020年，全市拥有100名在国内具有较大影响的名医；拥有20个国家级医学重点学科，60个省级医学重点学科；建成3~5家由若干个名诊所聚集的诊疗中心；打造10家以上在国内外享有较高声誉的综合医院或专科医院。除了引进措施外，深圳还在"走出去"方面进行积极的探索，深圳医管中心制定了优才专才的培养计划，每年选派50名重点学科骨干到国外知名医学机构的顶尖学科学习交流一年；选派100名中青年医疗骨干赴国内重点医学院校和著名医院进修培训一年；选派20名高级医院管理人员赴国外培训进修半年。通过"引进来""走出去"等多方面的政策引导，旨在全面提升深圳经济特区医疗卫生质量和技术水平，打造国际医疗中心。

在医学重点学科建设方面，2015年底，深圳共拥有国家级重点学科12个，其中国家临床重点专科建设项目9个、国家中管局（国家中医药管理局）"十二五"重点专科建设项目3个。省级重点学科（含专科、实验室）66个，其中，省重点实验室2个、省"十二五"医学重点学科（实验室）5个、省临床重点专科43个、省中医重点专科（专病）15个、省人口计生重点实验室1个。市级医学重点学科（含实验室）88个；建设国家地方联合工程实验室2个、市级创新载体65个，其中，市级重点实验室31个、市级工程实验室（工程中心）20个、市级公共技术服务平台14个；现有7家医疗机构成为国家级药物临床试验机构；5家博士后科研工作站。

据统计，2015年度全市医学重点学科共计收治门急诊患者1288万人次，住院患者49.06万人次，对住院患者实施手术16.86万例；开展新技术、新项目总计559项，其中处于国际领先水平的37项，处于国内领先水平的277项，开展总数量达399611次。各学科在开展临床业务的同时，着力开展临床研究，技术创新能力不断提升。

深圳市医学重点学科区域位置分布中，福田区医学重点学科挂牌数83个（以挂牌数计算，同时为几个级别重点学科分次计数，例如深圳市中医院肝病科同属国家级、省级、市级医学重点学科，计数3个），其中国家级医学重点学科6个，省级医学重点学科37个，市级医学重点学科40个，在全市区域位置医学重点学科分布排行中，获得医学重点学科总数、国家级、省级、市级四个第一；其次为罗湖区医学重点学科挂牌49个，其中国家级2个，省级17个，市级30个；南山区医学重点学科挂牌14个，排名第三，其中国家级1个，省级5个，市级8个；龙岗区医学重点学科挂牌13个，其中国家级2个，省级5个，市级6个；宝安区医学重点学科挂牌6个，其中国家级1个，省级2个，市级3个；龙华新区则仅有一个市级医学重点学科，排名最后；而盐田区、光明新区、坪山新区、大鹏新区四个区则没有市级以上医学重点学科分布。

表2-7 深圳市医学重点学科区域地理位置分布

	总数	国际级	省级	市级
罗湖	49	2	17	30
福田	83	6	37	40
南山	14	1	5	8
龙岗	13	2	5	6
宝安	6	1	2	3
龙华	1	0	0	1

深圳市属医疗卫生机构科技成果获奖数超过8成。2011—2015年，五年内全市共有85项科技成果获奖。在全市医疗科技成果奖励的医疗机构隶属区域分布中，市属医疗卫生机构获得了73项，占全部获奖数的85.88%，其他区属医疗卫生机构五年科技成果获奖数均在5项以下，且盐田区、龙华新区、光明新区、坪山新区、大鹏新区五个区的区属医疗机构科技成果获奖数均为零。全市各隶属区域医疗卫生机构科技成果获奖级别

分布情况中，中华中医药学会科学技术奖 2 项，省级科技成果奖励仅 1 项，市级以上科技成果奖励 9 项。社会办医疗卫生机构也仅获得了 1 项市级科技成果奖。

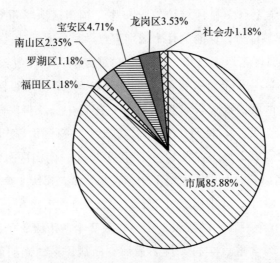

图 2 - 57　2011—2015 年深圳市各隶属区域医疗卫生机构科技成果获奖分布

在专利和专著方面，2011—2015 年，深圳市医疗卫生机构申请国内专利数 1044 个。其中实用新型专利 777 个，占申请专利总数的74.43%；发明专利 266 个，占申请专利总数的 25.48%；外观设计专利仅 1 个，占申请专利总数的 0.09%。2015 年，全市医疗卫生机构在国内专利申请方面取得较大的进步，当年共申请专利 542 个，较上年增加 330 个，增长率 155.66%。其中实用新型 431 个，较上年增加 274 个，增长率 174.25%；发明专利 110 个，较上年增加 55 个，增长率 100%；发明专利 1 个，较上年增加 1 个，也是 2011—2015 年唯一申请获得的外观设计专利。

从图 2 - 58 可见，2011—2015 年，全市在申请专利总数、实用新型专利数、发明专利数均随年度变化逐年递增，年度增长幅度较为明显，尤其是 2015 年，申请专利总数、实用新型专利数、发明专利数以及外观设计均较上年出现显著幅度的上涨。而全市在 2011—2015 年，总共仅申请获得 3 项国外专利，且均为深圳市第二人民医院申请，分布于 2013年、2014 年、2015 年各申请获得 1 个。

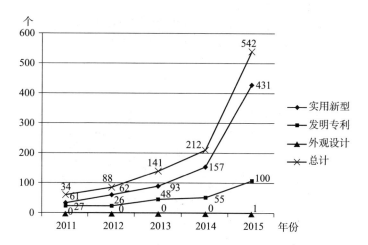

图2-58　2011—2015年深圳市医疗卫生机构申请国内专利年度变化图

表2-8　2011—2015年深圳市医疗卫生机构申请国外专利情况

申请号	申请年份	专利名称	主申请人
CN2015075017	2015	肌张力障碍 VPS16 基因的检测引物、方法和试剂盒〔ZH〕	深圳市第二人民医院
CN2014072725	2014	人类免疫缺陷病毒检测装置及其检测方法〔ZH〕	深圳市第二人民医院
CN2013091090	2013	一种可用于临床治疗的人膝关节软骨细胞体外扩增方法〔ZH〕	深圳市第二人民医院

（二）深圳健康管理发展现状

自 2013 年深圳市政府发布了《深圳市生命健康产业发展规划（2013—2020 年）》并把健康管理作为重点领域来发展之后，2013—2015 年期间，深圳健康管理行业的发展已初具规模，目前产业规模大约为40 亿元。

在企业数量增长方面，健康管理企业数量不断壮大。2013—2015 年期间，企业数量年均增长速度保持在 30% 以上，由 2013 年的 14937 家发展到 2015 年的 28058 家，占深圳健康产业行业企业总数的 31.36%。在健康管理服务类别中，具体分为健康服务机构、护理机构、精神康复机构、其他咨询服务机构，分别占比整个深圳健康管理服务数量的 62.64%、10.63%、2.87%、23.86%。

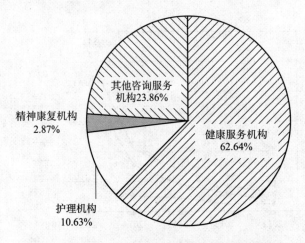

图2-59 2015年深圳健康管理行业企业结构情况

从服务范围来看，深圳健康管理企业服务人群包括疾病人群、亚健康人群和健康人群，其中疾病人群比率最高，为41.12%，亚健康人群占37.38%，健康人群占21.5%。在疾病人群中，慢性病人群最多，占48.6%。

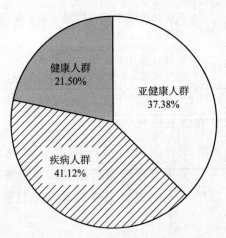

图2-60 深圳市健康管理服务企业主要服务对象统计

分析健康管理三个主要环节：健康数据采集（即通常所说的健康体检）、健康风险分析以及健康干预发现，深圳健康管理在产业链发展上也各有侧重。

在健康体检方面，近年来，深圳健康管理行业不断突破，第三方体检机构发展也非常迅速，以"健康管家""私人医生"为服务宗旨的健康体检行业，正迎合着当代深圳的前沿生活。深圳第三方健康管理主要针对高端人群，在进行高端服务型体检的同时，也努力与国内外检测医疗机构合作，从而提升服务项目的附加值。另外在慢性病管理、信息化管理、私人医生方面等高附加值业务方面发展比较快，弥补了国内医保的不足。目前在健康体检方面，深圳也涌现了一些行业骨干企业，如深圳市第一家健康体检机构，深圳第一健康医疗管理有限公司，发展飞跃。作为深圳市第一家健康体检单位的"第一健康"国际医疗连锁机构，很多设备都是国际上最先进的，比如，检测人体的细胞浓度、测定出人体体温千分之一的变化、心脏彩色扫描、数字化控制的抽血仪器等。

　　在健康风险与评估方面，深圳健康风险评估技术与设备先进性主要体现在基因检测方面，以及基于基因检测的健康风险评估软件。目前深圳已建成全球最大的基因测序服务中心和基因组学研究中心，新一代测序能力与超大规模生物信息计算分析能力世界第一。作为全球最知名的生命信息领先企业，深圳华大基因承办的国家基因库，已成为中国最重要的基因检测信息库。华大基因于 2010 年末率先推出的无创式检测技术在国内遥遥领先。与此同时，华大基因针对孕前的地中海贫血筛查、针对新生儿的耳聋基因筛查、新生儿单基因病筛查以及针对成人的肿瘤敏感基因检测、宫颈癌筛查等业务都开发了相应的检测试剂。

　　在测序仪方面，国家已经批准的国产基因测序仪共有 6 款，其中有三款是深圳的，分别是华大基因的 BGISEQ－100、BGISEQ－1000 和华因康的 HYK-PSTAR-IIA，显示了深圳在基因测序仪上强大的竞争力。2014 年，华大基因用于胎儿无创产前检测的两款基因测序仪、两款测序试剂盒经国家食品药品监督管理总局（CFDA）批准获得了医疗器械注册，这是 CFDA 首次批准注册的第二代基因测序诊断产品，也是全球首批国家层面的高通量测序技术的无创产前检测产品。华因康公司还成立了深圳高通量测序工程技术中心、基因检测中心，可以进行常见 11 大肿瘤的早期预警系统检测。此外，深圳市瀚海基因生物科技有限公司开发的第三代单分子测序仪简化样本制备过程，降低 DNA 的用量，但目前只制备出了样机。

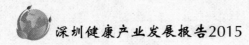

在测序技术研发及应用方面，深圳市也涌现出一批颇具竞争力的先进企业。深圳市海普洛斯生物科技有限公司致力于对肿瘤游离 DNA 的血液检测分析，实现对肿瘤的靶向用药、预后监控和易感基因监测分析。在癌症基因组方面，深圳市海普洛斯生物科技有限公司在 2015 年 7 月 17 日联合深圳市人民医院正式启动中国万人癌症基因组计划，这是世界范围内首个大规模的针对中国人的癌症基因组监测计划，该计划现已与近 60 家三甲医院合作，积累了近 6000 余名癌症患者液体活检的基因检测数据，未来这一数据库也将形成我国首个针对癌症患者基因检测分析的参考数据库。深圳早知道科技有限公司致力于消费级基因数据的解读与个性化健康服务，提供基于祖源分析、运动基因、营养代谢、健康风险。深圳谱元基因科技有限公司致力于建立并保持国际领先的微生物基因大数据采集及数据挖掘、深度分析能力，在国际上率先建立了肠道菌群宏基因组分析的方法学，但离实际应用还有一段距离。深圳市人民医院也开展了一些基因检测方面的工作，包括进行深圳高发恶性肿瘤易感基因早期筛查平台建设，开展了唐氏综合征胎儿特异标志性蛋白寻找和鉴定及其产前诊断试剂盒的研究以及用于肺癌早期筛查的痰液 miRNA 液相芯片定量检测试剂盒的研发工作等。

在健康干预方面，近年来深圳无论在营养干预、运动干预、心理及神经干预等领域，都得到了相应的发展。如在营养干预方面，深圳市保健食品行业发展较早，注重科技创新，市场发展较为成熟，已具有一定的全国品牌影响力。在运动干预方面，深圳运动干预产品与设备开发较为突出，如深圳市好家庭实业有限公司现今发展已成为中国运动健康领域的龙头企业。企业产品研发，已获受权专利、软件著作权近 150 项，在产品系列上已经开发了减腹塑身、疾病预防、预防与康复、平衡与协调按摩保健系列产品。目前在新经济常态下，好家庭正积极开发与基于互联网的新型运动干预保健产品与设备，将健康检测、健康记录等功能引入到运动器材中，与互联网形成网上网下健康干预系统，为人体健康提供更全面的服务。在心理及神经干预方面，深圳也研发了一些产品与设备，如深圳市艾尔曼医疗电子仪器有限公司研发的高电位治疗仪，可产生的有益电场，通过对身体表面的刺激，介入神经传递，最后作用于植物神经系统和内分泌系统的上位中枢－下丘脑，使人体自我调节机能得到恢复和提升，从而使不适症状得以改善，适用于睡眠障碍以及高血压等疾病的辅助治疗及缓解。深圳市是源医学科技有限公司开发的"基于生理信息的心理健康管理系统"，专注心理疾病预防与治疗、专注心理健康管理的综合系统，通过用户端采集人体生理信息并与中央服务器"专家系统"通信，快速便捷获取专业客观的心理健康诊查结果，为社会公众提供触手可及的个性化心理健康管理服务、干预方式，引导个性化心理健康治疗。

第三节　深圳健康产业存在的问题与发展建议

深圳市的健康产业具有较好的发展基础和科研创新能力，但也面临意识观念尚需提升、监管力度加强、急需制定标准、市场有待开拓、人才吸引力有待增强等突出问题，需要加快形成产业集群效应，将健康产业发展成为一个带动经济产值、服务民生、绿色生活、促进和谐的新产业。

一、深圳健康产业发展存在的问题

（一）企业规模普遍较小，产业竞争力还有待提高

目前深圳市的健康产业在全国处于领先地位，也形成了一批具全国知名的龙头企业。但整个产业仍然以中小民营企业为主，产业的集中度比较低。从 2015 年调研的数据推算，中小企业占比所有企业的总量达到 80%以上，而且大部分中小企业都面临科研创新开展难、专业技术人才与中高级管理人才匮乏、融资难等问题，其中人才匮乏与资金缺乏，成为中小企业发展的两大难题。目前大部分中小企业与政府的良好互动不够，政府政策向中小企业倾斜不明显。总体而言，整个产业离规模化、集约化和产业化的发展还有一定距离。

（二）招聘难人才流失，人才问题制约产业发展

通过调研了解到，深圳健康产业大部分企业都深感人才难招的困境，特别是高端人才尤为严重。在目前企业人才开发遇到的问题中，逾 6 成企业都认为，目前市场上符合企业需求的人才难找，人才供需存在结构失衡问题。

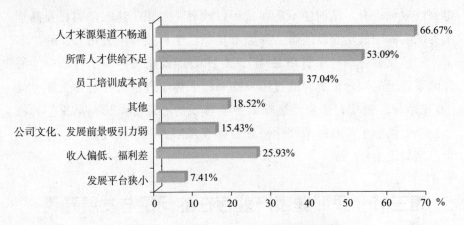

图 2-61　健康产业企业人才招聘困境原因

　　除此之外，人才流失也成为大部分企业的心头之困。据调查显示，深圳健康产业企业近三年来的员工平均流失率普遍较高。42.31%的企业员工流失率为1%～10%；26.92%的企业员工流失率在11%～20%；20.51%的企业员工流失率在21%～30%。

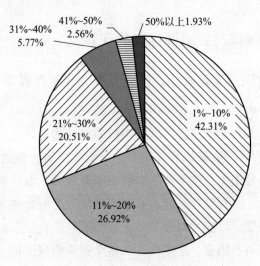

图 2-62　健康产业企业人才流失情况

　　对于人才流失原因，61.90%的企业员工离职主要为个人职业规划，23.81%的企业员工离职原因主要为薪酬待遇问题，这两大问题成为目前企业员工流失的主要原因。由此可见，深圳健康产业对人才吸引力还不够强，这也与当前产业发展还处于成长期，产业化程度不高有关。

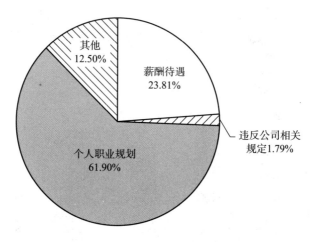

图 2-63 健康产业企业人才流失原因

（三）融资难、资金不足，成企业发展难题

中小企业目前已成为深圳健康产业的重要组成部分，对推动健康产业发展起着不可忽视的作用，然而中小企业融资难也成为了阻碍企业发展不争的事实。中小企业融资难固然有其自身不足，例如缺乏严密的资金使用计划，资本周转效率较低，缺乏健全的财务管理体系及制度等。但从外部环境来看，中小企业融资渠道窄、金融机构融资门槛高、政府资金扶持不足，也成为中小企业融资难、资金缺失的重要原因。如在融资渠道方面，银行信贷虽然是中小企业融资的主要渠道，但中小企业能获得的信贷支持，相比大企业而言，获得的相对较少。目前银行信贷还远不足以满足中小企业扩大再生产的资金需求。在政府方面，从调研结果来看，大部分企业都希望获得政府项目资金支持，但能获得政府资金直接扶持的企业数量只占 40% 左右，而且在寻求获得政府优惠政策扶持的过程中，超过 50% 以上的企业都认为手续过于烦琐，且部分项目申报门槛过高，企业在申报过程中觉得有些吃力。

（四）企业标准化程度低，标准规范化建设待提高

在对企业所具备相关标准的情况调查中，从调研的数据显示，有45.86% 的企业有自己的标准，26.75% 的企业有行业标准，19.75% 的企业有国家标准，22.29% 的企业没有任何标准，6.37% 的企业有其他标准。由此可见，深圳健康产业企业的标准比较混乱，整体还没形成一定规范性。

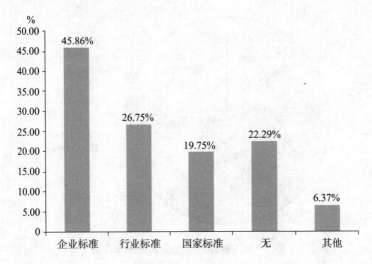

图2-64 深圳市健康产业企业拥有标准的情况

由于行业普遍缺乏标准，市场上健康用品质量良莠不齐，质量安全事件屡屡发生，特别是减肥、美容、养生保健等细分行业违规违法行为显得较为突出，假冒伪劣、夸大功效、虚假宣传和非法添加等问题严重损害了消费者的合法权益，这种以小失大，只重视眼前利益忽视长远利益的做法，严重影响了行业的公信力以及长远发展。

二、深圳健康产业发展建议

（一）加大产业发展扶持政策，促进产业健康发展

近年来，深圳健康产业正以年均20%的增速快速发展，深圳地处经济发展的前沿地区，无论从经济水平和消费者的健康意识，都显示出巨大的发展潜力。然而不能忽视的是，深圳健康产业中大部分企业还是较为弱小，整体竞争力不强。从发展的大环境来看，当前中国健康产业发展刚刚起步，各地区政府都把健康产业作为重点产业来扶持。从产业未来的发展竞争格局来看，区域之间的竞争也将会愈加激烈。为了更好地促进深圳健康产业的健康发展，政府需要适当加大扶持政策，把生命健康产业作为重点的扶持领域，除了扶持重点企业加快发展，政策扶持也需要适当向中小企业倾斜。对此，具体实施建议如下：一是政府相关管理部门要会同有关单位，制定一些具有引导性的健康产业发展规划或建议方案，发挥政府政

策引导、政策机制法律法规的配套等引导性作用。二是建立健康产业企业信息库、重点企业库，组织实施企业培育计划，分类扶持培育企业，区别对待，发挥企业特色。三是设立健康产业发展引导资金，为需要贷款的中小企业提供资金支持，促进企业的扩大再生产。在项目审批上，可以适当简化审批流程，在提高政府工作效率的同时，也节约社会资源，以达到双赢效果。四是加强信贷资金支持和加大直接融资力度。针对一些重点项目，为企业提供平台与金融机构对接。同时，支持符合条件的健康产业企业发行企业债、公司债、短期融资券和中期票据等债务融资工具。五是为产业发展提供公共服务平台支撑。建议政府为企业发展提供必要的技术服务平台、行业检测平台、标准化服务平台、投融资服务平台、人力资源平台、商务合作平台等。

（二）发挥协会职能，推动行业自律与协作发展

行业协会是市场体系的一个重要组成部分，健全的市场体系及市场运作机制，离不开协会。一般而言，行业协会都具有组织、协调、服务、监管职能，它是政府、企业、市场之间联系的纽带和桥梁。目前深圳市健康产业企业以中小企业为主，行业协会的作用显得尤为重要。行业协会应加强产业发展研究，开展生命健康产业及各细分领域相关专项研究工作，为产业发展提供解决的建议和意见；帮助企业了解行业发展趋势、市场运行情况，为企业提供重要的市场信息。积极牵头制定行业标准，为行业的规范发展发挥积极作用。同时，开展行业人才的培训与人才引进工作，特别是人员培训方面，根据产业发展的需要，做好行业从业人员的资格培训、职业技能培训、服务技能培训等以提高行业从业人员的素质。另外，目前健康产业科研产业化的成果转化还比较低，协会应该做好科研机构、生产企业、服务企业与相关投资方之间的桥梁，促进科研成果与市场之间资源的对接。

行业协会的发展除了自身的不断完善外，还需要外部力量的推动，例如政府支持。行业协会的发展需要政府部门一定的扶持，才能充分发挥和强化行业协会的重要功能。在健康行业发展的过程中，政府可以授权行业协会协助健康产业行业统计、收集、分析、发布行业信息；支持行业协会搭建健康产业公共服务网络平台和为全民服务的科学化、系统化、持续

化、普及化的健康教育平台；支持鼓励行业协会牵头完成行业标准和规范的制定工作，组织贯彻实施并进行监督；鼓励和扶持行业协会积极参与到健康产业管理体制中来，承担起相应的职能，推动健康产业的创新发展。

（三）要充分借助"互联网＋"，提升企业自身竞争力

2015年的政府工作报告将"互联网＋"提升至国家战略层面，希望通过"互联网＋"推动全产业的改造与升级。其中"互联网＋中小企业"也成为"互联网＋"的行动计划的组成部分。毋庸置疑，随着云计算、大数据、物联网、移动互联网等新一代信息技术的发展，这将为中小企业的发展带来新的机会。在健康产业方面，移动互联网和大数据对于医疗和医药产业的冲击也是未来医药健康市场的一个主要趋势。通过大数据与信息技术的支持，健康产业可实现对现有资源的整合和重新调整。同时，以大数据分析为基础，物联网服务运营平台为依托，可以实现个性化健康管理。

从目前消费市场来看，截至2015年4月，中国移动医疗用户规模为0.9亿人，对比中国医疗高需求人群规模（2.2亿人）以及年就医总人次（约70亿人次）。移动医疗显示出巨大增长空间。而另一方面，互联网医疗APP在手机的渗透率也在不断提高，据中国医药工业信息中心数据显示，截至2015年，中国移动医疗健康应用在手机网民中的渗透率接近7%。其中，用户对移动医疗健康领域的需求达到85%。

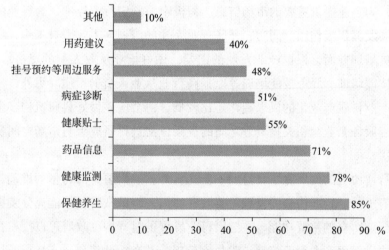

图2-65　用户对移动医疗健康领域的需求

深圳作为大数据产业发展的前沿之地，在 2010 年就成为国家工信部启动云计算服务试点城市。深圳健康产业的中小企业应该借力深圳大数据产业的优势资源，与时俱进，运用互联网的力量，发挥创新思维，重建适合企业发展的商业模式以及营销模式，整合内外资源，优化配置。

（四）推动行业发展标准建立，优化产业发展环境

产品质量一方面关乎民生，一方面关乎产业，生产高标准高质量的产品，不仅增加市场有效供给，还有利于消费的升级。2015 年 12 月 17 日，国务院也颁布了《国家标准化体系建设发展规划（2016—2020 年）》，其中提到"标准是经济活动和社会发展的技术支撑，是国家治理体系和治理能力现代化的基础性制度"。由此可知，建设完善的标准化体系，已经不仅只停留在行业发展层面，而是逐渐提高到国家整体大局发展层面。毋庸置疑，标准化体系的供给侧改革，将是整个社会发展的一个趋势。就健康产业而言，发达国家对健康产业有全面系统化的产业政策和布局规划，并有完善的质量安全、技术认证等产业制度规范市场行为。相比当前我国健康产业的发展情况，虽然产业发展势头良好，但是还没有落实完善的法律体系和行业标准来规范健康产业的市场主体，健康产业缺乏公认的市场准入标准和行业规章制度，而且各个企业对于健康产业的概念认识不统一，内涵理解不一样，以致出现许多市场乱象。目前深圳健康产业行业标准化程度比较低，市场上的健康用品质量良莠不齐，这些问题的存在都阻碍着整个产业的健康发展。

结合当前的发展形势，面对具有挑战又有机遇的标准体系建设，对建立深圳健康产业标准，提出以下三个方面具体建议：一是深圳市可以率先探索制订与完善健康产业各重点行业的标准和服务规范，在宏观层面上开展宏观调控、产业推进、行业管理、市场准入和质量监管。政府出台相关标准实施方案，组织好宣传工作，以提高企业的标准意识及整个社会标准化的教育。二是鼓励具备相应能力的学会、协会、产业联盟等社会组织协调相关市场主体共同制定满足市场和创新需要的标准，增加行业标准的有效供给。三是企业要建立适应市场竞争需要的企业标准化工作机制。在生产、加工、销售等产业链条上，严格执行标准，把标准作为生产经营、提供服务和控制质量的依据和手段，提高产品服务质量和生产经营效益，争

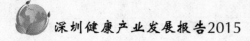

创知名品牌。

（五）鼓励引进优秀人才，提高行业人才素质

人才是产业持续发展的基础，人才支持在产业发展的过程中占据着至关重要的地位。由于政策环境、生活成本、职业规划、人才培养不够重视等原因，导致了深圳市健康产业企业人才匮乏。发展健康产业，必须完善人才使用机制，加大向关键岗位和优秀人才收入分配倾斜力度；加大健康管理、生命科学等学科专业建设力度，加强硕士、博士等高级专业人才的培养；鼓励科研机构、企业与高校联合建立技术人才培养基地，加强创新型人才和高级实用型人才培养；鼓励高职类院校加快健康产业发展急需的技能型人才的培养；积极引进海外人才，鼓励海外优秀人才来深圳自主创业、从事科研教育工作，增强健康产业企业的技术创新能力。同时，应加快高等院校与研究所的建设，加强科研后备人才的培养，形成高层次人才领头、中青年专家为骨干、广大科研型毕业生为基础的科研人才支撑体系。要在坚持"培养与培训相结合""走出去与走进来相结合"的原则上多途径、多层次造就人才队伍；专业培养既要培养从事理论研究和研发的高级人才，又要培养能在一线进行专业化服务的实操人员；对从业人员进行专业知识与理论、专业技能和服务礼仪等方面的培训。要开展职业认证制度，继续坚持和推行行业从业人员职业培训资格证书的制度，逐步规范市场准则和从业人员的资质管理，鼓励企业建立、健全健康产业从业人员继续教育制度与培训制度，不断提高从业人员的技能与素养。

第三章　健康产业创新发展热点研究

在国内创新的大环境下，健康产业的创新越来越受到政府和企业的关注。生命科学是健康产业最重要的科技基础，随着现代科学技术的飞速发展，生命科学成为发展最迅速、创新最活跃、影响最深远的科技创新领域之一，已经形成新一轮科技革命的引领性力量，也是健康产业创新最重要的推动力。深圳作为首个以城市为基本单元的国家自主创新示范区，依托首批国家生物产业基地建设、生物技术的不断突破和应用，加大生命健康产业科技创新扶持与推动，推进行业规范发展，逐渐实现生命科学从科技创新到应用创新的成果转化，助力深圳健康产业腾飞，也为行业发展带来诸多启示与借鉴。

第一节　2015 年生命科学发展前沿与热点研究

生命科学作为 21 世纪最重要的创新技术集群之一，正成为推动产业变革的重要力量。随着基础研究的蓬勃发展和技术创新的不断突破，生命科学发展进入了从量的积累向质的飞跃，点的突破向系统能力提升的重要时期。

一、从 SCI 看 2015 年生命科学探索最受关注

SCI 是世界著名的三大科技文献检索系统之一，是国际公认的进行科学统计与科学评价的主要检索工具。对许多学者来说，对科学期刊及其相关特征进行分析的权威机构和工具当首推美国科学信息研究所（ISI）的科学引文索引（SCI）。当前在世界范围内的学术期刊有 7 万 ~ 8 万种，而被 SCI 收录的仅有 33 种左右，这些期刊即是 SCI 的源期刊，并且当一种刊物的影响因子小于 0.001（即该刊每发表 1000 篇论文，被引用不到 1 次）

时，通常不会被 SCI 收录。经过 50 多年的发展，SCI 数据库不断更新，已经成为当代世界最为重要的大型数据库，被列在国际六大著名检索系统之首。

在 SCI 中，自然科学类期刊占总收录的 95.4%，成为 SCI 数据库的构成主体。其中医学、工程技术以及生物科学为学科分布前三位，共占总收录的 60% 以上。

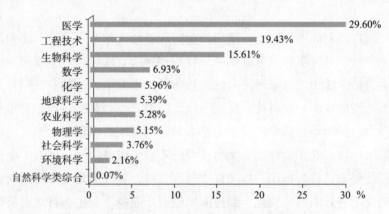

图 3 - 1　SCI 来源期刊学科分类情况图

资料来源：根据公开资料整理。

近年来，随着物理、化学发展水平提高，以及计算机技术的飞速发展，给生命科学的发展也带来了极大空间，促使人们对生命的探索热情达到了前所未有的高度。根据汤森路透 2015 年《SCI 期刊分析报告》（*Journal Citation Reports*，JCR），排名前十名的世界最有影响力的期刊杂志全部来生命科学领域，它们是 *CA-A Cancer Journal for Clinicians*（《CA 临床医师癌症杂志》），*The New England Journal of Medicine*（《新英格兰医学杂志》），*Nature Reviews Drug Discovery*（《药物发现自然评论》），*The Lancet*（《柳叶刀》），*Nature Biotechnology*（《自然生物技术》），*Nature Reviews Immunology*（《免疫学》），*Nature Reviews Molecular Cell Biology*（《自然分子细胞生物学期刊》），*Nature Reviews Genetics*（《自然遗传学综述》），*Nature Reviews Caner*（《自然癌症综述》），*Nature Reviews Neuroscience*（《自然神经系统科学综述》）。

表 3 - 1　2015 年 SCI 期刊生命科学领域影响因子分析情况

序号	期刊名称	影响因子
1	《CA 临床医师癌症杂志》	131.723
2	《新英格兰医学杂志》	59.558
3	《药物发现自然评论》	47.12
4	《柳叶刀》	44.002
5	《自然生物》	43.113
6	《免疫学》	39.416
7	《自然分子细胞生物学期刊》	38.602
8	《自然遗传学综述》	35.898
9	《自然癌症综述》	34.244
10	《自然神经系统科学综述》	29.298

资料来源：根据公开资料整理。

同时，以期刊数量 40 ~ 50 范围作为统计期间进行核算，收集特定生命科学主题下源期刊的影响因子总和，得出期刊平均影响因子。通过对比分析，其中以生物化学与分子生物学、细胞生物学、神经与脑科学、免疫学、遗传学期刊平均影响因子排在前列，期刊平均影响因子分别是11.470、10.758、9.220、7.403、5.494。从中可以看出，细胞生物学、神经与脑科学、免疫学、遗传学是发展最为活跃的生物学领域。

表 3 - 2　在特定生命科学主题下期刊平均影响因子情况

主题	影响因子总和	期刊份数	期刊平均影响因子
生物化学与分子生物学	573.511	50	11.470
细胞生物学	537.921	50	10.758
神经与脑科学	368.804	40	9.220
免疫学	370.185	50	7.403
遗传学	274.421	50	5.494
内分泌与新陈代谢	274.15	50	5.483
真菌学	228.723	50	4.575
微生物学	244.289	50	3.592

资料来源：根据公开资料整理。

二、国内外生命科学发展热点领域分析

(一) 国际生命科学发展热点概述

随着全球化和信息化的快速发展，生命科学领域的发展已经成为了全球关注的焦点，很多国家都将生命科学列为重点发展领域之一。在2015年国际生命科学领域取得了多项突破，技术的推动使得生命科学研究不断向纵深推进，而且产业规模也得到迅速扩大。据相关数据显示，近年来全球生物产业规模年均复合增长率在10%以上，2015年生物产业市场销售额达到了1327亿美元，规模同比增长了13%，同时，全球在生物技术领域R&D投入401亿美元，同比增长了16%。

在生命科学众多领域中，基因组学、脑科学、合成生物学、干细胞、免疫学以及液体活检、基因编辑、表观遗传学、肠道菌群等领域都相当活跃且创新成果倍出。

1. 基因组学

21世纪基因组学成为生命科学的重要引擎。随着糖尿病和癌症等胎儿疾病发病率的增加，一些国家政府对基因组学研究的资助，使基因组学将迎来一次规模式的增长。根据美国调研机构Grand View Research发布的最新调研结果，全球基因组学市场在2014—2020年将保持10.3%的复合增长率，到2020年市场总额将达到221亿美元。北美市场占全球基因组学市场的35%，占最大市场份额，主要是因为该地区病人意识强，医疗设施先进。亚太地区也将是增长最快的地区，在未来6年将保持12.7%的增长率。在中国和印度，医疗需求满足率低，医疗外包需求的增加，将促进基因组学市场的发展。

2. 脑科学

脑科学和类脑人工智能正迎来新一轮研究热潮。自2012年起，美国科学家就提出一项名为"人类大脑活动图谱"的计划，受到奥巴马政府的高度重视，经修订后上升为美国国家层面的大科学计划。在2013年4月，奥巴马政府宣布政府预算中拿出1亿美元，启动这项旨在揭开人类大脑奥秘的研究计划。无独有偶，在2013年1月欧盟宣布人脑工程成为欧盟"未来新兴旗舰技术项目"之一，并将在未来10年内获得10亿欧元的科研经费。

脑科学之所以受到发达国家的重视，主要是因为加速脑科学研究有助于提升人类健康水平，并刺激经济发展。目前人类所面对的与脑部有关的疾病已经超过 500 种，如在欧洲约有 1/3 的人口会患上与脑有关的疾病，而且随着老龄化人口的增加，这一数字还将上升，因此，加强脑科学研究有助于帕金森氏症、阿尔茨海默氏症等脑部疾病的诊断和治疗，提高人们的健康水平和生活质量。另外，脑科学研究属于具有高科技附加值的项目，以此为基础的产业必将产生可观的经济效益。据相关数据显示，自 2009 年以来，人脑工程领域的产业规模持续增长，2015 年产业规模约达到 30 亿美元，预计 2020 年全球人脑工程市场有望增长至 60 亿美元。

3. 合成生物学

合成生物学是综合了科学与工程的一个崭新的生物学研究领域，为生命现象及其运动规律的解析提供了一种新的研究思路和方法手段，在经济和社会发展中具有巨大的应用开发潜力。据美国联合市场研究发布的报告显示，2015 年全球合成生物学市场达 52.46 亿美元，在全球范围内至少有 565 家研发机构进入该领域。在合成生物学产品的开发上，全球已经有 116 个合成生物产品得到开发，其中有 92 个产品由多个国家的企业和研发机构共同开发，所有涉及合成生物的产品类型有医学药品、工业酶、新材料、个人护理、食品、化学品等。其中在医学应用领域上，合成生物学促进干细胞与再生医学的发展，通过分子传感器、分子纳米器件与分子机器的开发等提升疾病诊断能力，开发人工合成减毒或无毒活疫苗以增强疾病预防能力，合成人工噬菌体使其成为替代抗生素的新型杀菌物质，将人工噬菌体技术和基因组打靶技术等用于基因治疗，运用合成生物学技术设计细胞行为和表型可以精确调控、治疗特异的免疫细胞、干细胞等临床治疗性细胞产品体系，人工设计和合成工程细菌作为靶向治疗用的药物载体等。

4. 干细胞

干细胞被誉为 21 世纪最具发展前景的学科。自 2001 年开始，与干细胞相关的论文和专利数量均快速增加，据数据显示，在 2012—2015 年期间干细胞研究领域增长率为 5.39%，到 2015 年与干细胞相关的研究文献达到 12 万篇。其中美国论文数量远远高于其他国家和地区，是排名第二位的日本的 4 倍，专利数量占世界的 56.77%。由于干细胞自我更新及分化能力在疾病治疗和器官移植等领域应用潜力巨大，近年来干细胞产业规模得

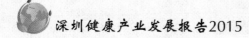

到了一个快速的提升，在2015年，全球干细胞产业规模达到了600亿美元，预计到2020年，全球干细胞产业规模有望达到4000亿美元。全球有超过300家干细胞研究企业，以干细胞领域研发企业的地域分布情况来看，美国的干细胞相关企业数量巨大，占到全世界相关企业的50%以上。欧洲一些国家对干细胞的研发政策比较宽松，欧洲的相关企业占到全世界的28%。亚洲国家和地区正在增强对干细胞的研究，如中国、日本、韩国、印度、新加坡、马来西亚等都有很好的发展潜力。全球各国干细胞企业所侧重的领域并不相同，产品涉及最多的是神经病学和中枢神经系统疾病，其次是心血管病和糖尿病，还有血液病、癌症、骨软骨病等。

5. 免疫学

在免疫学方面，随着第一代重磅抗体药物专利相继到期，抗体类生物类似药的研发越来越受到重视。美国、欧盟相继发布了一系列生物类似药研发与评价的指导原则，鼓励生物类似药的快速发展。如新技术的突破引领了新型抗体药物的发展。ADC药物、双特异性抗体等一系列新型结构抗体取得了快速发展。新靶点、新机制的抗体药物临床应用取得了突破。其中，免疫检查点阻断抗体成为了肿瘤免疫治疗的新领域。PD－1/PD－L1抗体在黑色素瘤、非小细胞肺癌等一系列的恶性肿瘤的临床治疗中取得了突破。抗体药物的研究领域日益广泛。抗体药物最早是用于抵抗免疫排斥反应，而现在，这类药物的应用已经扩展到肿瘤、自身免疫疾病、感染性疾病、眼科疾病、心脑血管疾病以及生物安全防控等领域。

6. 液体活检

作为体外诊断的一个分支，液体活检就是通过血液或者尿液等对癌症等疾病做出诊断。其优势在于能通过非侵入性取样降低活检的危害，而且有效延长患者生存期，性价比高。目前液体活检的主要检测物包括检测血液中游离的循环肿瘤细胞（CTCs）、循环肿瘤DNA（ctDNA）碎片、循环RNA（Circulating RNA）和外泌体（携带有细胞来源相关的多种蛋白质，脂类，DNA，RNA等）。其中，ctDNA、RNA和外泌体是肿瘤细胞自身分泌或死亡时释放的物质。

与传统的肿瘤检测方式相比，这种被称为液态活检方法，只需体外无创抽血即可检测全身肿瘤，从而规避了传统方式需要手术、穿刺取样的局限性。与此同时，液态活检还可缩短检测时间并降低检测成本。诸多国际医药巨头和风险投资者早已瞄准了这一炙手可热的领域，如强生下属子公司 Veridex 收购 Immunicon 的 CTC（循环肿瘤细胞）业务、罗氏收购德国肿瘤转化和基因组学公司 SignatureDiagnostics。JP 摩根和高盛预测，液体活检在全球及美国的市场潜力将分别达到 230 亿美元和 140 亿美元，但这一市场需要 5～15 年才能完全成熟。中国液体活检市场已悄然成型，据不完全统计，中国目前有 47 家公司在从事肿瘤液体活检，其中，26 家公司选择 ctDNA（循环肿瘤 DNA）路线，9 家公司选择 CTC，代表性企业包括华大基因、药明康德新药开发有限公司、燃石生物科技有限公司、普世华康（江苏）医疗技术有限公司等。

然而，液体活检仍需市场考验。主要是由于液体活检的准确性、价格、消费者接受程度以及国家审批等因素，新兴技术代替传统方法仍需时日。而且从技术角度看，与传统的检测方法相比，液体活检的难度更高。如肿瘤碎片在患者的血液中的含量极低，大约每 100 万个血细胞（约 1ml 血液）中才混杂着 1 个肿瘤细胞。因此从血液中捕获 CTCs 的技术难度极高。但是考虑我国肿瘤发病率、液体活检适应症、未来市场渗透率、未来检测单价以及患者年平均检测次数等因素后，预测中国液体活检市场在 5～10 年内的市场潜力约为 200 亿元。

7. 基因编辑

基因编辑依赖于位点特异的核酸切酶在剪切位点通过 DNA 修复系统触发序列修改。目前，该领域主要有三种技术，锌指核糖核酸酶（ZFN）技术、转录激活因子样效应物核酸酶（TALENs）、RNA 介导的成簇规律间隔的短回文重复序列 CRISPR-Cas 系统。

锌指核糖核酸酶（ZFN）技术和转录激活因子样效应物核酸酶（TALENs）组成了一大类强有力的基因编辑工具，由一个可编码的序列特异性 DNA 结合模块与一个非特异性的 DNA 切割结构域所组成，通过诱导 DNA 双链断裂来刺激容易出错的非同源末端连接或在特定基因所在位置进行的同源定向修复，完成一系列遗传学编辑修饰操作。成簇规律间隔短回文重复技术（CRISPR）是最新出现的一种基因组编辑工具。与其他编辑工具相比，CRISPR 技术更易于操作，具有更强的可扩展性，目前已成功应用于人类细胞、斑马鱼、小鼠以及细菌的基因精确修复。随着 CRISPR 技术在研究和疾病治疗领域不断取得新的突破，该技术已经是科研领域的

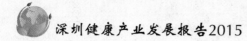

闪光点。2014 年，"863"计划在基因编辑及其应用研究方面进行重点支持，资助金额达 1200 万元，同年，国家自然科学基金共资助了 31 个 CRISPR 技术相关项目，获批总金额约为 1300 万元。2015 年国家自然科学基金共资助 57 项 CRISPR 技术相关项目，较 2014 年明显上升，获批总金额超过 3100 万元。

以 CRISPR 技术为代表的基因组编辑技术，优势无比，但同时 CRISPR 带来的伦理与监管问题也得到全面关注，尤其是中山大学生命科学学院黄军在 Protein&Cell 杂志上首次发表了编辑人类胚胎相关论文后，关于究竟是否可以对人类胚胎进行编辑等伦理问题的争论越来越激烈。目前美国已宣布推出重大举措为人类基因编辑制定指导准则，英国首次批准了基于 CRISPR 技术进行人类胚胎编辑的相关研究。

8. 表观遗传学

表观遗传学是研究基因的核苷酸序列不发生改变的情况下，基因表达的可遗传的变化的一门遗传学分支学科。近年来，表观遗传信息的异常变化在癌症以及其他疾病的产生中起的重要作用，尤其是去甲基化药物阿扎胞苷（Azacitidine）及其脱氧衍生物 5 - 氮杂 2′- 脱氧胞苷（5 - Aza - dC）在治疗肿瘤患者的成功临床应用，使表观遗传学逐渐成为肿瘤研究热点。表观遗传学的研究将主要围绕三方面主题展开，一是在表观遗传的机制与功能方面，表观遗传信息的建立和维持、表观遗传修饰、与表观遗传调控相关的非编码 RNA，将细胞信号网络与表观遗传修饰、染色质重塑乃至基因表达等不同层面调控网络整合，深入认识从信号到表观遗传调控乃至个体生长、发育和对环境适应的分子机理等。二是表观遗传学在重大医学问题的研究上，如表观遗传在干细胞分化与组织再生过程中的作用机制，表观遗传修饰与学习和记忆能力的调控，表观遗传密码与寿命的关系，表观遗传与重大疾病的发生发展，表观遗传机制在 DNA 损伤与修复过程中的功能，表观遗传在不同性别中的作用差异，等等。三是与表观遗传相关的农业育种问题的研究，将阐明环境变化如何影响个体性状、植物抗性等。

9. 肠道菌群

肠道中与人体共生或寄生的微生物如细菌、原生动物、病毒等可被称为人类的"第二基因组"，"第二基因组"有着庞大数量和类群基础的细菌，其分布平衡对人体健康尤为重要。一些常见的疾病包括糖尿病、哮喘、慢性腹泻、肠易激综合征（IBS）、炎症性肠道病（IBD）、肥胖症、免疫力低下等都被发现与细菌分布平衡的失调有密切关联。随着细菌种群分布临床研究调查的深入，人体菌群的重要性正在被越来越多地提出和重视，作为一个长期以来被忽略的重要"器官"，如何维持健康的菌群状态日益成为关注重点。如在 2012 年中国科学家首次发现一种叫作阴沟肠杆菌的肠道细菌是造成肥胖的直接元凶之一，它在人的肠道里过度生长是肥胖的原因。这也是国际上首次证明肠道细菌与肥胖之间具有直接因果关系。2014 年《中国科学报》对南京医科大学第二附属医院肠病中心主任、副主任医师张发明以及他所研究的粪菌移植进行报道，报道了世界上第一例使用粪菌移植方法成功治疗难治性克罗恩病。

目前肠道菌研究主要包括二个方面，一是菌群变化与疾病/健康的相关性，肠道菌对药物代谢和个性化治疗的影响；二是通过对肠道菌的干预来达到治疗的目的（这包括粪菌移植、特制菌药丸等）；三是在疾病治疗和健康管理方面，预计在不久的将来，将逐步走向个性化，菌群干预产品也会多样化。比如根据肠道菌群的检测结果，可以选择正对性的益生菌进行干预。

（二）国内生命科学发展概况

当前，中国经济正由要素驱动向创新驱动转变，结构调整、经济转型、产业升级需要强大的科技支撑。生命科学和生物技术在支撑引领经济发展中的作用日益显现，生物经济正成为中国经济的重要增长点之一。近年来，中国政府高度重视生物技术和产业的发展，出台了一系列战略规划，研发投入持续增加，取得了一批标志性科技成果，如在世界上首次解析了葡萄糖转运蛋白晶体结构，治疗 T 细胞淋巴瘤新药西达本胺上市，人工角膜"艾欣瞳"投产。生命科学论文发表量和生物技术专利获得量均居世界第二。与此同时，由于得益于技术的发展，近年来我国生物产业的规模保持20%以上的幅度增长，截至 2015 年，我国生物产业产值规模达到了 4 万亿元。

在基因组学发展方面，2015 年我国在基因测序和功能基因组研究等方面取得了重要进展。尤其在基因测序发展上，近年以华大基因为龙头的测序类公司均实现100%以上的复合增长，2007 年至 2010 年 4 年间我国 DNA

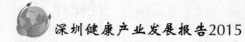

测序的收入每年以 200% 的速度增长，估计在 2015 年基因测序市场规模可突破 30 亿元。同时，在企业规模上，截至 2015 年，全国有数百家基因测序服务公司，主要分布在北京、上海、广州、深圳、杭州、天津、武汉等地。其中，位于第一方阵的企业包括四家——华大基因、北京贝瑞和康生物技术股份有限公司、达安基因股份有限公司、博奥生物集团有限公司。其余较为知名的企业包括药明康德新药开发有限公司、安诺优达基因科技（北京）有限公司、北京诺禾致源科技股份有限公司等。在功能基因组研究上，在 2015 年，我国科学家发现了多种疾病的易感基因，包括乳头瘤病毒感染、麻风病、非综合征性唇裂或唇腭裂、银屑病、痛风性关节炎、散发体垂体腺瘤、抑郁症、先天性心脏病、青少年特发性脊柱侧凸和前列腺癌等。这些易感基因的鉴定为相关疾病机制研究提供了遗传基础，并将有助于新的诊治和筛查方法的开发。

在脑科学发展方面，近年来，随着影像技术和人工智能技术的进步，我国脑科学和类脑人工智能获得了较大进步。2015 年 3 月，复旦大学脑科学研究院研究团队，通过回忆可激活脑内的 β 抑制因子神经通路，使记忆得以"再巩固"，而不是像以往经典理论所认为的，是激活 G 蛋白通路后，导致记忆"再巩固"。该发现有助于阐明记忆长期存储的分子机制，并对新靶向药物研发有重要意义。2015 年 8 月，中国科学院神经科学研究所研究团队发现，相邻树突棘之间对 cadherin/catenin 复合物的竞争决定了它们在树突棘修剪过程中的不同命运，从而揭示了发育过程中神经环路精确化的新机制和重要规律。该研究对解决孤独症、精神分裂症等发育性神经系统疾病机理有重要意义与临床意义。2015 年 1 月，中国科学院心理研究所研究团队成功研发"人脑连接组计算系统"（CCS），CCS 的测试版本主要用于处理宏观尺度上的人脑多模态磁共振影像（MRI）数据，通过将矩阵论中"稀疏矩阵分块计算算法"和"现代脑科学中人脑连接组功能模块划分图谱"进行有机结合，CCS 实现了高性能的人脑功能连接组计算。2015 年 12 月，清华大学神经工程实验室研究团队在无创脑机接口信息传输研究方面取得重要进展，将脑机接口（BCI）通信速率提高到平均每秒钟 4.5 比特，最佳受试者可达每秒钟 5.32 比特。除了国内研究所在研究上取得进步之外，我国一些上市企业也已经开始了在人脑工程产业的布局，如复旦复华公司的"人脑动态建模、定位与功能保护新技术及其在神经导航中的应用"曾获国家技术发明二等奖。该项目的发明点集中反映在提出了人脑动态建模、定位及脑功能保护的新技术，大幅提高了神经导航系统的定位精度、导航信息量及工作的可靠性，项目已授权发明专利15项。乐普医疗与天方药业通过股权合作，以河南天方药业中药有限公司为平台，共同发展心脑血管药品业务。冠昊生物公司是再生型医用植入器械国家工程实验室、再生型生物膜国家高技术产业化的示范基地，主打产品生物型硬脑膜补片，是国内脑膜市场第一品牌。

在干细胞发展方面，目前我国已经建立起多家产业化基地，包括国家干细胞产业化华东基地、国家干细胞产业化天津基地、青岛干细胞产业化基地、无锡国际干细胞联合研究中心、泰州国家生物产业基地干细胞产业化项目基地等。自2010年底，国家干细胞与再生医学产业技术创新战略联盟成立，由国内27家干细胞与再生医学领域的一流科研院所、知名三甲医院、多家"211工程"重点高校、行业龙头企业等作为发起单位和理事成员单位，目的是促进干细胞与再生医学技术创新、成果转化和产业发展。大部分产业化基地的相关业务涵盖干细胞存储、抗体和诊断试剂研发生产、干细胞基础应用研究以及干细胞临床移植和治疗等业务，促进干细胞相关技术及基因工程药物科研成果向实际生产力转化，逐步推动形成新的干细胞研究和产业新格局。当前国内从事干细胞产业相关的企业有数十家，如中源协和干细胞生物工程股份公司、天津昂赛细胞基因工程有限公司、深圳市北科生物科技有限公司、吉林大学通源生物工程有限公司等。从我国干细胞公司上市情况分析，上市公司中并未有公司直接涉及干细胞研究开发领域，中源协和干细胞生物工程股份公司和金卫医疗集团有限公司都有子公司从事干细胞资源存储服务业务。

在免疫学发展方面，我国抗体药物虽然起步晚，但发展迅速。目前我国已批准22个抗体类药物上市，其中，国内自主研发的抗体药物共10种。在"十一五""十二五"期间，国家通过了"863"、科技支撑、新药创制等科技计划，共投入了5亿多元资金，重点支持抗体人源化及人源抗体制备、新机制/新结构抗体的研发、抗体药物质量控制、规模化生产等一系列抗体药物研发及产业化关键技术。目前，国内有100多家企业开展单抗药物的研制，初步形成产业规模，抗体药物市场规模达到60多亿元，并且预计到2025年，这一市场规模可能会超过300亿元。

第二节 深圳生命健康产业科技创新发展介绍

深圳市政府高度重视生命健康产业的发展，对生命健康产业科技创新能力的战略部署也走在全国前列，尤其重视着眼于大科学引领、大数据支撑、大产业发展和大健康服务，初步建立起了"以基础研究为引领、以产业及市场化为导向、企业为主体、产学研紧密结合"的自主创新体系，并设立了产业发展专项资金，在财政资金、土地规划、海外创新科研团队及高端人才引进等方面大力支持生命健康产业的发展并取得了显著成效。

深圳市科技创新委员会（科创委）是深圳市的科技行政主管部门，统筹协调科技发展和创新能力建设，负责推进深圳自主创新体系建设，管理国家、省科技重大专项和科技计划项目，拟订并组织实施科技发展重大布局、优先领域规划和政策，培育、扶持、服务高新技术企业，推动高新技术成果转化及应用技术的开发和推广，参与推动相关战略性新兴产业的发展，负责市高新区的建设和管理等。根据市委、市政府的统一部署和具体工作要求，深圳市科技创新委员会通过专项资金引导，鼓励高校、科研机构和企业开展基础前沿研究和行业重大技术攻关，通过创新载体建设完善创新环境，积极推进产学研合作和协同创新，利用"孔雀计划"引进高层次人才，旨在提升生命健康产业的科技创新能力和企业竞争力，成为推动深圳市生命健康产业科技创新发展的重要力量。

一、科技创新扶持发展情况

（一）深圳市生命健康产业科技创新专项资金扶持情况

自2012年起，深圳市科创委通过实施科技计划，加大对生命健康和医疗卫生领域的支持，资金投入力度不断加大。2012年扶持相关项目45个，资助资金2380万元。2013年扶持相关项目78个，资助资金5840万元。2014年扶持相关项目179个，资助资金17156万元。2015年共扶持相关项目197个，资助资金17890万元。在近几年的资助项目中，深圳知名科研机构和医院纷纷表现出雄厚的科研创新能力，科创委扶持的科技创新技术、创新环境建设计划项目主要集中在这类机构中，如深圳大学研究生院、深圳市先进技术研究院、深圳市疾病控制中心、深圳市第二人民医院等。而深圳市生命健康类企业在科技研发能力及创新环境建设方面能力较弱。

表 3 – 3　2012—2015 年深圳市科创委对生命健康产业资金资助情况

年份	立项数	资助金额（万元）
2012	45	2380
2013	78	5840
2014	179	17156
2015	197	17890

注：2012 年深圳还未对生命健康产业定义分类，从 2012 年数据中提取属于生命健康产业分类的项目数据。

（二）科技创新人才队伍构建情况

为了夯实基础，打造科研和人才高地，深圳市积极引进海外高层次人才、孔雀团队等科研领军及骨干。2015 年，深圳市共引进孔雀团队 20 个，其中生物与生命健康类孔雀团队 9 个，占比接近一半。利用孔雀团队的力量，组建了深圳市罗兹曼研究院、深圳市免疫基因治疗研究院、中科院深圳先进技术研究院 – MIT 麦戈文脑科学研究所和深圳市脑与神经科学研究院（筹）等新型研究机构，形成了深圳生命健康领域强大的科研大军。

表 3 – 4　深圳市引进生物医药类孔雀团队

孔雀团队名称	带头人	团队核心成员	所属单位	立项年份
国际肿瘤基因组研究团队	杨焕明	Gabor Vajta、黄健、张秀清、杨国华、秦楠、林梁、杨碧澄	深圳华大基因研究院	2010
低成本健康技术创新团队	张元亭	李光林、王立平、王战会、蔡林涛、郑海荣、王磊、张春阳	中国科学院深圳先进技术研究院	2010
重大疾病化学基因组学研究团队	吴云东	张欣豪、黄涌、李子刚、潘峥婴	北京大学深圳研究生院	2011
分子神经科学和创新药物研究团队	叶玉如	唐本忠、张明杰、詹华强、王殷厚、邬振国、温子龙、夏军、齐众、钟formation健、傅洁瑜、叶翠芬、陈宇	香港科技大学深圳研究院	2011
农业生物技术创新团队	张建华	辛世文、林汉明、姜里文、谭保才、何军贤、于为常、廖佩珊	香港中文大学深圳研究院	2011

续表

孔雀团队名称	带头人	团队核心成员	所属单位	立项年份
深圳热带亚热带作物分子设计育种研究院	邓兴旺	唐晓艳、王海洋、刘东风、陈竹锋	深圳市农作物良种引进中心	2011
新发传染病研究团队	管轶	Malik Peiris、潘烈文、陈志伟、朱华晨、李敏茵、陈韵怡、段炼	深圳市第三人民医院	2012
细胞分析世界级工业创新团队	霍子凌	李为公、郑敏、钱程、黄佳	深圳迈瑞生物医疗电子股份有限公司	2012
基于化学和生物化学传感器的 POCT 诊断系统及产业化关键技术的研发创新团队	林朝	赵志翔、程龙春、陈大东、李文杰	深圳市理邦精密仪器股份有限公司	2012
多肽新药开发团队	刘利平	辜列、陈永明、曹又佳、谢志东、刘征	深圳市海普瑞药业股份有限公司	2012
新一代单抗药物创新团队	陈有海	杨小鲁、万晓春、王蒲、于广、阮庆国、金言	中国科学院深圳先进技术研究院	2012
骨与关节退行性疾病防治新技术创新团队	吕维加	梁智仁、曹旭、郭向东、潘浩波、温春毅、任培根、彭松林、赵晓丽	中国科学院深圳先进技术研究院	2012
糖尿病早期诊断 Bi-omarker 传感器研发团队	Harry Holthofer	Luca Musante、Alberto Martin、Mayank Saraswat、Riitta Kaisa	深圳市易特科信息技术有限公司	2013
水稻抗逆、优质分子设计育种团队	黎志康	张耕耘、徐建龙、叶国友、傅彬英、高用明	中国农业科学院深圳生物育种创新研究院	2013
肿瘤生物标志物和免疫治疗技术团队	王荣福	陈列平、王明军、崔隽、秦晓峰	深圳市第二人民医院	2013
人体组织再生生物制造技术研究与产业化团队	孙伟	袁玉宇、徐弢、钱唯、徐峰、张春	深圳迈普再生医学科技有限公司	2013
肿瘤干细胞免疫疗法创新团队	Dennis Carson	吕德生、张素平、付利、Thom-as Kipps、Catriona Jamieson、Barrett Christian	深圳大学	2014
核受体与重大代谢性疾病研究团队	Jan-Åke Gustafsson	阮雄中、管又飞、张炜真、华先欣	深圳大学	2014

续表

孔雀团队名称	带头人	团队核心成员	所属单位	立项年份
药物制剂产业化技术创新团队	王泽人	华子春、徐俊、姚遥、张席妮	南京大学深圳研究院	2014
CAR T 细胞的癌症基因治疗技术研发及产业化团队	张隆基	李婷、张渊、崔岩、张呈生、陈小川	深圳市免疫基因治疗研究院	2014
离子体纳米生物芯片科技创新团队	戴宏杰	胡志远、陈巧林、唐梅杰、梁永晔、刘庄	深圳清华大学研究院	2014
新一代全自动电化学发光免疫分析系统开发团队	周明	李斐、刘扬、王洪	深圳普门科技有限公司	2014
重大药物绿色合成团队	张绪穆	徐晶、钟龙华	凯特立斯（深圳）科技有限公司	2015
基于天然产物的化学生物学及药物研发团队	叶涛	龚建贤、赵永娟、Hendrik Luesch、Benjamin Cravatt	深圳乾延药物研发科技有限公司	2015
脑疾病与语言功能保护团队	谭力海	Peter Thornton Fox、萧慧婷	深圳市神经科学研究院	2015
罗兹曼及溶瘤病毒开发团队	倪东耀	Benard Roizman、Ralph ralph Weichselbaum、束敏峰	罗兹曼国际转化医学研究院	2015
老年痴呆症生物学研究与药发创新团队	周强	甘文标、Timothy J. Mitchison、韩伟、彭涛	北京大学深圳研究生院	2015
高通量测序技术创新研发团队	Radoje Drmanac	Snezana Drmanac、Yuanhua Tang、Yongwei Zhang、Chongjun V. Xu	深圳华大基因研究院	2015
人工改造细菌治疗癌症新技术研发团队	黄建东	Antoine Danchin、关新元、刘陈立、卓越	深圳先进技术研究院	2015

资料来源：深圳市科创委。

（三）深圳各区政府对生命健康产业的各项政策举措

深圳市各行政区积极响应市政府发展生命健康产业的号台，相应出台了一系列推进生命健康产业发展的举措。

坪山新区政府高度重视生命健康产业发展。早在 2009 年，坪山新区就兴建了国家级生物产业基地，打下了良好的产业发展基础。2014 年 6 月，坪山新区正式颁发了《坪山新区生命健康产业发展规划（2014—2020

年)》，该规划是继《深圳市生命健康产业发展规划（2013—2020 年）》发布之后全国首个区域级生命健康产业发展规划。此次出台的《深圳市坪山新区生命健康产业发展规划（2014—2020 年）》，正是坪山新区基于优质的资源和良好的产业基础，面向未来战略新兴产业发展，具有前瞻性的一项重要举措。2015 年 9 月，坪山新区又发布了《坪山新区关于促进生物产业发展的若干措施（暂行）》，提出重点发展生物制品、生物制药、化学药物、现代中药、医疗器械、制药机械（及包装材料）、医用材料、诊断试剂、医药中间体、药用及实验动物等领域；成立战略性新兴产业和未来产业专项资金管理领导小组，作为专项资金使用的决定机构，对生物与生命健康产业科技创新予以多项扶持，具体如：鼓励企业建立公共科技服务平台，平台经新区政府认定后，给予平台建设费用 50% 的资金补贴，项目资助总额不超过 100 万元；对坪山新区管委会正式文件、纪要等明确要求引进的生物产业研发团队创办的企业，一次性给予 100 万元的研发资助；对符合新区科技行政主管部门认定标准的产业联盟、行业协会等中介机构，一次性给予 20 万元认定资助；自产业联盟、行业协会等中介机构成立第二年起，每年一次性给予 10 万元活动经费，用于开展相关活动；自产业联盟、行业协会等中介机构成立之日起 3 年内为其免费提供 500 平方米以内的办公场地；对生物企业（机构）在新区开展生物产业论坛或研讨会的，一次性给予 20 万元补贴；对取得 1、2 类新药一期临床批件的生物企业，给予 50 万元奖励；对取得 3 类新药一期临床批件的生物企业，给予 30 万元奖励；对完成 1、2 类新药一期临床试验后取得二期临床批件的生物企业，给予 75 万元奖励；完成 3 类新药一期临床试验后取得二期临床批件的生物企业，给予 50 万元奖励；对完成 1、2 类新药二期临床批件后取得三期临床批件的生物企业，给予 100 万元奖励；对取得药品生产批件的生物企业给予 100 万元奖励等，共有 18 项政府扶持措施。坪山新区政府行政的高效率，促进了坪山新区生命健康产业的发展和规划工作的落实与领先，成为产业未来发展的重要保证。

宝安区为加快促进新兴产业发展，2014 年共开展了两批对生命健康产业科技型中小企业技术创新项目的扶持计划。2015 年宝安区政府明确了"三带两心两城一谷"的发展规划，计划将石岩打造成为生命健康绿谷，发展生命健康产业，建设生态文明示范区，打造成深圳西部的"后花园"。

11 月宝安区投资推广署通过了《宝安区生命健康产业发展策略研究》，该研究对宝安区生命健康产业的发展提出了对策建议。同年宝安区政府出台了《加强五类百强企业服务若干措施》，宝安区发展改革委对承担市级以上资助的未来产业的产业化项目，给予市财政产业化资助总额 20%，最高 300 万元的配套资助。

大鹏新区自成立以来，根据市政府对产业发展的定位，确立了保护优先、生态立区的发展战略。先后出台了《加快培育战略性新兴产业发展的实施意见》，颁布实施《推进产业转型升级的若干措施》《加强科技研发促进技术创新的若干措施》《加快现代服务业发展的若干措施》《促进旅游产业发展的若干措施》和《产业发展专项资金管理办法》等配套措施。同时，出台《大鹏新区中长期人才发展规划（2013—2020 年）》及 7 个配套政策文件。大鹏新区按照深圳市委、市政府建设"三岛一区"和规划建设深圳国际生物谷的发展定位，大力推进生命健康产业创新载体的引进和建设，吸引了多个高端医疗团队进驻新区开展医疗方面的研究，在新区投资建设医疗、健康管理、养生养老于一体的产业项目，打造一个具有国际知名度和影响力的"大鹏生命健康城"。大鹏新区正在向生物、生命科技和产业与城市融合的世界级滨海旅游度假区迈进。

光明新区在 2015 年国民经济和社会发展计划中，将大力推进发展迈瑞医药等龙头的年产值超 1000 亿元生命健康等战略性新兴产业集群。为了更好地鼓励和支持光明新区科技型小微企业发展壮大，光明新区发布了《深圳市光明新区经济发展专项资金管理办法》《深圳市光明新区经济发展专项资金管理办法及配套实施细则》重点支持深圳市未来产业发展。

二、知识创新扶持发展情况

为了加强源头创新，培育生命健康产业未来新的增长点，深圳市科技创新委员会大力推进生命健康产业基础研究和前沿技术研究。自 2015 年起，为加强对重点领域及重点学科的支持，在原有自由探索项目的基础上，特别推出基础研究学科布局项目，重点支持在生命信息、高端医疗和健康管理等领域开展前沿关键技术问题的研究。

2014 年以来，深圳市科创委累计资助生命健康领域知识创新研究项目 126 项，资助金额为 6632 万元，约占生命健康领域资助经费的 25%。科技创新委员会扶持的知识创新研究项目包含两种项目形式，分别是基础研究和软科学研究。基础研究项目是以获取自主知识产权、原始创新成果等为目标，发展科学知识的独创性基础研究项目资助，成果形式主要以论文、著作、专利等为主。软科学研究项目是综合运用自然科学、社会科学等多学科知识，为科技、经济和社会发展提供重大决策支持的资助项目。

（一）软科学研究取得较好成果

2013年起深圳市科创委就开始重视生命健康产业发展研究，在软科学研究上提出了对深圳市生命健康、生物医药、生命科学及生物技术等产业的基础研究，这些研究包括深圳生命健康产业发展研究、深圳市生物医药产业发展分析研究、深圳市"十三五"生物与生命科技创新发展战略研究、深圳生物与生命健康技术与产业发展研究报告、深圳医疗卫生科技发展研究报告等，分别从不同的角度、业态研究国内外相关产业的发展趋势、政策支持、发展模式等方面，全面分析深圳发展的现状和存在的问题，提出深圳发展生命健康产业的技术路线、思路和政策建议，成为政府引导生命健康产业的未来发展方向，领先全国创新发展产业特色和优势提供了坚实的决策基础。

表3－5　2013—2014年深圳市生命健康产业的软科学研究成果

年份	项目名称	项目内容
2013	深圳生命健康产业发展研究	通过总结目前国内外生命健康产业的发展现状，分析生命健康产业发展的技术、经济、社会等环境，研判生命健康产业发展趋势，结合调研分析深圳生命健康产业发展基本情况、主要特点和存在问题，提出深圳培育和发展生命健康产业的政策建议
	深圳市生物医药产业发展分析研究	研究国内外生物医药产业发展现状、趋势，分析深圳生物医药产业发展的优势与不足、机遇与挑战，提出加快深圳市生物医药产业发展的思路及政策建议
2014	深圳市"十三五"生物与生命科技创新发展战略研究	分析深圳"十二五"期间生物与生命科技创新成就、现状、优势、挑战、机遇等基本情况，研究生物与生命产业技术瓶颈和需求（亟待突破的共性关键技术），确定深圳"十三五"期间应当安排的生物与生命产业技术优先主题，研究深圳"十三五"期间生物与生命产业发展的重点，提出相应的保障措施及实施策略，为编制"十三五"生物与生命科技发展规划提供支撑

续表

年份	项目名称	项目内容
2014	深圳生物与生命健康技术与产业发展研究报告	研究国内生物与生命健康产业科技发展现状，分析深圳生物与生命健康产业发展的优势与不足、机遇与挑战，从技术层面梳理深圳生物与生命健康产业的总体状况、人才及资源分布、研发重点，提出加快深圳生物与生命健康产业发展的技术路线、发展思路及政策建议
	深圳医疗卫生科技发展研究报告	研究国内医疗卫生行业科技发展现状，分析深圳医疗卫生行业科技发展的优势与不足、机遇与挑战，从技术层面梳理深圳医疗卫生行业的总体状况、科研人才及资源分布、研发重点，提出加快深圳医疗卫生行业发展的技术路线、发展思路及政策建议

资料来源：深圳市科创委。

（二）基础研究蓬勃开展

深圳市科创委非常重视生命健康领域的基础研究工作，通过扶持高校、研究机构以及有实力的企业开展多项基础研究，为深圳生命健康产业发展储备了创新的原动力。

2014年，深圳市科创委重点布局了肿瘤诊断、治疗和创新药、重大疾病、糖尿病和代谢病的机理、干细胞技术、基因筛查技术及脑科学领域等重点基础研究领域。

在肿瘤治疗领域，成立了深圳大学医学院肿瘤研究中心，致力肿瘤分子生物学研究以及抗癌及抗炎药物的研究开发。中心主任 Dennis A. Carson 教授是美国国家科学院、美国工程院和美国医学科学院院士，美国癌症研究学会、临床研究学会、血液学学会和医师学会会员，以及多家知名医药公司（Vical、Dynavax、Salmedix 等）和 Triangle 医药研究院的创始人，也是世界著名肿瘤专家和免疫学家，主要的研究方向是抗癌及抗炎药物的研究开发，他发明的抗毛细胞白血病药物 Cladribine 是世界上唯一用药一周痊愈的抗肿瘤药物。深圳大学肿瘤研究中心的研究方向主要包括肿瘤干细胞相关信号通路、肿瘤免疫和肿瘤生物治疗和分子靶向抗肿瘤药物的研发等。深圳市第二人民医院在肿瘤领域的科研实力雄厚。该医院承担了国家科技部多个"973""863"项目，如合成生物器件干预膀胱癌的基础研究（国家"973"），癌症基因组研究——以新一代测序技术研究癌症的"组学"，肾癌和糖尿病全基因组遗传变异分析和新遗传标志物的筛选（国家

"863")。

在脑科学的研究领域，组建了"广东省脑科学及疾病与药物研究重点实验室"等8家省市级重点实验室和"深圳市脑损伤与修复医学工程技术研究开发中心"等2家市级工程中心，基本形成了涵盖神经科学基础研究、功能研究和临床研究的研究网络。政府依次从海外引进了叶玉如院士"分子神经科学和创新药物研究团队"、谭力海首席科学家"脑疾病与语言功能保护团队"等与脑科学相关的孔雀团队4个，形成了由院士、千人、杰青为核心的脑科学研究团队；在脑疾病防治方面，依托医院建有"神经内科市级医学重点学科"等6个脑疾病防治相关的重点专科或平台，基本形成了涵盖发育性、精神类、退行性脑疾病的防治网络，在脑科学研究上已具备一定的领先优势。

在糖尿病的基础研究方面，华大基因研究院、深圳第二人民医院、南山区慢性病防治院、蛇口医院等在糖尿病的遗传与环境因素研究及糖尿病患者的样本库研究搭建了多种平台，形成了一批颇具实力的研究团队。

表3-6　2014年深圳市科技创新委员会在健康科学及相关领域
重点支持的基础研究课题

研究领域	项目内容
健康科学	（1）淋巴瘤和白血病发生发展机制和新颖抗癌分子研究
	（2）负链RNA病毒制病机制的研究
	（3）新型无标记成像与传感原理
	（4）重大疾病相关药物研发的新思路、新靶点研究
	（5）重大疾病基础研究
	（6）重要罕见遗传病的分子机制和治疗研究
	（7）循环miRNA生物学功能及临床应用（C类）
	（8）重要儿童传染病基础研究
	（9）重大骨代谢性疾病的早期诊疗和新机制
	（10）运动系统软组织损伤机理、诊断、治疗和预防
	（11）伽玛氨基丁酸相关疾患共病的系统生物学研究
	（12）干细胞再生人工微环境
	（13）干细胞定向分化机理研究
	（14）脑科学研究

续表

研究领域	项目内容
生物医药	（1）肿瘤早期诊断与分型：开展肿瘤无创检测技术、肿瘤干细胞生物标记筛选技术、肿瘤基因检测及数据解读技术研究
	（2）肿瘤个性化治疗：研究肿瘤细胞治疗技术和肿瘤疫苗临床应用
	（3）肿瘤创新药：进行肿瘤多靶点创新药开发
	（4）肿瘤干细胞分化：进行肿瘤干细胞分化机理探索
	（5）中药组方产业化开发：临床中药制剂的产业化开发
	（6）小分子调控干细胞技术：开展应用小分子化合物调控干细胞去分化技术研究
	（7）糖尿病及代谢疾病研究：开展糖尿病、肥胖症机理研究及相关技术开发
	（8）生物医学材料：开展个体化组织工程软骨治疗关节软骨缺损的关键技术及相关产品研发
	（9）基因筛查技术：开展基因筛查技术用于优生优育、骨创伤康复治疗、抗衰老医学等研究
	（10）老年病及老年保健产品：开展老年痴呆早期诊断技术及药物开发等研究
	（11）航天医学开展极端条件下人体医学研究

资料来源：深圳市科创委。

2015 年，深圳市科技创新委重点支持了生命健康、医药生物技术、疾病的预防与控制、养生保健、医疗仪器技术这几个领域的基础研究。其中，深圳大学、清华大学深圳研究生院、中科院深圳先进技术研究院、哈尔滨工业大学深圳研究生院和深圳市第二人民医院在生命健康各领域的基础研究上建树颇丰。清华大学深圳研究生院下设的肿瘤代谢组学重点实验室致力于研究肿瘤疾病的发生机理、早期诊断和预警预测以及抗肿瘤药物研发，中科院深圳先进技术研究院下设生物医药所在基因与细胞治疗、再生生物学等研究方面已有较好的研究基础。

表 3-7　2015 年深圳市科技创新委员会在生命健康及相关领域重点
支持的基础研究课题

研究领域	研究名称
生命健康	（1）沉浸式多感知血管微创介入治疗方法的研究
	（2）神经胶质细胞病变相关的非编码核酸对阿尔茨海默病的影响及其机理研究
	（3）抑郁症的诱发机制及早期诊断标准研究
	（4）先天性白内障发病机理的研究
	（5）咯萘啶逆转乳腺癌化疗耐药机制研究

研究领域	研究名称
生命健康	（6）小檗碱对阿尔茨海默症防治的机制研究
	（7）急性缺血性卒中动静脉联合溶栓多中心研究
	（8）生物组织样本高透明度处理及应用研究
	（9）脑瘫患儿脑网络特征研究及其在诊断和康复的应用
	（10）阿尔茨海默症临床诊断研究
	（11）情绪障碍疾病超早期认知诊断的基础和转化研究
	（12）细胞凋亡重要蛋白质的结构与功能研究
医药生物技术	（1）基于精准影像医学评估急性缺血性脑血管病药物治疗及预后研究
	（2）构建斑马鱼疾病模型及药物活性成分筛选方法
	（3）基于 PI3K/Akt/mTOR 通路的中药有效成分研究
	（4）细胞衰老调控肿瘤免疫治疗效果的机制研究
	（5）间充质干细胞向软骨细胞分化的机制研究
	（6）人体胰岛器官移植的临床研究
	（7）贝伐株单抗耐药大肠癌的新药物靶点肿瘤标记物的研究
	（8）子宫内膜癌变异基因筛查技术研究
疾病的预防与控制	（1）阿尔茨海默症的环路机制和干预措施研究
	（2）基于大数据的代谢组学评估及其在航天医学中的应用
	（3）全科医学决策知识图谱构建方法和技术的研究
	（4）糖尿病相关的体液 DNA 甲基化研究
	（5）中国人群阿尔茨海默症特异性分子标志物筛选及分子机制研究
	（6）老年术后认知功能障碍发生机制及防治的多中心研究
	（7）脑认知的神经环路及行为学研究禽流感病毒的遗传进化及对其潜在威胁性研究
	（8）骨科精准康复医学研究
	（9）三七总皂苷治疗老年痴呆症研究
养生保健	（1）肠道菌群与中药疗效的相互关系研究
	（2）颈椎曲度异常的早期治疗方法与治疗管理研究
医疗仪器技术	（1）PET-MRI 成像理论与关键技术研究

资料来源：深圳市科创委。

三、技术创新扶持发展情况

近年来，随着深圳市未来产业专项资金以及生命健康产业扶持政策的推出，深圳大力培育新型创新载体、积极引进高层次人才、创新政策与时俱进，令深圳的基础创新能力持续提升，创业团队迅速增加，重大自主创新成果密集涌现。以创业项目为例，在深圳市创业大赛和孔雀计划的推动下，生命信息、高端医疗、健康管理、照护康复等领域涌现出一批小微创新型企业，自 2013 年始累计获深圳市科创委创业项目资助的企业达 56 家，其中 2014 年获创业资助的企业有 15 家，2015 年获创业资助项目立项的企业达到 28 家，为 2014 年的近 2 倍、2012 年的近 10 倍。

表 3 – 8　深圳市科技创新委员会历年生命健康产业创业项目资助情况

年份	立项数	资助金额（万元）
2012	3	90
2013	12	580
2014	15	700
2015	28	1550
合计	59	2920

从深圳生命健康产业的六大重点领域来看，企业技术创新特色突出、成果纷呈，已形成深圳生命健康产业创新发展的重要力量。

（一）生命信息

在生命信息领域，以华大基因为代表的企业，具有雄厚的基因科技研究基础，已建成全球最大的基因测序服务中心和基因组学研究中心，新一代测序能力与超大规模生物信息计算分析能力世界第一，引领着深圳生命健康产业进一步向信息化、高端化、个体化创新发展。

深圳华大基因是全球最大的基因测序服务中心和基因组学研究中心，拥有大型数据处理超级计算中心，其大规模基因测序能力与生物信息计算分析能力位居世界第一。拥有处于全球先进水平的 BGISEQ 系列基因测序仪，基因测序数据产出占全国的 80% 以上，占全球的 47% 以上。随着依托华大基因组建的国家级重大科技基础设施——深圳国家基因库一期工程封顶，将实现对基因信息数据总量达 500PB 的访问支持和 1000 万份可溯源性生物样本的存储能力，将对基因检测、基因治疗、干细胞治疗等产生巨大的平台支撑作用。

2014 年以来，华大基因相继获批全球首家 CFDA 批准无创产前基因检

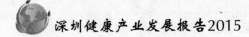

测上市资格、获得欧洲专利局授予的无创产前基因检测技术（NIPT）发明专利，成为国家第一批开展高通量基因检测技术临床应用的试点单位。自2013年收购美国人类全基因组测序公司Complete Genomics（CG）后，华大基因实现了基因测序上下游产业链的闭环，并于今年相继推出具有完全自主知识产权、具有国际先进水平的高通量测序系统"超级测序仪"——Revolocity及桌面化测序系统BGISEQ–500。截至2015年11月，华大基因发表论文325篇，SCI论文294篇，其中第一作者或通讯作者165篇；其中nature及子刊杂志31篇，science及其子刊2篇，Cell系列1篇。

此外，深圳基因测序领域近年来也涌现了不少成长性好的小企业。深圳市华因康基因科技有限公司专注于高通量基因测序技术及设备研发生产，该公司研发的PSTAR高通量基因测序仪已通过了国家科技部成果鉴定，于2010年认定为"国家重点新产品"，并在国家科技部"863"重大课题的支持下，将研发的科研型测序仪升级为自主创新且获得CFDA医疗器械注册证的临床应用基因测序仪HYK-PSTAR-IIA，极大地推动了基因检测临床市场的迅速发展。华因康公司成立了深圳高通量测序工程技术中心、基因检测中心，可以进行常见11大肿瘤的早期预警系统检测。深圳瀚海基因科技有限公司成功研制出中国第一台三代基因测序技术原理样机，深圳海普洛斯生物科技公司的单细胞测序分析技术已在深圳市人民医院进行临床试验。

（二）高端医疗

深圳高端医疗优势领域主要分布在以疾病预防和干预为目标，基于高通量基因测序技术的重大疾病和肿瘤个性化诊断基因检测技术；免疫细胞治疗恶性肿瘤技术；在干细胞库积累的疾病临床数据的基础上，人成体干细胞临床应用等个体化生物治疗技术。另外，深圳生物医药和医疗器械领域一直以来具有雄厚的基础，向着高端医疗和高端生物医学工程领域拓展。

在基因检测、诊疗领域，深圳拥有十余家基因诊断和治疗国家级高新技术企业。深圳太太基因工程有限公司主要以人类肿瘤特异基因的筛选及基因药物的研发为龙头，建立了国际领先的荧光定量PCR技术平台，研制出荧光定量PCR检测试剂盒48个，研究开发成果已获得12项国家发明专利，参与制定中国出入境检验检疫行业标准 3 项，并广泛应用于出入境检验检疫系统、疾病预防控制中心系统、动物疾病预防控制系统领域；深圳三启生物在国内唯一拥有 iPS 细胞技术、基因组定点修饰技术和神经细胞分化技术，创建了神经疾病相关人类细胞模型，以此建立传统中药化合物新型筛选平台，具有很高的国际创新性。

在肿瘤免疫细胞治疗领域，深圳合一康生物致力于肿瘤生物免疫细胞与基因技术研发，已累计申报专利 19 项，涵盖 T 细胞克隆筛选技术和 T 细胞基因改造等尖端生物技术，与全国 10 余家三甲医院合作建立了肿瘤免疫细胞治疗临床研究与应用基地，累计治疗病例近万次，综合控制率 70% 以上。在 2012 中国创新创业大赛生物医药组凭借自主创新的"γδT 细胞专利技术"获得第一名。

在干细胞临床应用领域，深圳市北科生物科技有限公司是国内首家通过美国血库协会认证的综合干细胞库群，建立了目前世界上规模最大、数据最全的干细胞临床研究安全性及有效性数据库。获得国际细胞治疗协会会员资格，标志着北科制备的人脐带间充质干细胞质量标准达到国际标准。细胞治疗不断取得重大技术突破，公布了第一个人脐血干细胞治疗神经退行性疾病的安全性评价数据，也完成了符合新药申报的人间充质干细胞的安全性与有效性评价。

在基因工程药物领域，深圳市赛百诺基因技术有限公司自主研制开发的基因治疗产品"重组人 p53 腺病毒注射液"是全球第一个获得 FDA 批准上市的基因治疗药物，其开发的"病毒载体基因转导系统"和"非病毒载体基因转导系统"两大技术平台重点专注于肿瘤和心血管疾病的治疗；深圳科兴生物工程有限公司自行研制、国家卫生部批准的、世界上第一个采用中国人基因克隆和表达的基因工程国家一类新药——α1b 干扰素成为国际公认治疗慢性乙型、丙型肝炎和毛细胞白血病的首选药物；以深圳微芯生物科技有限责任公司为代表，具备从药物作用靶点研究到临床候选药物开发的原创药物公司自主研发的具全球专利保护的全新分子体、国际上首个亚型选择性组蛋白去乙酰化酶（HDAC）口服抑制剂、国家 1.1 类全新机理抗癌新药西达本胺获国家食品药品监督管理总局批准上市，是国家"863""十一五"及"十二五"中"重大新药创制"专项课题。

在高端生物医学工程方面，产业规模和技术创新程度在全国处于领先地位，已成为大型精密影像设备和医用电子仪器设备研发生产出口基地，依托深圳安科高技术股份有限公司、深圳开立生物医疗科技股份有限公司、深圳市新产业生物医学工程股份有限公司、深圳迈瑞生物医疗电子股份有限公司、深圳市理邦精密仪器股份有限公司等重点龙头企业的示范带动，产品创新及技术发展不断提升，涌现了一大批自主创新产品。深圳安科是我国第一家生产磁共振、彩超、影像归档通信系统、胎儿监护仪的企业，所有产品均具有自主知识产权；深圳开立生物医疗是国内超声领域中最早独立掌握彩超核心技术与探头核心技术的厂家，拥有多项自主专利技术；深圳迈瑞在生命信息与支持、体外诊断、数字超声、医学影像领域有1367件授权专利，其中近15%为美国发明专利。迈瑞的"一种流式细胞检测装置及其实现的流式细胞检测方法"发明专利被国家知识产权局和世界知识产权组织授予中国专利金奖；深圳理邦精密仪器是国内领先的从事血流诊断设备、生命参数监护设备、产科监护设备、电生理设备和超声诊断等高档电子医疗设备的供应商，具备完全自主的知识产权和多项专利；深圳艾尔曼医疗电子主营业务为高频电刀、高电位治疗仪、弱视治疗仪等微创手术设备的生产与销售，拥有8项专利，是国家行业标准《电位治疗设备》编写单位。

在检测仪器方面，深圳新产业专业从事临床检验分析仪器及体外诊断试剂研发，在我国将第一台全自动化学发光免疫分析仪及配套试剂成功推向市场，并首次应用纳米复合磁性微球，建立磁性均相酶联免疫和化学发光免疫分析系统；深圳先进技术研究院与深圳市一体医疗科技有限公司合作研发的超声肝硬化检测仪是亚洲第一台具有完全自主知识产权的超声瞬态弹性成像肝硬化检测系统；深圳市中核海得威生物科技有限公司是国内唯一具有自主知识产权的专门从事呼气诊断系列检测仪器、试剂研制和生产的高新技术企业；深圳市希莱恒医用电子有限公司拥有国内唯一能同时检测八种离子十项参数的电解质分析仪产品。

（三）健康管理

按照国际通行的健康管理概念，健康管理包括健康数据采集（即健康体检）、健康风险分析以及健康干预三个主要环节。目前，深圳健康管理服务业发展的科技创新表现在：首先，从单一型的体检业务向高品质现代健康个性化、系统性、新型健康管理服务模式发展，主要表现为健康促进机构是集健康信息采集、健康状况检测、健康风险评估与咨询、健康教育与健康促进为一体的，以个性化服务、会员制经营、整体式推进为特色的健康管理企业。其中，市场占有率较高的行业龙头企业有深圳第一健康集团、中信健康（深圳）投资管理有限公司、深圳市福莱卫联健康管理有限公司、爱康国宾集团等。深圳第一健康是国内首家引进美国医疗机构国际联合评审委员会（JCI）认证的国际健康管理连锁机构，定位于高端体检、健康监测、健康咨询、健康干预、健康促进；中信健康重点发展健康体检、慢病干预为一体，还打造"i-Healthcare"云健康，通过远程移动医疗技术实时监测客户健康状况，整合健康管理大数据，实现个性化远程动态健康管理和专属医疗支持；深圳市福莱卫联健康管理有限公司重点是为企业提供员工福利体检及健康管理方案，结合我国传统医学之精髓"治未病"思想，提供绿色无创的健康体检咨询。其次，随着云计算、物联网、大数据技术的发展与应用，深圳健康管理服务从传统松散型向数字化健康管理转变。基于物联网技术、智能终端与医疗器械融合发展的"远程医疗信息服务"和"移动医疗"发展迅速，拥有深圳市新元素医疗技术开发有限公司、深圳市蓝韵实业有限公司等一批优秀的行业龙头企业，致力于创新健康管理服务模式及研发移动健康设备。

新元素公司开发了集多项生理体征信息采集、监测、存储等多功能无线远程健康监护平台以及基于无线移动技术的院内信息化平台，并且与深圳市人民医院合作建立了全国第一家网络保健中心，在医院内建立专门开展远程健康监护。与深圳市第二人民医院、多个社区、大型企业（深圳华为）建立健康服务终端"健康小屋"，并引入健康保险作为健康管理的重要环节。新元素还与香港科技大学建立了数字健康、医疗物联网联合研究中心，与中国科学院深圳先进技术研究院建立了人体感知"联合实验室"。

蓝韵公司医学影像归档和通信系统（PACS）在行业内本是处于领先地位，近几年，又陆续开发出数字网络视频会诊系统、符合卫生部标准的电子病历系统和居民健康档案、区域医疗信息网络平台等产品，完成了由智能影像管理平台向智能医疗信息化解决方案的转型。深圳中科强华科技有限公司研发出便携式健康体检系统、非接触无束缚床边监护系统、多通道心电采集芯片等低成本健康核心技术和产品。

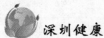

本行业的另一个特点是，互联网信息公司也纷纷进行"远程医疗信息服务"软硬件开发和云计算平台的建设。腾讯微医疗支持微信挂号，建立病患与医生之间的链接。华为智真远程医疗解决方案可以实现远程会诊、远程接诊辅导、远程手术指导、远程手术观摩示教、远程探视、ICU重症病房或新生儿监护、全过程的数据录制和回放，还支持远程教学、移动查房、移动会诊车等应用服务。华大基因与阿里巴巴联手推出了阿里健康云，借力云计算平台强化在基因组及精准医疗方面的研究应用优势。

（四）照护康复

根据深圳市生命健康产业发展规划，照护康复重点发展养老服务、专业母婴护理及康复服务。

1. 养老服务

在养老服务方面，老龄专用智能产品和照护康复设备的研发制造及老年人健康服务智能解决方案是该领域热点。深圳的机器人、可穿戴设备、电子互联网产业发达，为发展和应用智能化、便携式老年产品和信息服务提供了产业支撑。目前，很多企业都在积极开发与养老服务相关的先进产品设备及解决方案。

深圳倍泰测量技术有限公司依托互联网、大数据以及测量分析技术，自助开发了远程医疗、移动医疗、家庭云健康、智慧健康养老、智慧健康社区解决方案的众多设备和产品，拥有自主创新专利120项，打造了生命健康物联网的新模式。在可穿戴健康检测设备方面，倍泰与美国心血管研究机构合作，运用大数据模型和数字温度监控技术研发的全球首创可穿戴"无创心血管"检测技术，仅仅在手指端做接触式检测就可以获知被检测者血管健康状况，大大降低了心血管疾病的防治门槛，是心血管慢病管理上的重大技术突破。

在老年人照护康复产品方面，倍泰有老人监护手表，该手表是利用物联网技术和云健康技术通过后台对蓝牙设备所测得的7项健康数据进行管理分析、远程监控，并具备GPS定位求救功能。

在老年人智能健康服务方面，倍泰的家庭云健康的服务平台"天天健康"，可以提供医疗挂号、转诊，利用智能体检终端监测健康数据传输到大数据系统，通过大数据分类对用户提供针对性的解决方案，实现电视与手机多屏互动健康管理应用。而建立在此基础上的"智慧健康养老"解决方案就成为集合健康监测、存储、评估、干预、改善老年人照料的新模式，通过查看健康服务网或者手机绑定的方式就可以即时获取老年人生理指标及其变化趋势。

在智慧健康社区方面，倍泰拥有远程自助检测医疗终端——多参数生理检测仪，可以快速检测 14 项健康数据，通过网络上传到医院信息系统，实现日常健康监护数据与医疗机构诊疗数据的对接，使小病足不出社区就可诊治，大病和慢病可及时跟踪预防。

深圳全品医疗科技专注于失能老人康复、保健、护理等产品的研发，公司自主研发和生产的卧床大小便护理仪已全新上市，成为国内独树一帜的老年人护理产品。

2. 专业母婴护理

深圳爱帝宫现代母婴健康管理有限公司是高端、专业母婴健康护理服务领域的代表。作为全国首家现代医学与传统精粹相结合的专业母婴健康管理机构，该公司汇集了产科、儿科、中医、营养、精神、护理等方面的一流的专家团队，为近万名妈妈和宝宝提供以母婴专业护理、中医调理、膳食营养、婴儿智力开发、产后修复等八大康复体系相结合的一站式产褥期专业护理和系统健康管理服务。

爱帝宫把多年科学有效的护理经验统计、总结并与现代医学成果相结合，引进国际顶尖先进仪器设备，采用了国际领先的产后修复技术及美式"迪斯尼"全英文早早教课程，率先成为了国内首家集"产后修复中心"与"早早教中心"为一体的母婴健康护理机构。

3. 康复服务

康复医疗服务对象是伤残、病残和各种退行性功能障碍者。随着深圳人口老龄化和老年疾病发病率的增高，康复医疗的需求急剧增加，但深圳康复科室供给和康复装备供应不足，尤其是公立医院康复病床一位难求，康复病床不足 1000 张。目前深圳共有龙城医院、南澳人民医院和深圳市社会福利中心康复医院 3 家康复医疗机构，深圳公立医院中开设康复科的有六七家。因此，促进康复服务提升是深圳健康产业的重点之一。

2014 年深圳五洲中西医结合医院成立了康复医学科，不仅引进国内外先进的技术、康复设备、治疗方法和手段，还结合运动、作业、言语、理疗、传统中医推拿结合膏药膏方等康复疗法为康复患者提供服务。

深圳康复器材行业也正从传统制造向高科技化发展。深圳运动、康复器材企业品牌有好家庭各种康复运动器材、卓康乐中风脑偏瘫上下肢康复训练器、电动康复脚踏车、艾利特儿科妇幼康复治疗为主的听觉综合训练仪、微电脑治疗仪、爱沃康脑瘫儿童康复器械"行走马甲"等，这些器材逐步向高科技移动辅助器具、信息交流辅助器具方向发展，成为康复健康科技创新的热点。

深圳市迈康信医用机器人有限公司自主研发了全球首创的针对残疾人、老年人等行动不便的人群的医用实时监测康复机器人，希望能为他们提供安全可靠的代步工具，已获5项实用国际新型专利。其特点一是可实时采集心率、血压等各项数据，一旦出现紧急情况，后台就会报警；二是可以进行相关的辅助治疗，包括颈椎理疗、下肢体康复等，并跟医生互动；三是独创性地解决了机器人"爬楼"的业界难题，通过履带及自动平衡装置调节座位与地面平行。此外，还可以根据客户要求自主增减智能模块，实现"私人定制"。

（五）养生保健

养生保健是指通过各种方法颐养生命、增强体质、预防疾病，从而达到延年益寿的活动。深圳地处珠三角地区，岭南养生文化历史悠久，中医养生保健氛围浓厚，而且经济水平发展程度较高，为中医养生保健在深圳的发展奠定了经济基础。因此，深圳中医养生保健机构市场发展繁荣，目前有近400家中医馆。

深圳和顺堂是中国首家专注精品中药饮片和中医诊疗服务的连锁民营医疗机构。在深圳坪山建成的和顺堂精品中药生产基地是国内技术最先进、装备最精良、具备自主知识产权的精品中药生产基地，不仅填补了深圳中药饮片生产空白和国内优质中药饮片生产空白，也标志着和顺堂完成了精品中药全链条质量标准管理体系。和顺堂在深圳率先恢复中医坐堂诊病的模式，其大力提倡"名药配名医，名医驻名店"三位一体的运营模式构筑了和顺堂特色的系列中医药创新工程。

目前，深圳出现越来越多的健康管理与中医养生保健、美容、抗衰老相结合的综合型中医健康养生企业。例如，玛莎集团是医疗保健、健康管理及美容养生领域具领导地位的综合性、连锁健康服务业龙头企业，拥有众多国际国内著名品牌的美容纤体会所、医疗保健、健康管理机构和自主品牌保健品，以及雄厚的生命健康研发基础与资源。还有中信健康（深圳）投资管理有限公司以现代科技和传统中医药学创新现代健康管理的理念，开展中医体质辨识，提供个性化预防保健和诊疗方案，降低健康人群和亚健康人群的患病风险；通过中医正骨、经络点穴、推拿按摩、针灸拔罐、中草药等传统康复手段结合现代医学的物理、运动方法进行康复治疗；以及开展美容、抗衰老项目服务等。深圳尚昇堂以深圳清华大学研究院中医药及民族特色诊疗研发中心临床基地为依托，在国际国内开创性的实现了医学研究科学、检测技术与名中医精湛诊疗的深度结合，在肿瘤、疑难杂症、各类顽疾领域，以疾病普及天然药物研究为宗旨，展开跨学科、跨领域合作。

（六）健身休闲

深圳山海资源丰富，时尚、国际化的体育健身、休闲氛围浓厚，为发展健身休闲产业提供了自然条件和社会条件。高尔夫、山地运动、攀岩等体育健身产业发展蓬勃，帆船、潜水、海上邮轮旅游、万科浪骑游艇会、F1摩托艇锦标赛等滨海项目也受到瞩目。

深圳居民人均体育健身消费已经超过家庭支出的10%，体育健身、健康休闲已经成为人们增强体质、消除疲劳、调节情绪、促进身体健康的重要途径和方法，随之而来的是深圳健身休闲产业多元化、连锁化发展的趋势，出现了众多可以提供各式各样体育健身服务和休闲娱乐的大型综合体育健身俱乐部。

深圳中航健身会是深圳大型健康生活会所的代表，它集成医学、管理学、运动人体科学等多学科领域的科学成果，自主研发的全方位4P数字健康管理技术与服务体系荣获国家多项科学技术奖，特别是在健康管理及促进的研发上，取得了突破性的成功，多项产品申报了专利。针对客户的特定健康管理需求及健康检测评估结果，为客户提供有针对性的运动健身指导、美容保健养护等专业解决方案。同时通过健康咨询、讲座等多种形式积极传播健康生活方式理念，引导客户形成一种全面的"Wellness ®"健康生活方式。

在智能运动健康器材科技创新方面，深圳好家庭实业有限公司作为国家全民健身工程重点单位，其自主研发的成果已获授权专利129项，业务涵盖政府民众健身工程、商业健身、家庭健身三大领域，并参与起草《健身器材室外健身器材安全通用要求》国家强制标准等十余项国家标准。该公司开展实施的"好家庭运动与健康管理系统平台项目"，是一个综合运动健康评测、指导、管理等技术研究和产品开发平台，通过开展运动健康信息采集、分析和监测、人机互动交流等关键技术研发，开发高品质、智能型运动健康设备和器材以及运动健康管理智能终端系统等，促进高端体育运动设备、健身器械科技创新发展。公司还投资建设深圳智能运动健康设备工程实验室，建设运动健康技术中心、通讯技术中心、数据分析中心、运动健康课程开发中心。工程实验室的主要任务是围绕运动干预健康缺乏科学量化测评和指导的问题，针对智能运动健康技术的迫切需求，开展运动健康数据采集、同步传输、评价分析、反馈和运动指导等技术研究，开发智能型运动健康设备和器材以及运动健康管理智能终端系统，建设智能运动产品开发平台和运动健康管理技术研究平台，成为健身休闲领域科技创新的代表。

四、科技创新环境扶持发展情况

作为考量科技创新实力的一个最重要标准，深圳实现了创新载体的重大突破。据深圳市科技创新委员会最新统计，截至2015年底，深圳累计建设国家、省、市级重点实验室、工程实验室、工程（技术）研究中心和企业技术中心等创新载体1283家，在生命健康相关领域拥有275家重点实验室、工程实验室等创新载体，占据深圳市创新载体总量的21.43%，已初步建立起一个以基础研究为引领，产业及市场化为导向，企业为主体的开放合作、民办官助为特色的创新载体体系。

2015年，深圳市新建创新载体176个，其中生命健康类创新载体47个，占新建创新载体26.7%，包括21个工程中心、12个重点实验室、9个工程实验室、4个公共技术服务平台以及1个技术中心。其中，以重点实验室为核心的基础研究体系，以工程实验室、工程中心、技术中心组成的技术开发创新体系，以科技创新服务平台、行业公共技术服务平台组成的创新服务支撑体系，构成了深圳科技创新体系的三大支点。

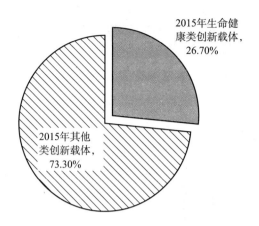

图 3 - 2 2015 年深圳市生命健康类新建创新载体比例分布

资料来源：深圳市科创委。

（一）重点实验室

深圳市科创委 2015 年重点支持了 12 个重点实验室建设。科创委对重点实验室的建设是以培养人才、开展基础研究和支撑产业为目的，由于申请重点实验室的条件对科研实验环境和人才配套要求较高，因此大部分重点实验室只能依托科研院校和资历悠久的医院来承担。根据规定，申请企业类重点实验室要求科研用房面积需要 2000 平方米以上，仪器设备及专用软件的现值不低于 600 万元。

表 3 - 9 2015 年深圳市生命健康类新建重点实验室

载体类型	级别	创新载体名称	依托单位	立项年份	主管部门
重点实验室	市级	深圳细胞生理重点实验室	北京大学深圳研究生院	2015	市科技创新委
重点实验室	市级	深圳市脊柱外科重点实验室	北京大学深圳医院	2015	市科技创新委
重点实验室	市级	深圳市药物依赖与安全用药重点实验室	深圳北京大学香港科技大学医学中心	2015	市科技创新委
重点实验室	市级	深圳市新型天然保健品研究重点实验室	深圳大学	2015	市科技创新委
重点实验室	市级	深圳市出生缺陷研究重点实验室	深圳市宝安区妇幼保健院	2015	市科技创新委
重点实验室	市级	深圳市基因重编程技术重点实验室	深圳市第二人民医院	2015	市科技创新委
重点实验室	市级	深圳市肝胆疾病研究重点实验室	深圳市第三人民医院	2015	市科技创新委

载体类型	级别	创新载体名称	依托单位	立项年份	主管部门
重点实验室	市级	深圳市病原微生物与免疫学重点实验室	深圳市第三人民医院	2015	市科技创新委
重点实验室	市级	深圳市生物芯片研究重点实验室	深圳市第三人民医院	2015	市科技创新委
重点实验室	市级	深圳市耳鼻咽喉疾病重点实验室	深圳市龙岗中心医院	2015	市科技创新委
重点实验室	市级	深圳市肾脏疾病研究重点实验室	深圳市人民医院	2015	市科技创新委
重点实验室	市级	深圳市呼吸疾病研究重点实验室	深圳市人民医院	2015	市科技创新委

资料来源：深圳市科创委。

深圳市发展改革委 2015 年重点支持了 9 个工程实验室。深圳大学是创新载体的重要承办单位，共组建 11 个重点科技平台，其中医学合成生物学应用关键技术国家地方联合工程实验室是国家级平台。深圳市慧康医疗器械有限公司、深圳迈瑞生物医疗电子股份有限公司等在医疗器械领域的龙头企业也分别组建了无创治疗和穿戴式领域的工程实验室。中国科研院深圳先进技术研究院在健康数据挖掘分析技术上颇具竞争力的研究队伍和基础，设有健康大数据中心，旨在从医疗健康数据的存储、分析、建模、使用等角度研究数字化生命的关键技术，目前在深圳市属于领先地位。清华—伯克利深圳学院是由深圳市人民政府、清华大学与加州伯克利大学于 2014 年联合成立，该学院组建的深圳精准医疗与公共健康工程实验室旨在研究大分子平台转化医学和生物制造，癌症生物标记、治疗与诊疗，分子成像检测，干细胞治疗和再生医学，目前领跑深圳市工程实验室。

表 3－10   2015 年深圳市生命健康类新建工程实验室

载体类型	级别	创新载体名称	依托单位	立项年份	主管部门
工程实验室	市级	深圳手性药物合成化学工程实验室	北京大学深圳研究生院	2015	市发展改革委
工程实验室	市级	深圳医用高能聚焦无创治疗工程实验室	深圳市慧康精密仪器有限公司	2015	市发展改革委

续表

载体类型	级别	创新载体名称	依托单位	立项年份	主管部门
工程实验室	市级	深圳穿戴式监护与诊断系统工程实验室	深圳迈瑞生物医疗电子股份有限公司	2015	市发展改革委
工程实验室	市级	深圳健康大数据分析技术工程实验室	中国科学院深圳先进技术研究院	2015	市发展改革委
工程实验室	市级	深圳精准医疗与公共健康工程实验室	清华—伯克利深圳学院	2015	市发展改革委
工程实验室	国家级	医学合成生物学应用关键技术国家地方联合工程实验室	深圳大学	2015	市发展改革委
工程实验室	市级	深圳体外诊断试剂生物活性原料工程实验室	菲鹏生物股份有限公司	2015	市发展改革委
工程实验室	市级	深圳电磁无创医学检测工程实验室	南方科技大学	2015	市发展改革委
工程实验室	市级	深圳无线健康监测设备专用芯片技术工程实验室	深圳清华大学研究院	2015	市发展改革委

资料来源：深圳市科创委。

（二）工程中心

深圳市科创委2015年重点支持了21个工程中心，其中8个省级，13个市级，承担单位有6家医院、2家高校研究院、5家企业。

在医院创建的工程中心中，深圳市人民医院和深圳市第二人民医院获得支持的项目较多，医院的科研项目重点布局肿瘤、基因工程，脑科学和其他重大疾病。企业在医疗设备、健康管理、养生保健等领域筹备了工程技术研究中心。

表3-11 2015年深圳市生命健康类新建工程中心

载体类型	级别	创新载体名称	依托单位	立项年份	主管部门
工程中心	市级	深圳市精神医学工程技术研究开发中心	深圳市康宁医院	2015	市科技创新委
工程中心	市级	深圳市心脏大血管外科医学工程技术研究开发中心	深圳市孙逸仙心血管医院	2015	市科技创新委
工程中心	省级	广东省健康管理互联网工程技术研究中心	深圳市易特科信息技术有限公司	2015	市科技创新委

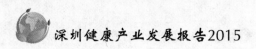

续表

载体类型	级别	创新载体名称	依托单位	立项年份	主管部门
工程中心	省级	广东省生物医用材料及植入器械工程技术研究中心	深圳清华大学研究院	2015	市科技创新委
工程中心	省级	广东省床旁治疗设备工程技术研究中心	深圳普门科技有限公司	2015	市科技创新委
工程中心	省级	广东省植物营养调理品工程技术研究中心	深圳市芭田生态工程股份有限公司	2015	市科技创新委
工程中心	省级	广东省医学影像产业化工程技术研究中心	深圳市蓝韵实业有限公司	2015	市科技创新委
工程中心	省级	广东省基层医疗设备集成工程技术研究中心	中国科学院深圳先进技术研究院	2015	市科技创新委
工程中心	省级	广东省个性化骨科工程技术研究中心	中国科学院深圳先进技术研究院	2015	市科技创新委
工程中心	省级	广东省医用生物活性材料工程技术研究中心	中国科学院深圳先进技术研究院	2015	市科技创新委
工程中心	市级	深圳市妇科肿瘤医学工程技术研究开发中心	北京大学深圳医院	2015	市科技创新委
工程中心	市级	深圳市运动医学工程技术研究开发中心	深圳市第二人民医院	2015	市科技创新委
工程中心	市级	深圳市驯化器官医学工程技术研究开发中心	深圳市第二人民医院	2015	市科技创新委
工程中心	市级	深圳市脑损伤与修复医学工程技术研究开发中心	深圳市第二人民医院	2015	市科技创新委
工程中心	市级	深圳市结核病研究工程技术研究开发中心	深圳市第三人民医院	2015	市科技创新委
工程中心	市级	深圳市介入医学工程技术研究开发中心	深圳市人民医院	2015	市科技创新委
工程中心	市级	深圳市基因工程动物制备工程技术研究开发中心	深圳市人民医院	2015	市科技创新委
工程中心	市级	深圳市心血管微创医学工程技术研究开发中心	深圳市人民医院	2015	市科技创新委
工程中心	市级	深圳市麻醉医学工程技术研究开发中心	深圳市人民医院	2015	市科技创新委
工程中心	市级	深圳市泌尿外科微创医学工程技术研究开发中心	深圳市人民医院	2015	市科技创新委
工程中心	市级	深圳市基因诊断芯片工程技术研究中心	亚能生物技术（深圳）有限公司	2015	市科技创新委

资料来源：深圳市科创委。

（三）公共服务平台

深圳市发展改革委 2015 年重点支持了 4 个公共技术服务平台和 1 个技术中心。

深圳市第三人民医院和深圳市康宁医院分别组建了药物临床试验基地公共服务平台。深圳市第三人民医院早在 2006 年就已经通过国家食品药品监督管理总局和卫生部专家组的联合评审，获得从事肝病、结核病、艾滋病三个专业的Ⅱ～Ⅳ期药物临床试验评价资格，目前已经完成和正在进行的各类药物和医疗器械临床研究 80 余项，积累了丰富的药物和医疗器械临床研究经验。深圳市康宁医院 2014 年经国家药品食品监督管理局（CF-DA）审核、批准，成为国家药物临床试验机构，其药物临床试验基地公共服务平台主要承担精神卫生专业药物的Ⅱ～Ⅳ期临床试验工作，为精神卫生专业药物临床试验研究平台奠定了基础。近几年来，深圳市已有 5 家医院的 39 个专业经国家食品药品监督管理局批准，获得国家药物临床试验机构资格认定。深圳药物临床试验基地平台的不断完善与丰富将为深圳市医药产业发展特别是药械产品的研发提供强有力的支撑。

表 3-12　2015 年深圳市生命健康类新建公共技术服务平台

载体类型	级别	创新载体名称	依托单位	立项年份	主管部门
公共技术服务平台	市级	深圳药物临床试验基地公共服务平台	深圳市第三人民医院	2015	市发展改革委
公共技术服务平台	市级	深圳药物临床试验基地公共服务平台	深圳市康宁医院	2015	市发展改革委
公共技术服务平台	市级	深圳基因检测临床应用公共服务平台	深圳市罗湖区人民医院	2015	市发展改革委
公共技术服务平台	市级	深圳家庭服务机器人检测技术公共服务平台	深圳市华测检测技术股份有限公司	2015	市发展改革委

资料来源：深圳市科创委。

表 3-13　2015 年深圳市生命健康类新建技术中心

载体类型	级别	创新载体名称	依托单位	立项年份	主管部门
技术中心	市级	深圳万和制药有限公司	深圳万和制药有限公司	2015	市经贸信息委

资料来源：深圳市科创委。

此外，在生命健康产业的科技应用示范方面，深圳正在努力创新。

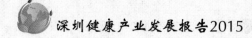

2015 年，深圳市科创委共组织 7 批科技应用示范项目，共资助两个科技应用示范项目，分别是智慧健康云服务平台在社区的应用示范和深圳市新生儿遗传病基因诊断的应用示范。

为了进一步增强企业自主创新能力，发展技术市场，深圳市科创委于 2015 年 8 月推出了科技创新券服务项目。中小微企业和创客可以通过申请单次额度上限不超过 20 万元的科技创新券向高等院校、科研机构等科技服务机构购买科技服务项目。如研究开发、技术转移、检验检测认证、创业孵化、知识产权、科技咨询、科技金融、科学技术普及等科技服务项目。因此科技创新券可以理解为一种可流通的有价证券，可为创客等提供需要的科技服务，目的是降低创客等的进入门槛和风险。龙岗区政府也积极响应科技创新券计划，该区计划连续三年发放每年最高 10 万元"科技创新券"，对主营业务收入 5000 万元（含 5000 万元）以下的中小微科技企业购买科技服务进行扶持，还计划通过推行"大众创新券"引导创客集聚，给予创客个人 1 万元、创业团队 2 万元的大众创新券扶持。目前，深圳市共有 286 家科技服务机构成功入库，共有 1892 家企业成功申请到了科技创新券，其中生命健康产业企业有 107 家，占全部企业量的 5.6%。

科技创新券的实施有效地加速了科技成果转化，促进产学研更加紧密的合作，在入库的科技服务机构中不仅包括省内科技咨询服务机构、行业协会、科研院所，还包括清华大学、北京大学、香港科技大学、南京大学等省外知名大学的深圳研究生院。通过科技创新券政策的实施，深圳市政府为中小企业降低了创新投入成本，促进了中小企业和大学、科研院所之间的合作，调动了高校、科研院所服务企业的积极性，有效地促进了以企业为主体的产学研合作。

（四）生物孵化器

深圳高新区生物孵化器是深圳市科技创新委员会下辖，专门扶持生物和生命健康产业初创型企业的专业孵化器，是科技部火炬中心认定的国家级科技创业企业孵化器。自 2004 年投入运营以来，已扶持大批优秀企业，逐渐成为深圳市生物和生命健康产业重要的项目源、人才源和成果源。

生物孵化器建筑面积约 20000 平方米，大楼按生物和生命健康产业初创型企业需求设计和建设，可为企业提供 210～640 平方米不等的实验和中试空间。生物孵化器主要提供两级孵化，一级孵化以科研开发和产品技术创新为主，二级孵化是将一级孵化的产品放大到中试水平，并完成产品临床、产品申报及获取相关资格证书等工作。

自 2004 年投入运营以来，生物孵化器不断摸索，以园区管理和企业服务为重点工作领域，积累了大量实践经验。在安全生产、环境保护、知识产权、投融资服务、人才服务、公共技术平台建设、全方位信息服务等特色领域均屡有创新。

生物孵化器运营 11 年，累计孵化企业 121 家。为深圳市培养出大批极具创新活力、发展后劲的优秀企业，其中的佼佼者包括深圳市北科生物科技有限公司、深圳微芯生物科技有限责任公司、深圳市源兴生物医药科技有限公司、深圳益世康宁生物科技有限公司、深圳市绿微康生物工程有限公司、深圳奥萨医药有限公司、华瑞同康生物技术（深圳）有限公司、深圳龙瑞药业有限公司、港龙生物技术（深圳）有限公司、亚能生物技术（深圳）有限公司、康哲医药研究（深圳）有限公司、深圳市天道医药有限公司、深圳市天和医药科技开发有限公司、深圳市捷纳生物技术有限公司、深圳欣康基因数码科技有限公司、深圳市圣西马生物技术有限公司研发中心、深圳市宝舜泰生物医药股份有限公司、深圳市健元医药科技有限公司、深圳市仁泰生物科技有限公司、深圳市亿立方生物技术有限公司、深圳华毓造血干细胞研究有限公司、深圳市华力康生物科技有限公司等。

生物孵化器现在孵企业 71 家。在研 1.1 类化学药 9 个；一类生物制品 4 个；三类医疗技术 2 个；累计申请专利 482 项，授权 267 项。现生物孵化器先后有千人计划成员 7 名（1 人正在申请），孔雀团队 3 个，共计 86 位博士。

第三节　深圳（福田）中医养生保健服务行业准入条件研究

近年来，随着社会的进步、健康观念的转变、经济结构的调整，中医药正逐步形成医疗、保健、教育、科研、文化、产业、对外交流全面快速发展的新格局，中医养生保健服务成为生活性服务业的重要组成部分，在提高公众健康素养、提升人民健康水平、扩大服务消费、吸纳就业以及创新经济增长点、促进经济转型等方面发挥了积极作用，已在国内外形成广泛的社会基础和发展潜力。本研究基于深圳市以及福田区中医养生保健服务业发展调查与分析，初步提出了深圳中医养生保健服务行业准入条件建议，以供行业规范化发展参考。

一、我国中医养生保健行业概述及发展现状

中医养生保健是一个较常使用的概念，由于与中医医疗及生活方式相关联，范围广，服务方式也呈多样化。国家中医药管理局发布的《关于促进中医养生保健服务发展的指导意见》中明确定义了中医养生保健服务是运用中医药或民族医药的理念、方法和技术，开展的保养身心、预防疾病、改善体质、增进健康的活动。

根据我国医疗管理办法，提供中医养生保健服务的机构有医疗机构与非医疗机构之分。中医医疗机构是经国家卫生主管部门批准取得中医资质的机构，申请机构须在选址、用房、消防环境保护、污水处理、医疗用房、科室设置、卫生技术人员配置、基本设备和开展的诊疗科目相应的设备及中医诊疗器具、注册资金等方面符合相关标准，经审核后才能取得中医医疗资质。

具中医医疗资质的机构和非医疗机构开展中医养生保健服务的内容相差不多，但管理方法有所不同。根据 2005 年卫生部、国家中医药管理局印发的《关于中医推拿按摩等活动管理中有关问题的通知》，未取得医疗资质的非医疗机构开展推拿、按摩、刮痧、拔罐等活动，在机构名称、经营项目名称和项目介绍中不得使用"中医""医疗""治疗"及疾病名称等医疗专门术语。2011 年，为规范中医养生保健服务行业，加强对非医疗类中医养生保健服务机构管理，国家中医药管理局开展了关于中医养生保健服务机构准入试点工作，并印发了《中医养生保健服务机构基本标准（试用稿）》，该标准将非医疗机构开展的中医养生保健服务的内容分为咨询指导类、按摩类、熏洗类、艾灸类、贴敷类、拔罐类、刮痧类，以及其他以中医理念、理论为指导的各种物理方法、自然疗法等八个类别。

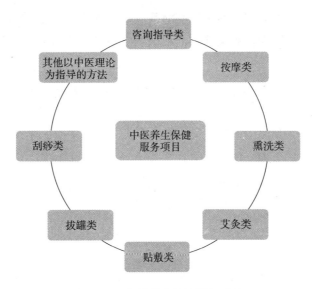

图 3 – 3 中医养生保健服务项目

显然，在具体经营中，中医养生保健虽然都号称中医养生保健，但其实有医疗机构与非医疗机构资质的区别，在硬件和软件上都有一定的差别。然而，对于消费者来说是很难了解其中的差别，这也是造成中医养生保健管理混乱的原因之一。因此对中医养生保健服务行业的规范化管理极为重要。

（一）中医养生保健行业整体发展情况

1. 国家重视并支持发展

一直以来，我国政府对中医养生保健服务行业在我国卫生事业发展的中作用都是大力肯定与支持的。

2009 年，国务院下发《关于扶持和促进中医药事业发展的若干意见》（国发［2009］22 号），该意见明确指出，要"充分发挥中医预防保健特色优势，积极发展中医预防保健服务，制定中医预防保健服务机构、人员准入条件和服务规范，加强引导和管理，鼓励社会力量兴办中医预防保健服务机构"。发展中医养生保健服务行业既是促进经济社会发展的需要，也是发展中医药事业的客观要求。

2013 年，国务院《关于促进健康服务业发展的若干意见》（国发［2013］40 号）中，将中医养生保健列为现代健康服务业的重要领域，推

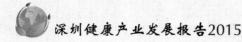

动社会医疗机构开展中医预防保健服务，鼓励和支持有资质的中医师开展坐堂诊疗服务，提供养生保健咨询和调理等服务。中医养生保健服务行业已然成为政府重视的民生产业之一。

2015年4月24日，国务院印发《中医药健康服务发展规划（2015—2020)》（国办发〔2015〕32号），支持中医养生保健机构发展，规范中医养生保健服务，开展中医特色健康管理，大力发展中医养生保健服务。

正如诺贝尔生理学或医学奖获得者屠呦呦在卡罗琳医学院诺贝尔大厅用中文做的题为《青蒿素的发现：中国传统医学对世界的礼物》的演讲中说："中国医药学是一个伟大宝库，应当努力发掘，加以提高。"我们相信，在各级政府的大力支持下，中医养生保健行业全面大发展的春天已经来到。

2. 行业发展整体保持稳定

近年来，随着经济的发展以及人口老龄化，健康服务市场急剧发展。目前，我国健康服务产业链已形成五大基本产业群，其中以中医养生保健为主体的健康管理服务产业名列其中，2015年产业规模达1328亿元。

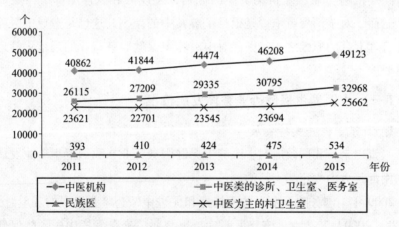

图3-4 2011—2015年我国以中医为主医疗机构的基本情况

资料来源：全国中医药统计摘编。

据《中国保健服务产业发展蓝皮书2012》的数据显示，我国已拥有各种类型及规模的保健服务企业140万家，保健从业人员5000多万人。其中，具有医疗资质的中医养生保健机构超过10万家，整体发展稳定。通过整理国家中医药管理局2011—2015年的《全国中医药统计摘编》的数据得知，2015年我国以中医为主的医疗机构总数为108287个，其中中医机构49123个，占全国中医类医疗机构总数的45.36%，中医类的诊所、卫生室、医务室机构32968个，占总数的30.45%，民族医机构534个，占总数的0.49%，中医为主的村卫生室机构25662个，占总数的23.70%。

3. 教育培训与人才资源良好

我国一直重视中医人才培养工作。根据国家中医药管理局的统计数据显示，2015年我国从事中医、中药的工作人员总数为580422人，其中中医执业医师人数为383145人，占从事中医中药工作人员总数的66.01%，中医执业助理医师人数为69045人，占从事中医中药工作人员总数的11.90%，中药师（士）人数为14412人，占从事中医中药工作人员总数的2.48%，见习中医师人数为113820人，占从事中医中药工作人员总数的19.61%。

从2011—2015年我国从事中医中药工作人员的增减情况来说，我国中医执业助理医师、中药师（士）、见习中医师的增长幅度较小，相比而言，中医执业医师的增长幅度较大，且呈现出平稳增长的趋势。

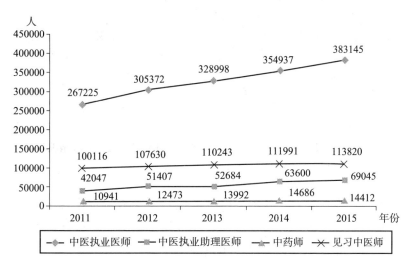

图3-5 2011—2015年我国从事中医、中药工作人员的基本情况

资料来源：国家中医药管理局。

在中医药教育资源方面，我国培养中医药方面人才的教育体系比较完善，既有中医药类的大学，也有中医药类的附设中职班。通过整理国家中医药管理局《2015 年全国中医药统计摘编》的数据得出，我国设置中医药专业的中高等院校共有 599 所，其中：设有中医药专业的大学有 117 所，占中医药专业院校总数的 19.53%；设有中医药专业的独立学院有 71 所，占中医药专业院校总数的 11.85%；设有中医药专业的专科学校有 36 所，占中医药专业院校总数的 6.01%；设有中医药专业的职业技术学校有 289 所，占中医药专业院校总数的 48.25%；设有中医药专业的成人专业学校有 17 所，占中医药专业院校总数的 2.84%；设有中医药专业的附设中职班学校有 63 所，占中医药专业院校总数的 10.52%；设有中医药专业的其他机构有 6 所，占中医药专业院校总数的 1.00%。总体来看，培养中医药方面人才的机构以职业技术学校为主。

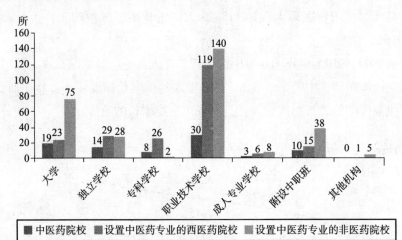

图 3-6 2015 年我国设有中医药专业的中高等院校的基本情况

资料来源：2015 年全国中医药统计摘编。

从开设的专业来看，我国中医教育机构的学科类别比较丰富。不仅有开设民族医学、维医学、蒙医学、壮医学、藏医学等极具民族特色的中医药专业，也有中医诊断学、中药学、中医外科、中医内科等独具传统医学的中医药专业，还有开设针灸推拿学、护理学、康复治疗学、预防医学、营养学、老年医学等照护康复、养生保健类的中医药专业。相对完善的培训教育体系，丰富的学科类别，为我国中医养生保健服务行业提供充足的人才资源，为构建"治未病"中国特色预防保健体系储蓄后备力量。

从培养的人才来看，我国中医药类的人才资源既包含了职业高中学生、成人中专学生，也有硕士研究生、博士研究生，既能为中医养生保健服务行业扩充专业型技能人才，又能为我国中医药研究提供高技术型人才，行业发展有较好的人才保证。通过对 2015 年我国中医药相关专业的毕业生数、招生数进行汇总整理，数据显示，2015 年我国中医药专业毕业生总数是 231446 人，中医药专业招生总数是 284065 人。根据 2013—2015 年我国中医药专业的毕业生数和招生数分析，纵向来看，我国中医药专业的毕业生数、招生数逐年增加；横向来看，不论是毕业生数还是招生数，均是中医药院校高于西医药院校，西医药院校高于非医药类院校、研究院所。

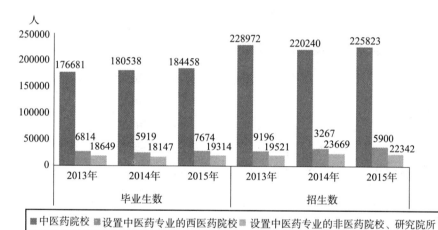

图 3 - 7 2013—2015 年我国中医药相关专业毕业生数和招生数的整体情况
资料来源：2015 年全国中医药统计摘编。

4. 公民中医养生保健素养较好

2014 年，国家中医药管理局联合国家卫生计生委共同发布了《中国公民中医养生保健素养》，并启动了全国范围的中医养生保健素养的调查工作，调查结果显示，全国中医药科普普及率为 84.02%，其中农村普及率为 77.30%，社区普及率为 90.77%，家庭普及率为 84.02%。总体来看，我国公民中医养生保健素养水平为 8.55%，其中，15~24 岁人群的中医养生保健素养水平为 9.25%，25~34 岁人群为 12.41%，35~44 岁人群为 10.58%，45~54 岁人群为 7.14%，55~64 岁人群为 6.21%，65~69 岁人

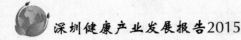

群为7.16%，即15~44岁人群中医养生保健素养水平高于全国平均水平，而45~69岁人群中医养生保健素养水平低于全国平均水平。

从地区分布来看，我国中医药科普工作情况、公民中医养生保健素养水平存在着城乡、地区差异。具体而言，我国东部地区中医药科普普及率高于西部地区，西部地区高于中部地区；城市居民中医养生保健素养水平显著高于农村居民，两者相差10.53%。从中医药科普形式重要性来看，大众媒体宣传是普及的重要手段。各种媒介普及重要性排名依次为：大众媒体宣传＞中医药科普知识宣传栏＞义诊讲座等科普活动＞医护专业人员科普＞中医药科普知识宣讲场所。

中医养生保健素养显示的是我国公民对中医药的认知程度，良好的健康素养构成了中医养生保健服务市场的良好基础。

（二）中医养生保健行业发展特点

总体来看，我国中医养生保健行业资源独特，发展稳定，未来空间巨大。

1. 民生需求旺盛，行业发展加速

随着我国人口老龄化，高血压、糖尿病等慢重疾病急剧增加，对中医养生保健服务的需求也迅速增长。在政策的引导和鼓励下，各地的中医养生保健服务机构如雨后春笋般涌现，按摩、推拿、刮痧、拔罐、艾灸等行业迅速发展。以深圳为例，几乎所有的住宅小区都有中医养生保健服务机构，从具医疗资质的中医馆到非医疗机构的美容院、按摩院等，都开展多种中医养生保健服务，成为市民日常健康生活的重要一部分，行业企业数量也急剧增长。

2. 中西医结合，中医养生保健焕发新的活力

虽然都以保健为目的，但中西医诊疗方式的差别还是非常大。传统中医采用的望、闻、问、切，主要依靠中医师的经验与阅历，而西医强调的是病理的确诊，比较依靠生化指标检测，有一套规范的治疗办法。近年来，随着对中医的再认识，中西医结合成为一种趋势，中医也较多地依靠西医的生化检测以辅助诊疗，西医也借鉴中医的系统思维与整体调理方法，中西医结合成为诊疗的新领域。与此相对应的，中医养生保健也成为疾病调理的重要辅助，特别是在重慢疾病以及康复领域发挥了不小的

功能。

3. 上下游产业链融合，多元化发展格局初步形成

随着市场需求的变化，中医养生保健行业的经营业态、服务功能、企业主体类型等也都相应发生了很大的变化。一是经营业态的变化，企业通过延伸产业链的方式，将中医养生保健融入餐饮住宿、美容等行业。二是服务功能的变化，由传统的单一的中医养生保健服务项目向多种保健服务功能相结合转变。三是企业主体类型的变化，进军中医养生保健服务行业的企业由个体工商户、私营或民营企业逐渐向股份制企业、外商投资企业等多种类型转变。使我国中医养生保健服务行业形成了多元化、多层次的市场格局，产业的竞争力正逐步加强。

4. 重视经营模式转变，品牌效应受到行业重视

中医养生保健以手工劳动为主，因此个体的差异性制约着行业的扩大发展。近年来，借鉴西医的规范化管理模式以及众多商业实体的连锁经营模式，集休闲、娱乐、餐饮、保健、健身和美容等多功能为一体的养生保健企业在我国急剧增加，经营规模不断扩大，现代服务经营理念得到了丰富与发展，养生保健连锁企业也开始出现。据统计，在养生保健企业前30强中，有10家采取了连锁经营的方式。这些企业从规模、效益等各方面已在全国养生保健行业成为领头羊，传统品牌已经形成，市场份额逐步扩大，并且已被全行业认知。

5. 资源与文化不可替代，国际竞争力凸显

中医药文化与资源根植中国，经过数千年实践的反复验证与推敲，是我国最瑰丽的宝藏之一。在我国走向国际市场的"一带一路"战略中，中医药就是其中的一个重要内容。屠呦呦团队通过西药制备的方式提取的青蒿素，正是基于我国古代药典中对于青蒿治疗疟疾的认知，而这一伟大成就只是我国中医药宝藏中的一颗明珠，我国中医药宝库中还埋藏着更多关于疾病的治疗方法、药品、养生保健方法，需要用现代科学技术与方法来再次开发与弘扬。因此，我国中医养生保健资源与文化不可取代，大力弘扬中医养生文化，走向国际市场，其社会价值与经济价值将不可限量。

（三）设立中医养生保健服务行业准入制度的重要意义

中医养生保健服务行业关乎民生幸福，和每一个人都密切相关。本报

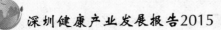

告旨在推进深圳中医养生保健服务行业准入制度建立。其重要意义包括：

1. 加强引导与监管，确实保障人民享受保健的权利

虽然中医养生保健服务分为医疗机构与非医疗机构进行管理，其实从本质上说，中医养生保健服务承担的是公众生命安全的公共使命，是一种医疗行为，其资质、场所、人员、技术、设备设施以及从业过程都应当受到严格监管。设立中医养生保健服务行业准入制度可有效推进中医养生保健服务的质量和安全性，保障民众的健康服务效果，推进行业健康、可持续发展，最终保障人民享受到健康生活的正当权利。

2. 推进标准化建设，提升行业的产业化竞争能力

标准化是行业规范化服务、规模化发展的重要基础。中医养生保健服务有很多服务方法，包括推拿、按摩、熏洗、艾灸、贴敷、拔罐、刮痧等，虽然都有一定的培训与传承，但很多非医疗经营机构都自以为是，自行教学与培训，服务能力难以评价，服务方式也是千差万别，虽有特色但难以进行规范化、规模化推进。从市场化与产业化的角度看，设立中医养生保健服务行业准入制度可明显提升整个行业的竞争力，推进行业标准化有效实施。

3. 加强行业培训与技术挖掘，提升行业服务技能

在我国卫生管理部门以及人力资源与社会劳动保障局的职业培训体系中，有一些针对中医养生保健行业的职业培训与考核工作，包括中医师、中药师、按摩师、足浴师等，考核不仅有理论知识，还有实践操作。然而，由于非医疗机构并不对从业机构的人才从业资格有要求，所以很多非医疗机构的中医养生保健行业从业人员都没有相关职业资格，大多数是经机构短暂培训即上岗，专业能力十分有限。另外，一些好的技术与方法也缺少交流的平台，行业内缺乏能提供"整体健康解决方案"，理疗体验、保健推拿中心、足疗等服务过于单一，专业化程度也不高，整个行业急需通过有效方法提升服务技能与水平。

4. 加大正面引导与宣传，推进行业自律与规范化发展

目前，对中医养生保健服务行业的认识处于两个极端，要么认为很好，甚至以为神乎其神，要么认为是忽悠，完全不相信，其实这两种认知都是不科学的。我们一方面要正确认识中医养生保健实证医学的宝贵之处，但也不能将其玄学化，正确的方法是，充分认识与理解中医养生保健

服务业的重要性与科学性，加大正面引导与宣传，通过行业自律与规范化发展保障行业有序发展，成为和谐社会建设的一支重要力量。设立中医养生保健服务行业准入制度，就是要加强宣传与引导，加强宣传监管与规范，推进行业自律，用真正的服务赢得社会的称赞。

5. 加大行业扶持，共同推进"健康中国"建设

中医养生保健服务旨在改善亚健康人群的身体状况，减少或者预防疾病发生，可以有效地减缓医院门诊的压力，优化医疗资源配置，充分实现传统中医药的价值，具有重要的社会效益。虽然目前中医养生保健服务行业发展无论是政府政策环境还是社会需求和发展氛围，都处于发展机遇空前的上升阶段，但是，从我国中医养生保健服务行业的发展情况来看，中医养生保健服务企业多数是中小企业、民营机构，产值规模普遍偏小，企业面临技术研发能力薄弱、专业技术人才匮乏、产业结构不合理、市场竞争力较弱，整个行业大多数企业仍是一个劳动密集型的产业，缺乏科学量化标准，缺乏明确的政策支持与导向。因此，设立中医养生保健服务行业准入制度，规范从业机构，便于政府从资金、人才、技术以及场地、税收等方面给予扶持，思考如何将中医养生保健纳入医保体系推动"治未病"工程，以推动行业的发展尽快实现飞跃式增长，更好地为"健康中国"建设出力。

二、深圳（福田）中医养生保健服务行业发展情况

深圳地处南方，虽然建市只有三十多年，但得益于南岭悠久的养生文化传承，以及政府的重视与支持，中医养生保健行业发展迅速，处于全国领先地位。作为全国改革开放的领跑者，深圳率先提出大力发展生命健康产业的政策，并将中医药发展列为重要内容。2013 年，深圳市政府发布的《深圳市生命健康产业发展规划（2013—2020)》中明确中医养生作为六大重点发展领域之一，要求大力发展按摩保健、中医营养药膳、调理保健、慢病预防等特色养生保健服务，力推深圳中医养生保健服务行业进入新的发展时期。

（一）深圳市中医养生保健服务行业发展整体情况

根据国家中医药管理局对中医养生保健服务的定义标准，截至 2015 年

12月底，在深圳市市场和质量监督管理委员会注册的经营范围符合中医养生保健服务范围的非医疗企有业共有9644家，占深圳市健康服务业企业的14.25%，占深圳市健康产业企业总数的12.94%，占全国中医养生保健企业的1.61%。截至2015年底，在市卫生和计划生育委员会依法登记注册的中医医疗机构有542家，其中中医院9家、中医门诊部84家、中医诊所449家，卫生工作人员共计7398人。2015年深圳市中医医疗机构完成诊疗3383.95万人次。深圳中医养生保健非医疗机构和具医疗资质机构共同组成了深圳中医养生保健服务网络，成为深圳人民健康生活的重要保健力量。

1. 按摩行业一枝独秀独占鳌头

按照国家中医药管理局关于《中医养生保健服务机构基本标准》（试用稿）中对中医养生保健服务项目分为咨询指导类、按摩类、推拿类、艾灸类、刮痧类、拔罐类、贴敷类和其他（包含各类理疗、药膳等）八大类的分类标准，深圳市中医养生保健行业企业各类别情况如下：

深圳市推拿类的企业459家，占深圳市中医养生保健服务行业企业总数的4.76%；

按摩类的企业8363家，占深圳市中医养生保健服务行业企业总数的86.72%；

艾灸类的企业44家，占深圳市中医养生保健服务行业企业总数的0.46%；

刮痧类的企业53家，占深圳市中医养生保健服务行业企业总数的0.55%；

拔罐类的企业97家，占深圳市中医养生保健服务行业企业总数的1.10%；

咨询指导类的企业367家，占深圳市中医养生保健服务行业企业总数的3.81%；

贴敷类的企业19家，占深圳市中医养生保健服务行业企业总数的0.2%；

其他中医养生保健服务的企业242家，占深圳市该行业企业总数的2.51%。

不难看出，按摩类企业在中医养生保健服务行业可谓独占鳌头、一枝独秀，显示了按摩行业的巨大市场需求。

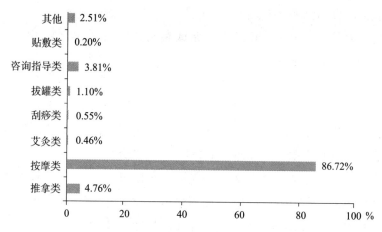

图3-8 2015年深圳市中医养生保健服务行业的企业数量分布

资料来源：笔者自行整理。

2. 企业规模普遍偏小，个体工商户是行业主体

通过调查中医养生保健服务行业的企业主体类型发现，深圳中医养生保健服务业企业整体来说企业规模普遍偏小。调查显示，个体工商户占领半壁江山，成为中医养生保健服务行业的主力军。截至2015年底，深圳市从事中医养生保健服务行业的个体工商户有6696家，占企业总数的69.43%，成为整体个行业的绝对主力。

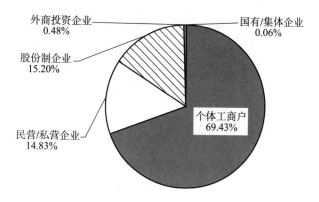

图3-9 2015年深圳市中医养生保健服务行业的企业主体类型分布

资料来源：笔者自行整理。

值得注意的是，除个体工商户外，深圳股份制企业的比例高于民营或私营企业，也反映出越来越多的股份制企业介入健康服务业。调

查显示，深圳市从事中医养生保健服务行业的股份制企业有 1466 家，占企业总数的 15.20%，相较于民营或私营企业占企业总数 14.83% 的比重，略为偏高。此外，外商投资企业、国有或集体企业很少介入这个行业。

从企业注册资本来看，深圳中医养生保健服务企业的注册资本金也明显偏小。调查表明，2015 年注册资本 1 万元以下的企业 1118 家，占中医养生保健服务行业企业总数的 11.59%；注册资本 1 万 ~ 5 万元的企业 3067 家，占中医养生保健服务行业企业总数的 31.80%；注册资本 5 万 ~ 10 万元的企业 1922 家，占中医养生保健服务行业企业总数的 19.93%；注册资本 10 万 ~ 50 万元的企业 2341 家，占中医养生保健服务行业企业总数的 24.27%；注册资本 50 万 ~ 100 万元的企业 596 家，占中医养生保健服务行业企业总数的 6.18%；注册资本 100 万元以上的企业 600 家，占中医养生保健服务行业企业总数的 6.22%。

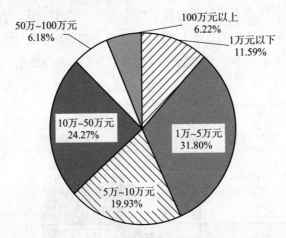

图 3 – 10　2015 年深圳市中医养生保健服务行业的企业注册资本分布

资料来源：笔者自行整理。

3. 企业生存能力较强，具有较好的经营稳定性

从企业存续时间来看，深圳中医养生保健行业企业经营相对稳定。调查结果显示，成立时间 1 ~ 3 年的企业最多，共 3298 家，占中医养生保健服务行业企业总数的 34.20%。时间不满 1 年的企业居第二，占中医养生保健服务行业企业总数的 25.25%，说明行业的吸引力还是比较高。成立

时间 5 ~ 10 年的企业占中医养生保健服务行业企业总数的 22.92%，表明这个行业具有较好的稳定性。深圳中医养生保健行业企业经营的稳定性与政府政策支持以及行业发展向好有密切关系。

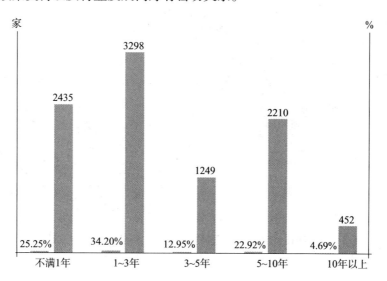

图 3 - 11 2015 年深圳市中医养生保健服务行业的企业成立时间分布

资料来源：笔者自行整理。

4. 中西部发达地区企业最多，东部新区企业较少

中医养生保健行业是一个典型的服务业，与城市的发展程度密切相关。深圳市共设 6 个行政区和 4 个新区，通过对各区 2015 年中医养生保健服务行业企业进行统计分析，发现各区企业分布有明显差异。

龙岗区的中医养生保健服务企业最多，有 2098 家，占企业总数的 21.75%；宝安区的企业居次，占企业总数的 21.38%；龙华新区的企业也不少，占企业总数的 8.86%；罗湖区相对较小，但企业总数占全市总数的 14.76%；福田区的中医养生保健服务企业有 1556 家，占企业总数的 16.13%；南山区的企业有 1134 家，占企业总数的 11.76%；企业数量相对较少的是光明新区、坪山新区、大鹏新区以及面积最小的盐田区，企业数量占比分别为 2.42%、1.50%、0.44% 和 1.01%；

总体来看，城市建设起步早、发展比较成熟的龙岗、宝安、南山、福田以及由宝安分出的龙华新区中医养生保健企业数量较多，而正在迅速开发的大鹏新区、光明新区、坪山新区以及面积最小的盐田区中医养生保健企业数量较少，从另一方面说明了中医养生保健行业的发展与居民的需求及经济水平是相适应的。

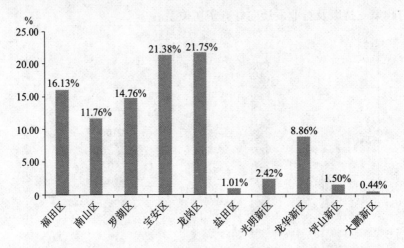

图3－12　2015年深圳市中医养生保健服务行业的企业注册地分布

资料来源：笔者自行整理。

（二）福田区中医养生保健行业调查分析

为进一步了解行业企业经营情况，通过调查、抽样及走访并合并分析，总结出了深圳中医养生保健服务行业企业经营一般经营特点。

1. 主要以按摩类企业为主

根据统计分析，福田区共有中医养生保健服务机构1556家，主要以按摩类企业为主，在福田区中医养生保健服务企业总数中超过9成。专业经营艾灸类、刮痧类、贴敷类、拔罐类的企业较少，因在其他企业服务类目中多项目交叉经营。

其中，按摩类1402家，占福田区中医养生保健服务企业总数的90.1%，占深圳市按摩类企业总数的16.76%；

推拿类71家，占福田区中医养生保健服务企业总数的4.56%，占深圳市推拿类企业总数的15.47%；

咨询指导类31家，占福田区中医养生保健服务企业总数的1.99%，占深圳市咨询指导类企业总数的8.45%；

其他24家，占福田区中医养生保健服务企业总数的1.54%，占深圳市其他类企业总数的9.92%；

艾灸类 10 家，占福田区中医养生保健服务企业总数的 0.64%，占深圳市艾灸类企业总数的 22.73%；

刮痧类 8 家，占福田区中医养生保健服务企业总数的 0.51%，占深圳市刮痧类企业总数的 15%

贴敷类 6 家，占福田区中医养生保健服务企业总数的 0.39%，占深圳市贴敷类企业总数的 31.58%；

拔罐类 4 家，占福田区中医养生保健服务企业总数的 0.26%，占深圳市拔罐类企业总数的 4.12%。

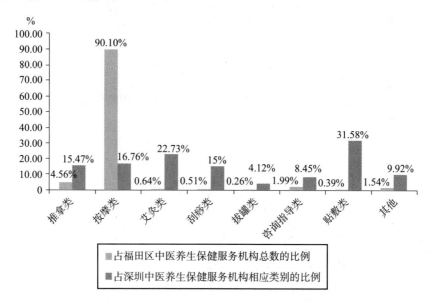

图 3-13 福田区中医养生保健服务行业企业数量分布与对比

资料来源：笔者自行整理。

2. 企业场地普遍不大，营业收入普遍不高

据调查统计，深圳中医养生保健服务企业营业场所面积普遍偏小。营业面积 300 平方米以下的企业占 84.61%，营业面积小于 100 平方米的企业占 73.33%，100~300 平方米的企业占 11.28%，300~500 平方米的企业占 8.21%，500~1000 平方米的企业占 3.08%，1000 平方米以上的企业仅占 4.10%，说明该行业企业规模不大。

从企业近几年年均营业额分布来看，年均营业额在 50 万元以下的企业最多，占总数的 63.16%，超过 6 成；年均营业额在 50 万~100 万元的企业占 24.56%，年均营业额在 100 万 ～ 500 万元占 7.60%，年均营业额在 500 万元以上仅占 4.68%，说明行业水平较低，品牌集中度不高。

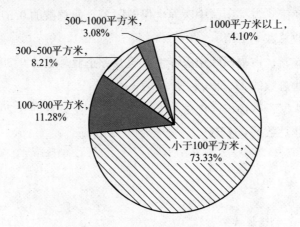

图 3 - 14　中医养生保健企业经营场所面积分布

资料来源：笔者自行整理。

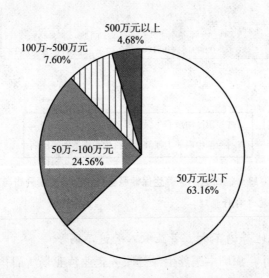

图 3 - 15　中医养生保健企业年均营业额分布情况

资料来源：笔者自行整理。

3. 企业服务项目以按摩和足浴为主

企业在注册申请时营业范围以美容、洗浴、按摩、养生咨询为主，实际调查发现，企业经营中主要以按摩和足浴为主，这两个项目服务比例占到一半以上。除足疗、艾灸、按摩、刮痧、药膳 5 项服务外，其他开展的项目还包括美容、面部护理、艾草泡脚、拔罐、耳穴、中药减肥、乳腺疏通、太极腹罐减肥、烤电、推拿、通穴减肥、皮肤护理、意念减肥、踩背、经络疏通、手部护理、腰部护肾、古方减肥、催乳、肩颈疏通、祛痘、丰胸、肩周炎调理、脊柱梳理、祛斑等。中药药膳开展比例最低，与药膳技术含量高，需要正规的中医师才能开展有关。

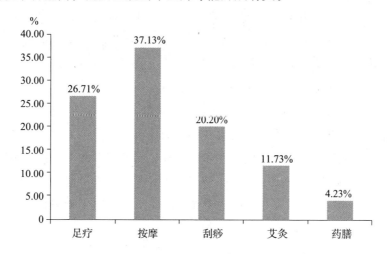

图 3 - 16 中医养生保健服务企业主要开展项目分布情况

资料来源：笔者自行整理。

4. 企业服务项目价格整体不高

虽然深圳生活成本高昂，但中医养生保健服务行业收费并不高。调查发现，按摩、推拿机构收费标准较其他许多城市都低，每小时平均约为 50 元。调查还发现，不同机构之间项目收费标准差异较大，按摩、推拿由 30 元至 888 元不等，足浴由 40 元至 400 元不等，刮痧由 20 元至 200 元不等，药膳由 50 元至 300 元不等，艾灸由 18 元至 200 元不等，最高与最低差距达 30 倍之多。虽然不同的价格背后是不同的服务质量与水平，但如此大的差距，还不是仅仅可以用服务质量与水平来解释的，与服务标准的缺乏有明显的关系。

5. 企业持证经营规范程度有待提升

根据规定，中医养生保健服务行业从事健康保健工作须持有《公共场所卫生许可证》。调查发现，持证企业占总数的 69.5%，而无证企业占总数的30.5%。由于行业监管标准不完善，企业标准参差不齐，依法执业意识不强，有近三分之一的企业并没有达到卫生质量标准就经营，这个比例还是相当惊人，这类企业开展相关中医养生保健服务项目，显然具有一定的卫生安全隐患。

6. 从业人员情况不容乐观

通过对从业人员所学专业及具有的执业资格情况调查，大部分中医养生保健服务企业对从业人员的从业资格要求门槛较低，人员素质普遍不高，甚至没有任何中医技能学识，仅仅通过短时间培训即可为客户服务，这也是难以保证中医养生保健服务质量与安全的重要原因之一。

（1）行业从业人员以女性居多，年轻人居多

通过对从业人员调查发现，中医养生保健行业从业人员以女性居多，据数据显示，从业人员女性与男性比例大致为3.7:1。

从从业人员年龄结构来看，从事中医养生保健行业的人员主要以21~30岁青年人居多。调查发现，21~30岁员工占从业人员总数的66.29%，其次是31~40岁的占从业人员总数的17.85%，其他年龄段的人员比例较小。

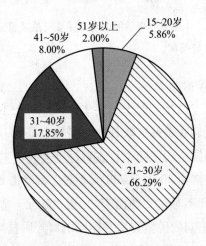

图3-17 中医养生保健服务企业人员年龄分布情况

资料来源：笔者自行整理。

（2）从业人员学历偏低，以短期培训为主

通过对从业人员文化程度调查发现，本行业从业人员学历层次较低，

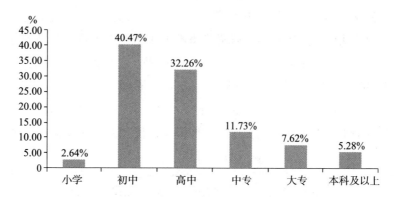

图3-18 中医养生保健服务企业人员学历分布情况

资料来源：笔者自行整理。

主要以初中、高中为主，占人员总数的72.73%，中专学历占11.73%。

对从业人员所学专业分析，从业人员知识结构参差不齐，以短期医学常识培训居多。其中短期医学培训共有523人，占人员总数的69.46%；其他专业68人，占人员总数的9.03%；护理学专业62人，占人员总数的8.23%；中医学36人，占人员总数的4.78%；文科专业34人，占人员总数的4.52%。工科、公共卫生、临床医学等专业人员所占比例不足3%。

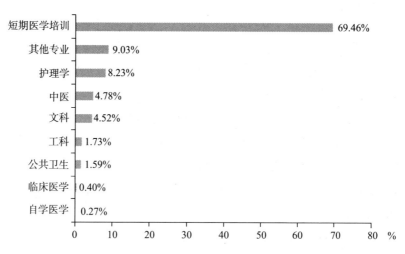

图3-19 中医养生保健服务企业从业人员所学专业分布

资料来源：笔者自行整理。

（3）多数从业人员无执业资格

从企业从业人员具有的执业资格来看，多数从业人员无执业资格。调查发现，无任何执业资格的从业人员占近8成，共672人，占调研样本总数的77.87%；中医养生保健技师82人，占人员总数的9.50%；持有其他证书的从业人员64人，占人员总数的7.42%；有执业助理医师、执业医师、执业护士的卫生技术人员所占比例极少，仅占人员总数的5.21%。

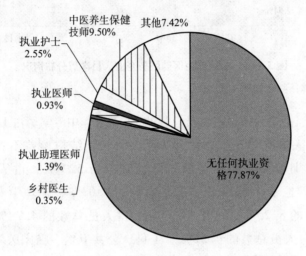

图3-20 中医养生保健服务企业从业人员执业资格分布

资料来源：笔者自行整理。

7. 标准化与管理制度

（1）多数企业表示不确定有没有行业标准，自由发展

从企业执行行业规范标准的情况来看，84.6%的企业表示不知道国家、省市出台有关中医养生保健服务机构的标准，因此也没有按照具体规定执行，大部分是依葫芦画瓢，参考周边门店作坊的服务内容；只有15.4%的企业知悉2011年国家中药管理局发布的《中医养生保健服务机构基本标准（试用稿）》，企业经营活动部分内容按照该标准和其他相关服务标准执行。

（2）少数品牌企业参照部分相关行业标准

对目前15.4%的企业执行相关标准统计，在这15.4%的企业中有31.78%的企业使用《中医养生保健服务机构基本标准（试用稿）》；16.82%的企业使用GB/T 21709《针灸技术操作》；15.82%的企业使用

《保健按摩操作规范 2010》；14.95% 的企业使用《盲人医疗按摩技术操作规范 2010》；20.63% 的企业使用《中医养生保健技术操作规范》。

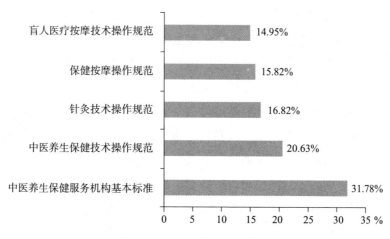

图 3 – 21 企业使用标准情况

资料来源：笔者自行整理。

（3）超过 7 成的企业没有内部管理制度

调查统计，72.81% 的企业都没用企业内部管理制度，只有 27.19% 的企业具有粗略的内容管理制度。由此可见，中医养生保健服务行业的标准比较混乱，整体还没有形成统一的标准；同时企业内部管理也不规范，缺乏强有力的监管体制，极大影响了中医养生保健服务行业的品牌形象，影响行业的公信力，无论是在行业标准还是企业内部管理都亟须规范化监管。

（三）行业发展中存在的普遍问题

尽管中医养生保健行业已经形成一定的发展基础，发展潜力巨大，但通过深入调查福田区中医养生行业企业研究发展，行业中仍存在一些制约中医养生保健服务行业健康发展的问题：

1. 准入门槛较低，市场良莠不齐

中医养生保健服务机构分为医疗机构和非医疗机构，医疗机构的中医养生保健服务属于医疗行为，在卫生部进行登记注册，对医疗机构的基本标准、人员配置、规章制度等均有明确要求；而提供中医养生保健服务的非医疗机构仅需获得卫生许可证，即可在工商部门注册登记，不仅缺少中医药专业资质审查，也没有人员资质、场所环境、设备设施、管理制度等相关要求。由于市场准入门槛过低，导致进入中医养生保健服务行业的企业良莠不齐，行业市场秩序混乱，企业的违规违法行为时有发生。

2. 监管主体不明，行业自律难以奏效

占行业大多数的非医疗资质的中医养生保健服务机构在经营过程中涉及卫生部门、工商部门、质量监督部门等多个部门，却没有一个直接的主管部门牵头进行统筹管理，导致既是多头管理，又是无头管理。其中，卫生部门依据相关规定仅对从业人员的健康、机构的卫生条件、服务工具的消毒情况等进行核实，而工商部门只是针对是否合法经营进行监管，质量监督部门则主要对产品的质量进行监督。总的来看，并没任何部门对中医养生保健服务的认证，也没有部门对其服务进行质量监管，致使对中医养生保健服务机构的业务监管处于相对缺失的状态，缺乏主动监管意愿，采取被动应接投诉举报。另外，行业协会虽然有行业自律的职能，但由于该行业没有国家强制性政策，对企业违规行为很难约束，一厢情愿的行业自律难以见效。

3. 行业标准缺乏，消费无据可依

中医养生保健服务行业有关的准入、机构管理、人员资质、技术要求、服务质量等方面标准多为空白，从业机构各自为阵。目前，已经公布的中医养生保健服务机构准入标准较为简单，缺乏一些可操作的标准与准则，使这一准入标准显得乏力。由于没有标准，服务质量也无等级之分，消费者面对从几十元到几百元的服务无法判断其质量好坏，服务效果也无从评断，致使行业鱼龙混杂，美誉度不高。

4. 专业技术薄弱，职业素质不高

根据市场上从事中医养生保健服务的工作人员来看，目前中医养生保健服务的从业人员教育水平普遍偏低，多数从业人员只是经过卫生部或劳动局或职能鉴定中心培训后持证上岗，甚至还有部分未持证上岗的从业人员。因此，从业人员的学历结构、专业知识、技术水平均难以达到中医保健服务的要求，不能满足广大人民群众对于预防疾病、增强健康的需求，甚至影响了人们对中医养生保健功效的信任。提升整个行业的专业技术与技能迫在眉捷。

5. 收费水平偏低，社会舆论氛围较差

作为一项基本上由人工操作且具有专业技术背景的服务业，中医养生保健行业的收费水平并不比其他服务业高，很多机构的取费标准甚至和家政服务的标准相当，这既限制了行业的人才流入及培养，客观上也阻碍了从业人员主动提升技能的愿望。另一方面，整个社会对按摩师、足浴按摩师以及美容师的尊重度并不高，甚至有些部门将其与色情服务联系起来动辄加以打击，使得整个行业的从业人员缺乏职业自豪感，直接影响到行业人才留驻与发展。

三、福田区中医养生保健服务行业准入条件创新研究

新常态下，生命健康产业已成为中央政策和深圳市政府重点扶持的未来产业。在深圳开拓创新的大环境氛围中，中医养生保健标准化发展也成为民生关心的热点。建议在深圳率先开展中医养生保健服务机构准入退出管理试行办法，也希望成为深圳创新发展又一个特色与闪光点。

（一）中医养生保健服务行业准入制度创新研究

为规范中医养生保健服务行业健康发展，引导和监管中医养生保健服务的质量和安全性，优化产业结构，规范市场秩序，鼓励优势企业做大做强，将深圳中医养生保健服务行业培育成具有竞争力的新兴产业集群，参考借鉴国内外相关产业标准制定办法和我国在中医事业发展方面的有关法律法规和产业政策，建议就建立中医养生保健服务机构准入退出机制及标准化发展作如下探索创新：

1. 明确监管部门推行备案制，建立行业准入退出机制

鉴于中医养生保健行业的重要性与规范性要求，中医养生保健行业应设立业务监管部门加强监管。建议由负责服务业发展的相关部门作为业务主管部门，依靠行业协会及时掌握中医养生保健服务业态的新情况、新趋势，着力完善相关政策与配套措施，推动行业准入退出机制建立，对当地中医养生保健服务机构进行统一备案管理，支持行业标准化建设工作，规范行业进入门槛，淘汰小、脏、乱、差等危害消费者健康的低端服务机构，有利于促进中医养生保健服务行业的规范化发展，有利于保障民生的健康服务需求。

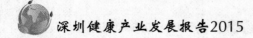

2. 设立"三位一体"的技术服务监管机构

中医养生保健行业专业性要求高，需要专业的职能技能作为支撑，为保证服务质量与品质，建议成立中医养生保健技术服务监督委员会，由业务主管部门牵头，联合行业协会、企业及公众，建立政府行政监管、社会公众监督、行业协会自律"三位一体"的技术服务监管机构，负责落实推进行业准入退出机制与行业标准化建设与实施；推进属地化管理，依法严厉打击非法行医、夸张宣传等违法违规行为；加强对中医养生保健文化和知识的科学宣传，营造良好的中医药养生文化氛围；加快形成行政监管、行业自律、社会监督、公众参与的综合监管体系，把服务质量与服务水平作为中医养生保健服务规范发展和重要内容来抓。

3. 制定中医养生保健行业各项技术与服务标准

根据中医养生保健行业发展情况与特点，应加强行业技术与服务标准的制订并推进实施。建立制定《中医养生保健服务机构准入退出管理办法》，并在此标准的基础上制定中医健康养生服务行业的技术标准、服务标准、人才资质标准、管理标准等分项标准，以促进行业新模式、新业态、新领域的创新发展。如在中医养生保健服务技术标准方面制定《中医养生针灸技术操作规范》《中医养生保健按摩操作规范》《中医养生足浴保健经营技术规范》《中医养生盲人保健按摩服务规范》等；在机构服务标准方面制定《中医养生保健机构经营服务规范》《中医养生保健机构服务环境规范》《中医养生保健机构从业人员职业道德规范》等；在人才资质方面制定《中医养生保健按摩技师职业标准》《中医养生保健特色诊疗师职业标准》等；在管理运营方面制定《中医养生保健服务机构等级划分要求》《中医养生保健服务机构安全管理标准》《中医养生保健服务机构设备管理标准》等，完善的标准必将极大地推动行业的规范化发展，推动行业长远、健康、高效发展。

4. 由政府部门联合行业协会组织开展行业分类评级活动

中医养生保健行业应借鉴酒店标准化及星级评定管理办法，开展行业分类评级活动。建议中医养生保健服务产业主管部门联合行业协会开展对中医养生保健服务行业的评估与认证活动，可借鉴国际发达国家酒店星级评定的成功经验，首先研究制定《中医养生保健服务机构等级评定标准》及评估指标体系，指定专门的机构负责中医养生保健行业企业的等级评定工作，以提升中医养生保健服务在服务行业中的服务质量与贡献度。

5. 建立行业自律及奖惩机制

支持行业协会积极发挥在中医养生保健服务质量、服务费用、服务内容等方面的自律作用。支持行业协会开展服务流程制定、质量鉴定、服务认证、教育培训、咨询统计、信息发布、技能竞赛等工作，发挥行业协会在中医养生保健服务从业人员执业行为规范、行业信誉维护等方面的作用，支持行业协会建立中医养生保健机构及其从业人员不良执业记录制度、失信惩戒机制，将中医养生保健机构及其从业人员诚信经营和执业情况纳入统一由行业协会建立的信用信息平台，支持行业建立中医养生保健机构奖惩自律机制，推动整个行业的健康发展。

6. 建立第三方服务质量评价与事故鉴定体系

为保证对中医养生保健服务中出现服务质量安全及非医疗事故鉴定的客观性，建议鼓励成立第三方服务质量评价与事故鉴定体系。如成立中医养生保健第三方服务质量评价与事故鉴定机构，由专业人员组成，负责服务质量评价、事故鉴定等，从机制上保障了服务质量事故鉴定与消费纠纷处置的独立性与公正性，保证服务机构与消费者的合法权益。

（二）《福田区中医养生保健服务机构准入退出管理试行办法》（建议案）

结合国家中药管理局发布的《中医养生保健服务机构基本标准（试用稿）》，特制定《福田区中医养生保健服务机构准入退出管理试行办法》。

第一章 总 则

第一条 为了规范中医养生保健服务机构管理，促进中医养生保健服务行业健康发展，根据《中医药健康服务发展规划（2015—2020）》等相关文件和有关法律、行政法规，制定《福田区中医养生保健服务机构准入退出管理试行办法》。

第二条 在本区内中医养生保健服务机构准入的申请、受理、审查、决定和监督检查，适用本办法。

第三条 本办法所称中医养生保健服务机构，是指非医疗性质的中医养生保健服务机构，开展服务内容包括咨询指导类、按摩类、熏洗类、艾灸类、贴敷类、拔罐类、刮痧类，以及其他以中医理念、理论为指导的各种物理方法、自然疗法等。

第四条　福田区经济促进局作为管理福田区中医养生保健服务产业的主管部门。由福田区经济促进局联合委托专业机构或行业协会负责中医养生保健服务项目的资质认定，开展从业人员的资格培训，组织制定行业标准、服务规范、专业技术规范、操作规程、质量标准等，组织开展行业等级评定工作与职业技能竞赛等工作，推动行业规范发展。

第五条　实施中医养生保健服务机构准入管理，应当遵循公开、公平、公正原则。

第六条　在本标准出台之后经营的中医养生保健服务机构应依法取得治安、消防、卫生等有关行政许可，办理营业执照，并自取得营业执照之日起15日内向深圳市相关行业协会备案。

本规定施行之前已依法核准经营的中医养生保健服务机构，应当自本规定施行之日起3个月内向深圳市相关行业协会备案。

第七条　鼓励中医养生保健服务机构积极参与行业协会等级评审。

第二章　条件和程序

第八条　开设中医养生保健服务机构，应当符合下列条件：

（一）有固定的名称、场所、机构章程和管理制度。

（二）注册资本不得低于2万元。

（三）开设机构的经营管理者至少有一名取得执业中医医师或者执业助理中医医师资格证书。

（四）中医养生保健服务机构开展的服务项目包括中医健康咨询、按摩、熏洗、艾灸、贴敷、拔罐、刮痧以及其他以中医理念、理论为指导的各种物理方法、自然疗法等。

禁止开展针刺、瘢痕灸、发泡灸、牵引、中医微创类技术、中药灌洗肠等7项技术及其他具有创伤性、侵入性或者高危险性的技术方法，这类专业技术只能在具有医疗资质的服务机构中操作进行。

服务项目分级管理：由于服务项目内容较多，因此对中医养生保健服务机构实行分级管理，不同级别服务机构服务项目有所差别：一级机构必须能够提供两种及以上服务项目，二级机构必须能够提供三种及以上服务项目，三级机构必须能够提供四种及以上服务项目。

（五）场地与环境：

1. 一级机构经营服务场所建筑面积不得低于 50 平方米；二级机构不得低于 100 平方米；三级机构不得低于 150 平方米。要按照功能与用途进行合理区域划分。

2. 功能区包括前台接待区域、服务区域、消毒区域、顾客等候区域、健康宣传角等。

3. 咨询指导类用房应独立设置，且每室建筑面积不低于 10 平方米。

4. 开展有操作类项目时，应独立设置消毒室，使用面积不低于 6 平方米。

5. 服务项目用房建筑面积应满足项目、设备与功能需要。

6. 辅助用房建筑面积应满足设备与功能需要。

7. 服务场所保持室内清洁，空气流通，使用物品符合消毒规范。

8. 服务项目房间、仪器设备房间等区域禁止吸烟，应显示禁止吸烟的宣传文字或图片。

（六）设备设施：

1. 基本设备：诊断床、听诊器、血压计、温度计、脉枕、针灸器具、火罐、计算机等。

2. 配备与注册服务项目相符的专业诊疗设备、设施。

3. 应配备满足服务项目所需要消毒设备与设施，并取得卫生许可证。

（七）人员资质：

1. 开展项目服务的工作人员与所开展的项目比例不得低于 1∶1。

2. 一级服务机构从业人员不少于 2 人，二级服务机构从业人员不少于 3 人，三级服务机构从业人员不少于 4 人。

3. 明确中医养生的服务机构从业人员必须取得下列资质之一，方可从事中医养生保健服务：取得中医类大中专院校相关专业毕业证书；取得执业中医医师资格证书；经行业协会培训、考核取得中医养生保健服务行业上岗资格证。（由于可颁发资质证书的单位较多，不能有效规范从业人员杂、乱现象，也不利于监管，因此，建议只接受具有资质颁发资格证书的行业协会资格认定）

第三章　内部管理

第九条　中医养生保健服务机构按照国家有关规定建立健全安全、消

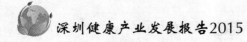

防、卫生、财务、档案管理等规章制度，制定服务标准和工作流程，并予以公开。

中医养生保健服务机构管理章程包括内容：

1. 在大厅醒目位置悬挂《营业执照》《卫生许可证》《服务项目收费标准》、专业服务技术人员情况介绍，以及监督投诉电话。

2. 建有相应的规章制度、服务规范和操作规程。

3. 在提供服务时，应当询问消费者的要求，向消费者提供与服务有关的真实信息，对消费者提出的有关产品、服务等方面的问题，应当真实明确的答复，不得欺骗消费者。

4. 建立资料登记管理制度。

5. 建立健康教育工作制度。

第十条　中医养生保健服务机构应当配备与专业服务和运营管理相适应的工作人员，并依法与其签订聘用合同或劳动合同。

第十一条　中医养生保健服务机构中，从事等服务的专业技术人员，应当持有关部门颁发的技能认定证书上岗；为消费者提供按摩、熏洗、艾灸、贴敷、拔罐、刮痧等技能的从业人员应接受专业技能培训，经考核合格后持证上岗。

中医养生保健服务机构应当定期组织工作人员进行职业道德教育和业务培训。

第十二条　中医养生保健服务机构应当依照其机构等级、设施设备条件、管理水平、服务质量等因素确定服务项目的收费标准。

中医养生保健服务机构应当在醒目位置公示各类服务项目收费标准和收费依据，并遵守国家和地方政府价格管理有关规定。

第十三条　中医养生保健服务机构应当制定突发事件应急预案。

突发事件发生后，中医养生保健服务机构应当启动应急处理程序，根据突发事件应对管理职责分工向有关部门报告，并将应急处理结果报实施许可的深圳市相关行业协会和相关部门。

第十四条　鼓励中医养生保健服务机构投保责任保险，降低机构运营风险。

第十五条　中医养生保健服务机构应当建立客户信息档案，妥善保存相关原始资料。

第十六条　中医养生保健服务机构因变更或终止等原因暂停、终止服务的，应当于暂停或终止服务 30 日前，向深圳市相关行业协会进行备案登记。

第十七条　中医养生保健服务机构应当履行消防安全职责，健全消防安全管理制度，实行消防工作责任制，配置、维护消防设施、器材，开展日常防火检查，定期组织灭火和应急疏散消防安全培训。

第四章　监督管理

第十八条　由福田区经济促进局牵头，联合相关行业协会、企业及公众，建立政府行政监管、社会公众监督、行业协会自律"三位一体"的福田区中医养生保健技术服务监督委员会。福田区中医养生保健技术服务监督委员会，负责落实推进福田区行业准入退出机制与行业标准化建设与实施，行业监督管理、保健知识教育传播等工作，具体工作委托相关行业协会执行。

中医养生保健技术服务监督委员会应当按照实施许可权限，通过书面检查或实地查验等方式对中医养生保健服务机构进行监督检查，并向社会公布检查结果。

第十九条　中医养生保健服务机构应当于每年 3 月 31 日前向深圳市相关行业协会提交上一年度的工作报告。年度工作报告的内容包括服务范围、服务质量、运营管理等情况。

第二十条　深圳市相关行业协会应当建立中医养生保健服务机构评估制度，定期对中医养生保健服务机构的从业人员、设施设备、服务、管理、信誉等情况进行综合评价。

中医养生保健服务机构评估工作可以委托第三方实施，评估结果应当向社会公布。

第二十一条　深圳市相关行业协会应当定期开展中医养生保健服务行业统计工作，中医养生保健服务机构应当及时准确报送相关信息。

第二十二条　深圳市相关行业协会应当建立对中医养生保健服务机构管理的举报和投诉制度。中医养生保健技术服务监督委员会接到举报投诉后，应当及时核实、处理。

第二十三条　中医养生保健服务机构在服务中发生的争议或纠纷，应当根据《中华人民共和国产品质量法》《中华人民共和国消费者权益保护

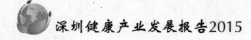

法》等法律法规的相关规定处理。

第二十四条　中医养生保健服务机构必接受深圳市相关行业协会的监督管理，对不符合有关规定的可以提请有关部门及行业协会告诫，限期改正；对拒不改正的经营者将予以行业内通告甚至社会公告。对于违反法律法规的由执法部门依法处理。

第二十五条　深圳市相关行业协会应当积极为经营者提供服务，维护经营者的合法权益，加强对中医养生保健服务行业发展的引导和监督，做好行业自律工作。

第二十六条　中医养生保健服务机构要接受深圳市相关性行业协会每两年的复核审查，未通过复核审查的机构将给予 60 天责令停业整顿时间，整顿后还未达标的机构将执行摘牌。

第五章　法律责任

第二十七条　机构未在规定期限内报深圳市相关行业协会备案的，由协会责令限期改正；逾期不改正的，处 5000 元以上 1 万元以下的罚款。

第二十八条　机构在备案或者行业协会统计检查中隐瞒真实运营情况、提供虚假材料或者拒绝提供反映其活动情况真实材料的，由协会责令上报真实材料；逾期不改正的，处 5000 元以上 1 万元以下的罚款。

第二十九条　机构未按照有关标准和规定开展服务项目的，由协会责令限期改正；逾期不改正的，处 5000 元以上 1 万元以下的罚款。

第三十条　机构未评定级别而使用评级称谓进行广告宣传、经营活动的，由深圳市行业协会处 1 万元以上 5 万元以下的罚款。

第三十一条　机构未按照评级的标准开展经营活动、提供服务的，由深圳市相关行业协会责令改正；逾期不改正的，由协会降低或者取消其评级称谓。

第三十二条　机构未悬挂评级标志或者中医养生保健服务专用标识的，由深圳市相关行业协会责令限期改正，并处以 5000 元以上 1 万元以下的罚款。

第三十三条　机构发布虚假广告的，由深圳市相关行业协会责令机构停止发布，以等额广告费用在相应范围内公开更正消除影响，并处广告费用 1 倍以上 5 倍以下的罚款；机构提供虚假、夸张养生保健咨询，欺骗、误导消费者，使消费者的合法权益受到损害的，由机构依法承担民事责任。

第三十四条　机构不执行政府及行业协会对服务项目规范指导价的，由深圳市相关行业协会责令改正，没收违法所得，并处违法所得5倍以下的罚款；没有违法所得的，处5万元以上50万元以下的罚款；情节较重的，处50万元以上200万元以下的罚款；情节严重的，依法责令停业整顿。

第三十五条　机构向消费者提供含有法律、法规禁止内容服务的；非法从事诊断、治疗等医疗行为的，由深圳市相关行业协会责令改正，没收违法所得，并处1万元以上5万元以下的罚款；违反《中华人民共和国治安管理处罚法》的，由公安机关依法给予治安处罚。

第六章　其他附则

第三十六条　在深圳市福田区内开展中医养生保健服务的机构，参照本制度执行。国家对不同中医养生保健服务项目等管理有特别规定的，依照其规定办理。

第三十七条　本制度自批准之日起施行。

（三）推进深圳中医养生保健服务行业发展保障措施建议

1. 统一认识，对中医养生保健行业发展加以重视

健康是促进人的全面发展的必然要求，是经济社会发展的基础条件。为推进健康中国建设，提高人民健康水平，根据党的十八届五中全会发布的《健康中国"2030"规划纲要》战略部署，《中医药健康服务发展规划（2015—2020年）》等文件精神，都非常重视鼓励社会力量举办规范的中医养生保健机构，加快养生保健服务发展。深圳市政府部门应积极响应国家推进中医养生保健服务规划，把提升全民健康素质作为中医保健服务发展的出发点和落脚点，充分调动社会力量的积极性和创造性，对中医养生保健行业发展加以重视，不断增加中医健康服务供给，提高中医养生保健服务质量和效率。

2. 发挥行业协会功能，加强行业自律

要充分发挥行业协会"服务、协调、自律、维权、监督、管理"的职能，政府业务主管部门可将中医养生保健机构的准入、监管、培训、评估等适宜职责委托或转移给行业协会，通过行业自律，营造守法、诚信的竞

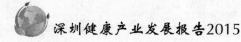

争氛围。推动行业组织研究制定中医养生保健服务类规范和标准,逐步建立完善中医养生保健服务标准化体系。强化行业协会在中医养生保健服务质量、服务费用、服务内容等方面的自律作用,支持行业协会组织企业开展服务流程制订、质量鉴定、服务认证、教育培训、会展交流、咨询统计、信息发布、技能竞赛、等级评估、评审授牌、惩奖机制等工作职能。重点鼓励行业协会开展对中医养生保健服务机构的等级评定工作,以提升中医养生保健服务机构的诚信经营意识,逐渐规范行业监管,提高企业服务质量,维护经营者、消费者的合法权益。

3. 推进行业品牌和信用体系建设,提升行业品质

建议深圳市政府制定扶持中医养生保健品牌企业发展的优惠政策及专项资金扶持政策,通过税收优惠、专业资金补贴、评级奖励等多种方法激励具有技术创新、服务创新、信誉口碑优胜的中医健康养生保健服务企业做大做强,加大行业品牌保护力度,鼓励企业加强服务模式、技术产品创新等加快形成具有特色的企业品牌,充分发挥政府推动和引导作用,有重点、有步骤地推进深圳中医养生保健服务行业社会信用体系建设,鼓励行业协会开展行业信用评级工作,建立中医养生保健服务行业奖惩机制,营造良好的中医养生保健服务行业信用市场和诚信环境,扶持一批品牌企业作为行业龙头企业,带动行业品质提升,在行业发展中起到示范带头作用。

4. 重视人才体系建设,给予行业人才政策支持

鼓励行业协会搭建深圳中医养生保健服务行业人才培养平台,加强人才队伍建设,为行业可持续发展提供人力资源保障。加快培养一批高层次的中医养生保健专业实用型的专业人才,对于未接受中医类院校教育的从业人员,加大对中医养生保健服务从业人员的资格培训,积极推进岗前培训、岗位培训,建立规范的培训流程和培训内容,提高从业人员的职业技能和职业素养,提高现有从业人员的中医保健服务能力。为激励中医养生保健技能人才培养,建议深圳政府在中医养生保健技能人才培养、培训补助、人才津贴方面以及优先落户及保障房供应方面给予优惠政策。

第四章 深圳健康产业重点企业发展借鉴

深圳健康产业的蓬勃发展，既有政府的正确领导，也离不开广大企业的共同努力。作为全国改革开放最活跃的区域，深圳的健康产业企业也是深圳创新大军中的重要部分，通过自己的不懈努力，在健康产业多领域取得突出成就，成为行业的模范。本章介绍深圳市部分健康产业重点企业的先进经验，以期对深圳乃至全国健康产业企业创新发展有一定的启迪与参考作用。

第一节 阿勒泰戈宝茶股份有限公司

一、公司简介

阿勒泰戈宝茶股份有限公司（原名戈宝绿业（深圳）有限公司，以下简称"戈宝"），成立于 2005 年，是目前国内唯一全方位生产经营戈宝麻（极品罗布麻）生态价值、社会价值、经济价值的科技企业。自 2002 年起在新疆从事戈宝麻生态产业系统工程，主营业务包括戈宝麻植物的产学研及销售服务。

目前，戈宝公司已建设了国内唯一的阿勒泰戈宝红麻野生种质资源保护区 123 亩，建设了占地面积 260 亩阿勒泰戈宝麻研发基地，实行了规范化种植戈宝麻 2 万亩，开发研制的戈宝红麻保健茶，获得了 3 个国家健字号辅助降血压 G20110490、降血脂 G20100458、改善睡眠 G20110395 的保健食品证书；建设了年产 100 吨戈宝麻 GMP 保健茶生产线（新食药健生字〔2012〕第 001 号），通过了国家级戈宝麻有机食品认证、美国、日本、欧盟国际有机认证；开发生产了戈宝麻系列保健功能纺织品，获得了 2 个中国保健协会批准的戈宝麻远红外保健功能内衣 F120901、保健功能袜

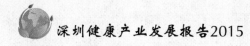

F120902 的绿标。

2010 年戈宝公司被授予"广东省最受消费者喜爱产品及最具竞争力品牌";2011 年中国国际保健产业展览会授予"健康产业诚信品牌诚信企业奖",第十一届中国国际保健博览会授予优秀企业奖,戈宝红麻保健茶在第十三届中国国际高新技术交易会上被评为优秀产品。

公司现有从业人员 102 人,其中行政管理人员 10 人,市场营销人员 66 人,研发设计人员 12 人,其他人员 14 人,其中硕士毕业人员 2 人,本科毕业人员 30 人,大专毕业人员 63 人,其他人员 7 人;其中高级职称人员 1 人,中级职称人员 5 人,初级及其他人员 96 人。

二、生产运营情况

戈宝公司主营产品戈宝红麻牌罗布麻茶、戈宝红麻牌五味子罗布麻茶及戈宝红麻牌银杏红麻茶,截至 2014 年,公司累计项目投入达 2.8 亿元,于当年底凭借 90% ~ 95% 的戈宝红麻资源掌控启动市场销售。

2015 年戈宝公司开发生产了戈宝麻保健食品 8 个系列 24 个单品,进行了戈宝麻品牌市场运作及销售渠道建设,在深圳、乌鲁木齐机场、户外路牌等公共场所投入大量的产品广告宣传,已建立了专卖店、加盟店、线上旗舰店等销售渠道,取得了较好的业绩,为后续的 IPO 盈利指标达成奠定了坚实的基础。

三、企业技术研发创新情况

戈宝公司 2015 年开展的主要产品研发有"助眠戈宝麻茶制备方法的研究",技术性研究项目包括"戈宝麻病虫害综合防治技术研究""戈宝麻精干麻制备技术的研究"及"戈宝麻专用有机肥的生产方法"。

目前公司已形成发明专利 11 项,实用新型 1 项,外观设计专利 3 项,新产品 3 项,科研成果 2 项,地方标准 8 项,发表论文 30 篇,获自治区科技进步二等奖 1 项。

表4-1 截至2015年戈宝公司获得专利情况

序号	类别	专利名称	状态	专利号/申请后	授权/申请日
1	发明专利	一种罗布麻提取物及制备方法和在化妆品中的应用	授权	201010519626.5	2015年6月10日
2	发明专利	罗布麻韧皮纤维短流程脱胶方法	授权	201010530013.1	2012年1月11日
3	发明专利	一种采用罗布麻制作的保健文胸	授权	201110133674.5	2013年4月17日
4	发明专利	一种罗布麻提取物的制备方法及用途	授权	201310089823.1	2014年9月10日
5	发明专利	一种罗布麻栅锈菌的扩繁方法	授权	201310187057.2	2015年4月1日
6	发明专利	对大田罗布麻锈病进行预测的方法及其专用装置	受理	201410187780.5	2016年2月10日
7	实用新型专利	罗布麻栅锈菌夏孢子专用捕捉皿	授权	201420228054.9	2014年9月3日
8	发明专利	罗布麻天然功能整理剂的制备方法	受理	201410025464.8	2014年1月16日
9	发明专利	一种罗布麻杆精干麻制备方法	授权	201510380136.4	2016年7月28日
10	发明专利	助眠罗布麻茶及其制备方法	受理	201510389220.2	2015年7月6日
11	发明专利	改善罗布麻植物种植地的方法及其专用有机肥和生产方法	受理	201510389219.X	2015年7月6日
12	外观专利	包装盒（戈宝麻茶1）	授权	201530333136.X	2015年12月23日
13	外观专利	包装盒（戈宝麻茶2）	授权	201530333245.1	2015年12月16日

四、行业地位和发展规划

公司产品属保健茶行业，近年，随着人们健康意识的增强，在茶饮料市场迅速扩大之后，以传统中草药为主要成分的保健茶已成为饮品市场的新亮点。未来5年，全球健康饮料将以高于普通饮料（2%~3%）1倍以上的速度增长。公司拥有全国罗布麻95%以上的资源，且质量最佳。我国共有罗布麻国食健字号批准证书5个，其中戈宝公司拥有3个，且功能最全。公司拥有罗布麻完整的产业链，集研发、生产、销售为一体，拥有此行业最先进的自动化生产线1条，年产量达250吨。

（一）公司在本行业的核心竞争优势如下

1. 产业优势

公司先后建设了戈宝麻研发基地，获得了3个国家食品药品监督局颁发的辅助降血压、降血脂、改善睡眠保健食品批文，制定了 3 个产品对应的企业备案标准，产品经中国、美国、欧盟、日本有机食品认证，建设了自动化戈宝麻保健茶生产线及 GMP 保健食品生产线，已工业化生产戈宝麻保健茶，开发生产了戈宝麻系列保健功能纺织品，获得了 2 个中国保健协会批准的戈宝麻远红外保健功能内衣、戈宝麻远红外保健功能袜的绿标；2014 年产品进入了国内市场销售。形成了集戈宝麻种植、生产、销售一条龙的产业化经营体系，锻炼培养了以当地农牧民为核心的生产管理团队，为企业的发展奠定了必要的产业基础。

2. 资源优势

阿勒泰是戈宝麻原产地，也是培育及规模化生态恢复的发源地。目前，公司拥有戈宝麻种植资源保护区、戈宝麻拯救恢复区、戈宝麻生态恢复区总计 18 万亩规模，占全国总资源 90%，并且有 50 年的独家开发权。戈宝麻全株均可使用，其植物治理生态环境，叶片可以制作高档保健食品，纤维可以制作高档服饰，麻杆可以制作再生纤维。达产年后，生产戈宝麻鲜叶 4 万吨/年，纤维 500 吨/年，市场价值超过 200 亿元。为后续产业开发提供了充足的原料资源。

3. 技术优势

公司先后建立了由 8 名两院院士领衔的戈宝麻高级专家顾问团、组建了由国内 7 大科研院所参加的阿勒泰戈宝麻工作站，专业覆盖面广，研发能力强，目前已形成发明专利 11 项，实用新型 1 个，外观设计专利 3 个，科研成果 2 项，地方标准 8 项，发表论文 30 篇。

（二）公司未来发展规划

1. 建设现代化戈宝麻产业园及行业工程技术研究中心

预计利用 5 年时间（2015—2020 年），在第一期工程的基础上，继续投入 5 亿元人民币，扩大戈宝麻的人工种植规模，建设现代化戈宝麻产业园及行业工程技术研究中心，打造最具竞争力的戈宝麻产业核心团队，全面建设戈宝麻保健产品销售通道，销售规模超过 8 亿元，成功实现 IPO 主板/港板上市，形成国际品牌影响力。

2. 保护环境，防治荒漠化

在国家保护生态环境基本国策的指导下，加快生态修复天然植被政策的引领下，戈宝开展了"拯救戈宝麻荒漠变绿洲"工程，戈宝预计在 5 年内实现总面积 8 万亩的种植规模，并在新疆进行推广应用，加快新疆生态建设与生态产业发展，大幅度改善当地生态环境状况。

3. 与阿勒泰市旅游事业发展配套

旅游业是阿勒泰市四大经济发展支柱产业之一，戈宝麻所在地阿拉哈克镇位于阿勒泰市—布尔津县—五彩滩—喀纳斯旅游沿线上，界于布尔津县与阿勒泰市之间的 217 国道旁，是往返喀纳斯旅游的必经之路。戈宝麻人工种植生态屏障区北邻阿尔泰山脉，南邻阿拉哈克镇盐湖，2 万亩一望无际的戈宝麻生态屏障区，长达近 3 个月的花期美丽壮观，盐湖 123 亩戈宝麻种质资源基地，成为戈壁滩上的一道亮丽风景线。

第二节　深圳爱帝宫母婴健康管理股份有限公司

一、公司简介

深圳爱帝宫母婴健康管理股份有限公司（以下简称"爱帝宫"）是生命健康产业中极具代表性的企业，是中国母婴健康管理行业第一高端品牌，是全国首家现代医学与传统精粹相结合的专业母婴健康管理机构。爱帝宫融入了现代医学、心理学、营养学、护理学等综合学科的知识，组建了产科、儿科、中医、营养、精神、护理等方面的专家团队，一流的专业医护团队为妈妈和宝宝提供全方位的一站式产褥期专业护理和系统健康管理服务，让妈妈在月子期间能真正科学而有效地得到元气的恢复、体形的修复、心灵的抚慰。

爱帝宫 2007 年成立至今已为逾万名妈妈宝宝提供以母婴专业护理、中医调理、膳食营养、婴儿智力开发、产后修复等九大康复体系相结合的科学健康月子服务。使家庭免除了喜中带忧的烦恼与无助，避免了家庭矛盾的发生，为宝宝的健康成长构筑生命基石。为追求科学、安全的高端服务的家庭提供全面综合的一站式专业服务。

二、企业使命及品牌荣誉

1. 企业使命：引领科学月子潮流，打造阳光靓丽妈妈，培养健康聪明宝宝，营造和谐温馨家庭

爱帝宫根据现代妈妈的需求，融合了传统中医的"坐月子"和现代护理医学，针对中国社会自身的特点和家庭的需要给予妈妈们特殊时期的科学护理，让妈妈轻松恢复产前状态。爱帝宫的护士全部经过专业技能训练，拥有专业的理论知识。精心照料与培养宝宝良好习惯的同时，挖掘宝宝体能和大脑潜能。

2. 企业理念：和爱、科学、高端、诚信

"爱帝宫"，"爱"字放在首位，寓意她要坚持做"爱"的使者；"帝"取"皇帝、上帝"之意，寓意给产妇、宝宝皇帝般的享受、上帝般的待遇；"宫"，寓意公司布局、摆设富丽堂皇，同时也寓意"家"——给产妇、宝宝一个温暖的家。

3. 品牌荣誉

"专业第一、服务至上"是爱帝宫一贯的从业态度。将西方护理医学与东方"天人合一"的养生理念有机结合，爱帝宫专业、全面、综合的高端服务获得了社会和客户的广泛认可：

2015年　朱昱霏女士获"中国品牌管理杰出人物"

2015年　爱帝宫获"中国最具创新力品牌"

2015年　朱昱霏女士获"亚洲品牌十大杰出女性"

2015年　朱昱霏女士获"中国品牌（行业）品牌十大创新人物"

2015年　爱帝宫获"亚洲名优品牌奖"

2015年　爱帝宫获金典奖——"全国母婴健康护理服务业公众满意度最佳典范品牌"

2014年　爱帝宫获"最受女性喜爱的私人订制健康品牌"

2013年　爱帝宫获"最受女性喜爱的母婴健康品牌"

2012年　爱帝宫获"健康中国十佳优秀健康管理示范基地"

2012年　爱帝宫获"健康中国十佳健康服务品牌"

2011年　爱帝宫获"中华妇幼健康大会重点推荐品牌"

2010年　爱帝宫获"特色妇幼健康服务机构"

2010 年 爱帝宫获"最受女性喜爱的母婴健康品牌"以及"第三届中华妇幼健康大会大奖"

2009 年 爱帝宫获"老百姓最喜爱的十大母婴保健机构"

三、母婴护理体系化

爱帝宫作为母婴护理行业的标杆，针对产褥期女性和新生儿的独特生理和心理特点，创新性建立了九大康复体系，规范了母婴健康管理，填补了母婴健康管理行业的空白。

（1）产后妈妈康复体系——爱帝宫首创的产后妈妈康复护理体系，从健康护理、亮丽塑造、家庭和谐、舒适月子、培育宝宝、舒缓压力六大方面为产后妈妈提供专业的护理和指导帮助。

（2）新生儿健康护理体系——爱帝宫新生儿护理体系将在婴儿出生的第一个月为宝宝和爸爸妈妈提供有效的帮助，让你的宝宝健康成长、机智灵活、营养要素均衡，打牢成长基础。

（3）母婴专业营养体系——爱帝宫将现代的营养学与传统的食疗学相结合，根据"五大要素、六种情况、六类体质"，分清、调、补三个阶段为母婴量身定做专业营养系列饮食套餐。

（4）中医调理保健体系——爱帝宫从传统的中医宝藏中挖掘整理出独有的月子期中医调理保健体系，从强身健体、月子病预防、瘦身美容、母乳喂养四大方面对产后妈妈进行调理保健；从宝宝母乳喂养、宝宝非母乳喂养、出生婴儿预防性保健三大方面对婴儿进行保健调理。

（5）新生儿早早期智力开发体系——爱帝宫新生儿早期智力开发体系帮助新生宝宝培育身心健康，养成积极人格因素和良好品格的宝宝，让你的宝宝赢在人生的第一个关键起跑线上。

（6）管家式高端服务体系——爱帝宫高素质高修养服务团队为产后家庭提供 7 对 1 全方位贵族式的贴身管家服务，打造宫殿般生活，给予妈妈和宝宝贴心呵护，不是家胜似家的温馨。

（7）产后妈妈塑形美丽体系——因为我们相信美丽从来都不是单线条的，我们的产后恢复中心，从月子病、形体、皮肤、私密、乳房以及中医理疗六大方面入手，全方位系统性地帮助妈妈重塑产后美丽。

（8）母婴月子立体防御体系——爱帝宫投入巨大的人力、物力予以防御，特别建立了母婴防御体系。

（9）全天候无缝安保体系——爱帝宫5＋1母婴安全保护体系让你安全；爱帝宫缜密的私密性保护措施让你放心。

四、爱帝宫长远发展的基石

（一）爱帝宫母婴护理业务操作标准化

目前，爱帝宫的母婴健康管理模式包括入住式母婴月子中心、产后修复、韩国桶谷式乳房管理、产后瑜伽四大类业务。入住式月子中心也由深圳向全国扩张，已在北京、成都设立分店。深圳也拿下黄金地段，打造亚洲最大母婴城。爱帝宫集团化管理已初具规模。

（二）企业质量管理体系化

作为行业的领军者，爱帝宫一直致力于向客户提供专业优质高效的服务。爱帝宫通过发起各部门编制作业指导书，审核、完善及规范各项规章制度，使得每一个服务流程和服务环节都得到有效管理，确保每一项服务都能严格遵照制度执行。未来，爱帝宫将持续改进、优化服务流程，并以日趋成熟和踏实的态度迎接挑战。

（三）企业信息化建设

企业管理信息化建设是爱帝宫企业发展战略的重点之一。目前，爱帝宫自行开发的ERP系统在同行业内率先使用，进一步提升了公司管理水平。OA办公平台，实现了办公网络化和无纸化的管理。引入的高效网络设备，完善了网络建设和安全机制。爱帝宫信息系统功能的不断更新和优化，满足企业不断发展的需求，为企业的发展和腾飞保驾护航。

（四）系统培训让员工和爱帝宫一起成长

爱帝宫非常重视员工的成长，倡导全员终身学习。通过主题培训、在职培训、轮岗培训、案例分析等方式多维度分层次地开展培训工作。每年爱帝宫经内部培养、内部考核、内部竞选的星级护士、责任护士组长、助理护士长、护士长等护理专业骨干达到总员工人数的三分之一。爱帝宫组织开办了职业经理人培训班，有助于中层管理人员的成长，使得爱帝宫的管理水平不断迈向新台阶。此外，通过举办内部兼职讲师培训班，选拔三十余名内部兼职讲师，在企业内部形成了良好的学习氛围，为爱帝宫的岗位培训打下了坚实的基础。

五、行业地位和发展规划

（一）市场前景

爱帝宫所处的行业隶属于深圳市生命健康产业。在国家发展规划中，母婴健康管理被列为健康服务产业发展的重点之一。根据国家统计局的数据，现阶段我国的婴儿出生率为12.07%，即每年有大约1600多万名婴儿出生，按照每对母子在坐月子期间平均消费4000元进行计算，则中国每年将在月子护理和相关产业消费达640多亿元。

（二）行业地位

爱帝宫作为中国母婴健康管理行业第一品牌，是全国首家现代医院与传统精粹相结合的专业母婴健康管理机构。针对产褥期女性和新生儿独特的生理和心理特点，首家独创了九大专业康复体系，给妈妈和宝宝最好的关怀。

（三）公司未来发展规划

爱帝宫的品牌核心是将"爱"放在首位，以家人般的爱心给产妇、新生儿无微不至的爱，以医院级别的专业给每一位顾客全心全意的服务。在未来几年，爱帝宫将依然坚持高品质的品牌发展战略。主要包括以下几个方面：

1. 进一步完善操作流程、研究开发新项目

爱帝宫在完善操作流程上一直不停摸索，在服务细节以及管理系统上精益求精，形成具有市场竞争力、可复制的高品质母婴健康管理系统。同时，爱帝宫也根据客户的需要，坚持研究开发新项目、新产品、不断提升服务水平。

2. 与医学护理院校等单位建立中长期固定的合作关系

爱帝宫的专业服务离不开专业的护理人员。爱帝宫已与国内多家医学护理院校建立中长期合作关系，将理论和实际操作相结合，定向培养母婴健康管理真正需要的专业护理人员，保证爱帝宫的专业服务始终如一。

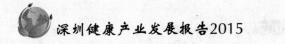

3. 品质优先、稳健扩张的发展战略

作为国内母婴健康服务产业的龙头企业之一，爱帝宫坚持品质优先、稳健扩张的品牌发展战略。采取差异化定价策略，保证高品质服务质量，选择优势区域进行市场拓展，扩大市场份额，强化中国母婴健康管理行业第一品牌。

第三节　深圳市宝舜泰生物医药股份有限公司

一、公司简介

深圳市宝舜泰生物医药股份有限公司，成立于 2010 年 9 月。以"健康就是生产力"为核心价值观、以"关爱生命、守护健康"为己任，是致力于抗体和免疫调节制剂研究、功能性产品开发、生产和销售的新兴战略高新技术企业。

公司研发生产人、畜、水产等多个应用领域的高效口服免疫抗体蛋白药物、功能食品、绿色免疫保护调节剂、体外诊断试剂以及为终端客户提供健康免疫解决方案。产品服务于医药卫生、食品安全和健康检测等大健康领域产业链。

公司处于生物医药抗体细分产业领域，核心技术产品包括预防、治疗用生物制剂、功能性健康食品、诊断试剂等，产品可替代抗生素和疫苗，既具有营养功能又可以防治疾病的双重功效。作为食品、保健品、药品为生命体提供被动免疫保护，从而达到预防、治疗疾病的目的；其次，对于因病毒感染引起的疾病通过特异性中和病原而起到靶向性的治疗效果，不影响正常机体的免疫平衡，因此安全性高、无任何毒副作用及不会产生耐药性。第三，由于在准确率、成本上天然的特性优势，在疾病检测诊断领域拥有绝佳的替代优势，是发展精准医疗技术的有力支持。无论从疫病防控和食品安全角度来讲，其发展潜力巨大，政策环境优势明显，为公司提供了良好的发展机遇。

公司作为国家鼓励支持的新兴战略高新技术企业，近年来先后获得了多项科研成果和荣誉：

2013 年"全国科技创新 20 强企业"

2013 年"产品国内首创"企业新纪录称号

2014 年"广东省高新技术产品"

2014 年"深圳市自主创新企业金奖"

2014 年"国家级星火计划重点项目名单"

2014 年主持制定深圳市首个卵黄免疫球蛋白产品地方标准

2015 年"深圳市最具潜力品牌"知名品牌

2015 年"深圳市非公党委优秀企业党支部"

二、生产运营情况

公司拥有独立的抗体工程技术中心、百级分子生物学实验室和抗原抗体库、符合 GMP 标准的万级（局部百级）无尘净化车间 5000 平方米，获得相关产品的生产许可，通过 ISO9000/22000 国际质量体系认证、联合建有绿色原料供应基地。先后承担国家科技部"星火计划"、深圳市战略新兴产业专项、地方标准制定等多个国家、省市级重点项目。公司自成立之日起始终保持两年一个台阶的快速增长，不断扩大经营规模，巩固技术成果，集中精力进行产品开发和市场推广，并积极筹划产业布局，确定了包括动物营养饲料、人用保健食品、皮肤外用消卫用品、体外诊断用品和人体胃肠道病原防控口服药物等五大方向，先后建立了相对独立的经济实体，产业规模逐步扩大，总体经营情况良好。

三、企业技术研发创新情况

公司拥有一支由硕士、博士、教授和高级工程师组成的高素质科研团队，具备坚实科研实力与领先的技术水平。

在产品与技术创新方面，围绕核心技术先后开展了抗 Hp 免疫球蛋白微囊化制剂；抗手足口病保健食品；抗猪蓝耳、猪瘟病毒性卵黄抗体注射剂；腹泻病毒 ELISA 检测试剂盒；快速应对突发疫病防控及生物反恐战略储备的特异性抗体的关键技术研发；蛋清溶菌酶的高效分离纯化方法；内毒素时间分辨荧光免疫测定试剂；超纯蛋黄油分离纯化方案等。

时至今日，宝舜泰的科技研发费用逐年增加，占主营业务 35% 以上，平均每年研发投入超过 1000 万元。申请注册"宝舜泰""仔强""广慈"等商标 10 项。申报发明专利 8 项，其中已获得授权发明专利 4 项，包含 1

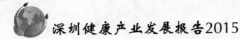

项 PCT 国际发明专利。拥有工艺软件著作权 12 项。

在经营与服务模式方面，宝舜泰在发展中积累了一条生物医药研发低成本控制的创新经营模式，通过商业模式、服务模式、营销管理模式的创新，有力地推动了核心技术的延伸和产品的快速开发及优势资源的整合。

在商业模式方面，公司深耕核心技术，扩展应用创新。宝舜泰坚持以抗体技术为核心资源平台，在完整的产业链循环系统中，将菌种毒株获取与保存建库、抗体的纯化提取以及新技术新产品的储备作为后端战略核心受控技术加以重点保护。与此同时，在产业链系统前端的流通市场上推出以核心技术为依托的具体产品，通过在末端市场运用常规流通市场、品牌专营和电子商务三大产品推广手段，积累公司利润池，使得源源不断的回流资金反哺产业链后端，产生良性循环经营，保障永续的技术创新。

在服务模式方面，公司首创动保抗体免疫定制技术服务。通过在前端技术领域和市场的深入开拓，公司形成了相对成熟的以特异性抗体生物制剂为核心的定制技术服务模式，为客户提供最优解决方案，引导和创造科学健康新模式，为客户争取更大的利润空间。该服务以"取自于客户、回馈于客户、贴近客户、帮助客户"作为核心服务理念。从建立客户专有的技术服务档案，到为客户量身定制免疫解决方案，通过调研建档、病原微生物提取、分离培养、抗原制备、抗体收集、制剂生产和应用实施形成多项环节组合的良性循环链条，并根据客户实际需求，将服务细化到客户管理的各个环节。

在营销管理模式方面，公司整合上下游资源、与供应商和客户共同发展。公司销售体系由大客户事业部、直销事业部和技术服务中心组成，专门负责国内及国际市场的开拓与产品销售。对大型客户，公司主要通过参与其合格供应商认证等加入其供应链，或通过提供技术方案、协助客户开发最终产品而成为其原料供应商。同时，销售部门负责建立与客户的联络渠道，及时了解客户及市场需求，公司将产品、服务、信息三者有机结合，不但向客户销售产品，而且利用公司对行业的前瞻性认识，帮助客户开发功能型创新产品，使下游客户在同质性竞争中脱颖而出，为客户提供新的盈利增长点，使客户和公司建立起一种长久的相互依赖关系，成为新的利益共同体。

四、行业地位和发展规划

目前全球生物制药产业发展处于快速上升期，抗体药物、生物疫苗被认为是未来生物医药领域发展的"潜力股"。抗体药物已经在免疫性疾病、癌症等治疗领域取得巨大成功。未来我国抗体药物将迎来一个发展机遇期。

宝舜泰资质与外部资源良好，发展前期具备了一定的知名度和固定客户。采用高于行业标准生产产品，产品质量稳定。因此，宝舜泰产品与同类产品相比具有较强的竞争力，生产低成本、产品附加值高，容易实现高效益与高回报。在细分市场的同类产品中，公司目前产品市场份额超过50%，销售额及销量高于其他公司，属于行业领先地位。在本行业拥有诸多竞争优势。

（一）技术开发和自主创新优势

作为国内特异性多克隆免疫球蛋白制剂行业产业化的先行者，公司始终坚持自主创新的理念，是推动公司快速发展和领先国内同行企业的核心竞争力。目前，公司已深入掌握了病原病毒菌种分离制备和复合协同等生物制剂的核心技术，并形成了一套前瞻、高效、成熟的研发机制和完善的研发体系。这不仅使公司在预防、治疗性抗体制剂方面取得了多项重大技术突破，而且为公司其他应用领域里生物制剂的研发和产品制备奠定了坚实的基础。

1. 拥有持续创新的研发团队和激励机制。公司自创立伊始即成立了技术研发部，经过多年发展，公司已拥有一支高素质、多层次、结构合理的技术研发队伍。团队中专业构成合理，具有较强的科研创新能力。同时，公司创建了一系列诸如项目责任制、成本核算制、考评奖励制及人才成长制等多种科学的研发管理机制，极大地调动科研技术人员的工作积极性和主观能动性。

2. 拥有行业领先的核心技术。公司掌握了细分抗体制剂领域的诸多核心技术及前沿信息，并成功开发出多种技术领先的抗体制剂产品。公司拥有的核心技术包括基因工程技术、菌种诱变技术、液体发酵技术、固体发酵技术、复合协同技术、体外模拟技术、制剂剂型技术、蛋白提取技术、产品应用技术等。公司自主研发的产品的技术指标均达到国内领先、国际先进水平；自主研发的微丸剂型产品、液体剂型产品填补了国内空白，达到国际先进水平。

3. 作为国家鼓励支持的新兴战略高新技术企业，公司始终把自主创新和技术研发放在首位，并取得了多项科研成果和荣誉，在行业内建立了较高的知名度和美誉度。

（二）营销与客户渠道优势

公司始终坚持直销为主的销售模式，并已形成广阔的营销覆盖网络和较强的渠道掌控能力，公司采用零距离贴近客户的营销方式，向客户推广生物制剂应用理念，同时还为客户提供优质的产品和整体的技术解决方案，赢得了客户的信赖。目前公司直销客户超过20家。

公司销售体系由大客户事业部、直销事业部和技术服务中心组成，是行业内服务区域最广的企业之一。公司营销与技术服务紧密结合，营销中包含技术服务，以技术服务推动营销。

（三）丰富的产品线和专业的推广经验优势

公司核心技术被公认为目前唯一能同时有效解决疾病病毒防治安全、营养和污染三大问题的新型生物制剂。公司现已获得食品生产许可，涵盖了病毒性腹泻预防和治疗及粉状、颗粒、液体和微丸等不同剂型的产品，是国内细分抗体品种最齐全的供应商之一，能够满足终端用户各种应用需求。经过多年的快速发展，公司积累了专业的产品推广经验。

（四）稳定的管理团队和专业化的人才队伍优势

公司坚持以人为本理念，对人才梯队建设、员工培训成长、员工薪酬激励、公司文化熏陶等进行中长期规划，形成了适应自身发展需要的人才开发管理机制，建立了理念一致、稳定诚信、爱岗敬业、专业精湛的经营管理团队和人才队伍。

公司实际控制人祁振强先生从事相关行业超过20年，并且一直专注于推动生物医药及抗体制剂行业的发展。公司高级管理层、核心技术人员在生物技术行业的平均工作年限超过10年，具有丰富的从业经验，并在公司任职期间平均超过3年，管理团队稳定。稳定的管理团队和专业化的人才队伍为公司持续快速发展提供了有力的保障。

（五）资源整合优势

宝舜泰十分注重科研平台建设和产业资源的价值链接，先后与深圳市出入境检验检疫局、深圳大学、华南理工大学等多家国内知名科研院所建立合作关系。促进产业内横向融合与纵向整合，实现大健康产业全产业链、全价值链无缝链接与覆盖，近年来顺应大健康产业融合趋势，驱动资源跨界融合，实现了更高维度的聚合。目前公司正积极申请成立"博士后科研工作站"和"深圳市生物工程技术中心"等研发平台。不断提升和完善产业价值链。

（六）公司未来几年发展规划。

未来三年内，公司将继续坚持并弘扬"健康就是生产力"的核心价值观，积极推动行业科技进步，不断为用户提供"高效、绿色、安全"的新型绿色医药保健产品和完善的技术服务，力争成为中国最优秀的资源节约型和环境友好型企业之一。

宝舜泰将继续强化在生物制剂领域的领先优势，坚持以现代生物工程技术和蛋白提取技术为核心技术，遵循永远为客户创造价值的经营理念及人才为本、客户为上、科技为先、质量为纲的经营方针，以市场为导向，以创新求生存，履行社会责任，追求持续发展，全面提升公司核心竞争力，将自身打造成为产业集聚度高、核心竞争能力强的新兴生物医药国际化企业，为发展中国医药工业和人类的健康事业而不懈努力！

第四节　深圳世博源科技有限公司

一、公司简介

深圳世博源科技有限公司（以下简称"世博源"）总部位于深圳市福田区台湾花园，公司成立于2007年9月18日，注册资金为50万元。深圳世博源科技有限公司主要经营理疗、保健类电子科技产品是一家集研发、制造、销售、服务于一体的高科技研发应用服务型企业。世博源科技本着"以科技领跑、精湛专注、引导商机、诚信双赢"的企业宗旨坚持以"高起点、高质量、高专业化"为原则，确立了"高效合作、开拓创新、顾客至上、品质为先"的质量方针。公司的目标以养生、保健、理疗为支点，搭建健康产业服务平台，规范化的服务体系，为客户提供及时简易的使用方式，实现设立专门的客户服务中心，应用大数据健康管理云平台结合高科技成果的转化，实现不断努力，继续创新，让更多的人受益，给更多的人带来健康。

世博源公司在深圳、东莞等地拥有研发及生产基地。在东莞塘厦镇拥有1万多平方米的科技园区产业化基地，具备先进的生产和检测设备；在深圳丹竹头港华科技园现代化厂房2000多平方米，拥有4条精心化、专业化生产线。公司现有员工396名，其中管理人员15人，研发人员6人，生产人员375人。

多年来，公司始终注重自主研发和科技创新，已拥有几十项核心技术专利。公司参与了"国家北斗智慧全民大健康项目"，是国家科技部高新技术评定委员会对口单位，中国技术市场协会重大科技攻关项目扶持单位。公司联合山西中医学院附属中医院、香港中文大学、日本富山医科药科大学国内著名高校及医院建立了产学研基地和联合健康实验室。与国家工信部、国家老龄委等政府部门合作构建地方智慧大健康示范基地。目前，系列产品畅销于美国、加拿大、欧盟、日本、东南亚、中国台湾、中国香港等三十多个国家和地区，国内市场每年也呈快速增长发展趋势，形成并创建起了遍布国内各省、市、县及国际市场对口的商务网络和营销渠道。

二、生产运营情况

2014年公司总资产20664.9万元，实现营业收入1.68亿元，净利润2398.2万元。2015年公司总资产30254.6万元，实现营业收入22410万元，净利润1789.4万元。期间取得的重大成果如下：

2013年11月，获得中国科技创新示范企业荣誉称号"2013中国科技创新示范企业"

2013年11月，第十届中国科学家论坛"科技典范，创新楷模"表彰活动中荣获"2013中国科技创新示范企业"

2014年4月，获得中国城市商业信用环境指数CEI调研单位荣誉称号

2014 年 4 月，获得中国最具影响力诚信品牌（易净康）荣誉称号

2014 年 9 月，获得中国中国科技创新最佳发明成果荣誉称号

2014 年 10 月 30 日，《中国贸易报》专题报道"易净康理疗仪"

2014 年 11 月 14 日，台州代理盛大开业

2014 年 11 月 28 日，烟台旗舰店开业

2014 年 12 月 2 日，易净康理疗仪辽宁省总代理正式签约

2014 年 12 月 28 日，关爱老人，易净康铸就行动

2015 年 1 月 7 日，易净康理疗仪温州代理盛大开业

2015 年 1 月 20 日，与 CCTV 发现之旅《公益的力量》栏目正式成为战略合作伙伴

2015 年 1 月 20 日，世博源公司成为深圳市健康产业发展促进会、深圳市保健协会副会长单位

2015 年 4 月 16 日，易净康理疗仪山东省总代理正式签约

2015 年 10 月，获得中国优秀科技创新发明成果荣誉称号

2015 年 10 月，获得中国最具影响力科技创新品牌荣誉称号

2015 年 12 月 18 日，易净康理疗仪内蒙古总代理正式签约

公司主要经营自主研发生产的"易净康理疗仪"，引进国内外先进生产技术和高精密检验检测设备、通过专业资深工程师团队从事产品研发、生产和销售服务。"易净康理疗仪"是一款通过物理疗法实现祛除人体毒素的专业理疗仪器；荣获十几项单项专利。公司目标是经过多年临床研究，通过静电磁场的作用，以非侵入的方式不断刺激脚部淋巴细胞的振动频率，再通过远红外的作用，提高人体基础体温，促进人体血液循环，产品结合了"细胞动力学""细胞电磁学""远红外线作用"等原理，以水为媒介，向人体器官和细胞分子释放出可调节的负电位离子和振动波谱来平衡细胞的振动循环。这几个作用相互结合将堆积在人体内的毒素、废弃物快速彻底地排出体外。负电位离子和远红外的渗透作用可增强细胞活力，加快人体血液循环，促进新陈代谢，活化体内酵素，从而恢复人体细胞自身的排毒能力。该产品取得国家专利局"实用新型"专利证书（专利号为：ZL 2011 20551662. X），还通过中国质量认证中心 CQC 的认证并获得的证书有 CB、CE、FCC、FDA 等多项国际认证，具有医疗器械生产许可证。

公司近几年来投入重资主要开发 6 大系列新产品，包括家庭、社区、医院康复理疗终端、个人远程监控大健康自助健康终端、社会公众自助健康理疗终端、常规电子理疗产品、行业健康解决方案等系列产品及解决方案。

表 4 – 2　公司近三年承担的重要项目情况

序号	项目名称	申请单位	项目期	申请类别	进度
1	关于易净康理疗仪对于肾脏病调理康复的作用	世博源、四川省肾脏病医院	2014 年	康复理疗	已完成
2	关于易净康理疗仪对于红斑狼疮的调理康复	世博源、香港中文大学	2015 年	康复理疗	项目建设中
3	关于易净康理疗仪对于病毒性感冒的理疗作用	世博源	2016 年	康复理疗	项目申报中

三、企业技术研发创新情况

（一）产品与技术创新

公司始终注重自主研发和科技创新，已拥有几十项核心技术专利。公司参与了国家北斗全民大健康智慧理疗项目，是国家科技部高新技术评定委员会对口单位，中国技术市场协会重大科技攻关项目扶持单位。

1. 远红外线

"易净康理疗仪"通过远红外线从距离心脏最远的脚部开始加温，使身体温热。可深入皮肤和皮下组织，促进血液循环；透过共鸣吸收形成热反应，使体内的有害物质由汗腺和毛孔排出，减轻肾脏负担；活化细胞，促进酵素生长。

2. 易净康理疗仪中的 PH 值

用测试笔测试易净康理疗仪，仪器在未工作前 PH 5.6；工作后 PH 8.6，说明工作之后水变成弱碱性，弱碱性的水与体内排出的强酸发生反应，酸碱反应水变色。通过这一系列的作用下，身体体液被调到弱碱性，因而人体酸碱得到平衡。

3. 易净康理疗仪中的电磁振荡

当理疗仪工作之后，工作臂会进行高频振荡，释放电磁波，将水小分子化。而人体细胞会在这种外界电磁波的刺激下，打开细胞离子通道，实现细胞内外微量元素的转换，通过仪器一系列功能将细胞内的废弃物清除，将带有负电位的小分子水输送到细胞内，供给细胞营养，增加细胞携氧量，并修复细胞。

这种高频振荡，是易净康的核心技术之一，过快或者过缓都无法实现细胞离子通道的顺利打开。

4. 易净康理疗中负电位的作用

人出生时便带有约5~6V左右的电流，电流的力量使心脏跳动。地球上存在的所有电，按其特点可区分为正电和负电。通过正电和负电的摩擦，产生人体36.5度的体温。根据正电和负电的流量，人的心情和健康状态也会有所不同。健康者应拥有80%负电位和20%正电位。

易净康理疗仪工作后，使盆内的水产生强大的负电位，它透过神经细胞膜的细胞离子通道，所产生的信号可透过一个个神经细胞，随着血液的交流与运动，可以将沿途遇到的体内废弃物（酸性正电位）和多余自由基以异性相吸的原理，将其吸附出来，置换到水面上，达到人体正负电位的平衡，使身体恢复健康。

5. 氢——清除人体多余自由基

易净康理疗仪工作后，水里面能快速的产出一定量的氢，由于氢气分子体积非常小，渗透性很强，可以通过细胞膜通道进入人体，与体内有害的自由基结合，变为水排出体外。因此，氢可以清除体内多余自由基，阻止其对人体细胞、组织器官的伤害。提升身体整体的免疫力和抵抗力，预防各类亚健康，起到养生保健、美容祛斑、减肥瘦身、排毒抗衰老的作用。

6. 易净康理疗仪中的水通道

易净康理疗仪将盆内的水通过电磁高频振荡，将水打散成相对稳定的小分子水，增强水的渗透力、溶解力、扩散力等，使水分子呈活泼状态，携氧量增加，将具有吸附性的负电位通过水通道直接进出细胞，带走细胞内壁的正电位，增强细胞通透性，提高细胞活力；减轻肾脏的过滤负担，使人体排毒功能增强，且能够迅速供给细胞营养，促进人体新陈代谢，提高免疫力；实现调理人体症状，保持人体健康的目的。

世博源非常重视知识产权保护，截至2015年，产品取得多项国家专利局专利证书：

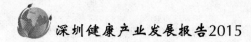

2012 年 11 月 7 日实用新型，专利号：ZL 2011 20551662. X

2013 年 12 月 20 日实用新型，专利号：ZL 2013 2 0843155. 2

2013 年 12 月 20 日外观专利，专利号：ZL 2013 3 0635431. 1

2014 年 4 月 17 日外观专利，专利号：ZL 2014 3 0092445. 8

（二）模式创新

1. 服务模式创新

世博源公司搭建了北斗大健康智慧理疗平台，是集电子技术、健康产品、医疗器械、保健产品、健康服务、电子信息技术、物联网技术、云平台技术聚集为一体，利用易净康理疗仪收集客户使用大数据，综合进行全人群的健康管理服务。设立了专门的客户服务中心，手把手一对一进行专业知识培训与经营指导。通过专业培训的技术工程师和售后服务人员，以严谨和热情周到的服务，时刻准备服务于全国各地广大客户，以科技惠民，用效果说话。

2. 商业模式创新

易净康理疗仪利用传统与现代结合的方式，在注重疾病预防和自身保健方面顺应了社会发展趋势，在保健产业发展中前所未有的释放新动能，带动产业发展。把建立规范化的服务体系及传统式服务体系，提升为家庭公益式体验馆模式，打造健康生态圈体验经营模式，为客户提供及时、高效的技术支持保障作为重点。

3. 营销模式创新

运营模式的建立是"追求完美，精益求精"，以公益体验模式借鉴全国千余家体验店经营方式，将传统理疗和高科技的优势集于一身。易净康理疗仪首创举世瞩目的远红外线温热新疗法，减缓癌症晚期所特有的剧烈疼痛，费用低廉，操作容易。从根本上预防老年性疾病的发病，是解决心脑血管疾病的好帮手。易净康理疗仪对于肾病有一定的调理改善作用。对慢性病医疗及调理改善起到了推动作用。同时有利于通过社会力量协调医院资源分布不均。

4. 管理模式创新

智能大数据健康理疗云平台管理服务模式，大量利用 GPS 无线定位，智能无线操控技术管理人体健康数据监测，全面引入高科技、现代工艺，改变目前亚健康人群身体调养模式，转而形成以民众为中心，通过日常疾病预防、大数据信息整合、数据分析与监测等手段，实现人体健康调理全过程的跟踪与服务。通过智能健康理疗云平台建立使用者健康档案，居家进行慢病调理，使老百姓在疾病预防和自身保健方面轻松实现，增强居民幸福感。

四、行业地位和发展规划

（一）公司所在健康行业，及其整体发展情况

现今的生活环境有"毒"物质无处不在：食品添加剂的滥用，水污染，空气污染，医药危害，不良生活方式，等等，我们无法控制有毒物质进入我们的身体，其实我们身体本身的生理活动也在制造毒素，同时也在排除毒素，当生理平衡被积累的毒素打破，过多的摄入性毒素无法通过生理功能完成排毒，这些毒素在体内则长期沉积同时对细胞组织造成持续的伤害，进而引发一系列的生理功能障碍（亚健康症状）及临床症状。因此易净康免费体验创新模式将体内沉积的"毒素"排出去，给人类身体创造一个洁净、通畅的内在环境，已经成为降低健康风险，改善健康状态，促进健康持续，提高生命质量的捷径。

国务院印发《关于促进健康服务业发展的若干意见》中明确指出促进我国健康服务业的发展目标：到2020年，基本建立覆盖全生命周期、内涵丰富、结构合理的健康服务业体系，打造一批知名品牌和良性循环的健康服务产业集群，并形成一定的国际竞争力，基本满足广大人民群众的健康服务需求。健康服务业总规模达到8万亿元以上，成为推动经济社会持续发展的重要力量。

在此重大利好政策的指引下，公司凭借自身在医疗仪器/设备研发制造、智慧云健康平台建设经验积累等方面得天独厚的优势，能够快速的在健康服务业的大餐桌上占有一席之地。社会效益：对全民大健康提供强健的后盾。

（1）改变酸性体质，减少疾病产生（痛风）；

（2）排乳酸消疲劳，减轻肌肉酸痛（肌肉酸痛）；

（3）活化细胞，调节血压（高血压）；

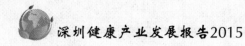

（4）降低血液黏稠度，预防和改善各种心脑血管疾病（脑血栓、脑梗）；

（5）缓和肠胃不适，调节自律神经（胃病、失眠）；

（6）促进钙质吸收，预防各种骨骼疾病发生（骨质疏松）；

（7）抑制肥胖问题、达到美体瘦身效果（改善肥胖）；

（8）美容养颜、重现肌肤年轻光泽（祛斑、除纹）；

（9）消炎杀菌、缓解各种妇科疾病（子宫肌瘤）；

（10）针对改善调理肾病（肾病）。

（二）公司在本行业的市场地位和核心竞争优势

公司始终注重自主研发和科技创新，已拥有几十项核心技术专利。易净康理疗仪自2005年问世以来，在全国各地陆续开设近2000多家加盟体验店。销量年产值从开始的6000台到现在10万台。公司产品畅销于美国、加拿大、欧盟、日本、东南亚、中国台湾、中国香港等30多个国家和地区，国内市场每年也呈快速增长发展趋势，形成并创建起了遍布国内各省、市、县及国际市场对口的商务网络和营销渠道。易净康理疗仪并通过加盟体验店应用后，其从业人员达到万余人，得到用户的广泛认可。

公司掌握产品生产的核心技术和关键工艺，独立开发，拥有全部所有权，规范高效的售后服务是世博源科技的核心竞争力之一。应用新技术原理、新设计构思，在结构、材质、工艺等方面对原有产品有根本性改进，显著提高了产品性能。易净康理疗仪是国内唯一一款体内毒素外排的理疗仪，它开辟了人体排毒治疗养生的新纪元，它是目前唯一最有效的健康养生方式的仪器。生态养生温热疗法属国内首创，从脚底输送有能量的光（远红外线）。

（三）公司未来几年发展规划

据中医药预防医学会统计，目前国家已进入全民亚健康时代，健康产业发展涌现出前所未有的机遇。公司未来几年仍然继续加大研发投入，巩固在核心技术和关键工艺方面取得的成果，深化综合服务体系的创新力点。

继续助力企业优势产品研发。公司成立10多年来，出口一直占销售额的较高比例，面对国内健康产业的日益发展、国内需求旺盛的势态，公司的优势资源将向内销倾斜，并且公司对研发的投入会持续增加。

落实几个重大城市的运营。通过北京、上海、成都及全国连锁加盟1000多家，解决就业人员1万多人次。项目的打造公益为先，尤其是落地的惠民工程项目的实施，衍生服务的实施，采用简易的方法洁净血液，还人类健康的身体！

建设大健康智慧理疗平台基地。公司在未来五年内建成全国最大的大健康智慧理疗云平台数据中心，力争成为国内智慧理疗云平台解决方案第一品牌。

第五节　深圳市鼎维神康科技有限公司

一、公司简介

深圳市鼎维神康科技有限公司（以下简称"鼎维公司"，前身为深圳市清华德人科技有限公司，成立于2003年），是以"传承清华科技，创造健康生命"为理念，以"重视生命科学，关爱脑健康"为先导，在积极推进国人脑健康，加强全民欧米伽三膳食营养同时，塑造立体健康、安全、环保等保健产品的高新技术企业。公司以清华大学生命科学与医学研究院为技术依托，是把清华大学生物科技成果推向市场的窗口。公司宗旨：推广健康文化，爱心回报社会。公司主要推广鼎维健脑营养素、清华德人脑健康治疗保健仪、长寿温灸玉床、抗衰老等系列高科技产品。以科技进步推动发展，以高新产品占领市场为发展思路。公司无论在食品安全、大脑保健、脑力开发及能量养生方面都拥有独特的核心产品竞争优势。

鼎维是一家青春年少、雄心勃勃、志存高远的公司。始终以"振兴民族文化，推进健康事业，让中国人民拥有健康的大脑与思维，拥有健康的大脑与智慧"为理念，公司希望在风云激荡、脑力竞争日趋白热化的新世纪，为中国人的脑健康事业尽一己之力。"共同发掘大脑财富，鼎力维护大脑健康，让中国人民脑健康起来！"是鼎维公司矢志不移的使命。大国崛起，彰显东方大脑智慧力量，公司坚信其中一定有鼎维力量！

近年来，随着公司的不断发展壮大，鼎维在全国各地建立了营销网络和服务系统，同时科研领域也不断地拓展，推广的具有自主知识产权的SK

系列脑生理治疗机，被中国医促会脑健康专业委员会列为唯一推荐产品，而且开始向人们的日常健康方面进行了延伸，欧米伽三健脑素、生命元素、长寿能量温灸玉床、多功能频谱屋等系列产品，产品自投放市场以来，赢得了广大顾客的好评。

鼎维讲求"天道"，鼎维的"天"是客户，只有将客户的服务装进心里，为客户解决问题，为客户的健康增值，才懂得真正的天道；鼎维讲求"师道"，鼎维是学堂，"红尘为师，学无止境"，当下之师就是我师；鼎维讲求"孝道"，感恩公司，提供平台，让自己在健康文化氛围中茁壮成长，孝道是事业成功的原动力，也是人生意义之根。

二、生产运营情况

随着科技的迅猛发展，移动互联的飞速普及，脑心血管疾病已成为危害人类健康的头号杀手，特别是当前中国脑卒中的患病率以每年8.7%的速度增加，且脑卒中发病呈年轻化发展趋势，严峻的社会现实让全社会认识到，防治脑卒中，保护脑健康，已经是刻不容缓。

鼎维公司的核心产品之一便是由清华大学、北京大学等众多专家潜心10多年研制的高科技产品——德人SK系列脑健康治疗保健仪，这种仪器运用世界上最先进的治疗脑病的物理因子——互极性交变电场，通过这一类似人类大脑α波的低频脉冲效应，有效透过颅骨及血脑屏障，达到大脑最深层脑干区域，物理舒张脑血管，解除大脑血管痉挛，改善脑组织液，使之趋于弱碱性的生理环境，活化脑细胞。这种作用对于改善缺血性脑血管病，如脑血栓、脑中风及后遗症、脑动脉硬化、脑供血不足、腔隙性脑梗塞、脑萎缩等非常有效；同时对于改善睡眠与记忆，治疗颈椎病、脑疲劳、抑郁症、耳鸣、脑鸣等有非常好的作用。鼎维脑健康仪已在全国三百多家三甲医院应用于临床，并取得了非常好的疗效。而且这种改善大脑供血供氧的方法非常安全、效果快，没有副作用，方便全家人长期共同使用，真可谓是：家有一台脑健康，远离中风有保障！

另一方面，随着现代生活饮食条件变化，导致人类脂肪摄入严重不平衡：中国人普遍缺乏脑营养素——欧米伽三系脂肪酸。脑营养素特别是人体必需不饱和脂肪酸 ω–3 的全社会需缺是当今脑健康的核心问题。然而，ω–3 的知晓率及健康教育的普及率还非常低下。欧米伽三的深入研究与推广在我国还刚刚起步。

早在10年前，鼎维公司就着手开始专业推广欧米伽三产品，是全国最早系统推广健脑型欧米伽三的专业公司。鼎维公司推出的鼎维三期脑尔产品，经过近10年的产品优化，已具备超强的生命力。鼎维健脑营养素以符合人类大脑进化规律的荤素配方为基础，采用被誉为补脑之王的"野生核桃"为主要原料，配以澳大利亚深海沙丁鱼油及纯天然紫苏子油，通过CO_2超临界萃取法精制而成。这种长短脂肪链结合的配比方式，非常利于大脑直接吸收利用，且最具威力的补脑成分——DHA（脑黄金）的含量达到每100克中含量超过16000毫克，DHA是欧米伽三中最具威力的营养成分，能转化成EPA、DPA等其他重要生命物质，能达到通脑、补脑、护脑三效合一之功效。

通过十多年的临床运用及全国普及使用回馈数据的反馈。鼎维公司推广的"外用脑健康，内服健脑素"这一"理疗＋营养"的综合疗法成功挽救了数以百万计的家庭免于脑病的苦痛折磨。内服外用，轻松体验的推广模式，已成为脑病康复领域最具卓越成效的领航者。大脑保护严密而又脆弱娇嫩，药物及其他常规治疗因子无法透过大脑屏障，手术疗法对大脑又无可避免带来二次损伤。大脑的康复只能是预防为主，唯有理疗加营养康复才最为高效实用。外用脑健康，直接改善脑血管供氧问题；内服健脑素，补充大脑神经突触生长发育最需缺的营养素 ω－3，即从根本上解决了脑营养需缺问题。

鼎维公司脑健康市场推广已由2014年立足深圳成功走上全国市场，全国脑健康服务站已超过500家。截至2015年底，鼎维脑健康仅深圳用户群已突破10万户大关，鼎维脑健康受益人群数已达数千万之众。随着受益人群的不断扩大，鼎维脑健康的口碑与信誉也不断提升，公司发展也欣欣向荣。

三、企业技术研发创新情况

（一）品牌创新

鼎维公司一贯重视品牌建设。"鼎维"是具有自主知识产权的注册商标。标志含义：取自神奇大脑基础营养素欧米伽三"ω"，此符号出自希腊最后一个字母的小写。鼎维的商标图形由三个"ω"按大脑基本结构组合而成，其中更有六层含义：

三个欧米伽"ω"，分别代表左脑、右脑、小脑，形似大脑的沟回泛化组图，意在突出大脑核心营养素主要由最重要、最为珍贵需缺的欧米伽三"ω-3"组成的一朵健康之花。鼎维公司以脑健康为第一核心竞争力产品，脑健康之花开遍中华，香誉华夏。

三个欧米伽三"ω"，形似字母 W，有鼎力维护大脑健康之意；道生一，一生二，二生三，三生万物，三个欧米伽组合，寓意：人类一切灿烂文明，皆是欧米伽三的作用结晶。

"鼎"即"首"、大脑之意。鼎被中国传统视为国宝，寓示盛大、昌盛、宏大之意。在人体健康之中，没有什么比得上头脑健康。鼎维，即维鼎之意。国家强大，国运昌盛，靠的是智慧，比的是大脑，警示国人应鼎力维护脑健康。

"DARING-WAY"音译"鼎维"，为"勇者之路，勇敢之势"，意即勇者胜。鼎维人最首要成功特质在于：勇敢！其次是顽强精神、鼎维的智慧、卓越的团队！感召着鼎维团队时刻须有敢为人先的勇气，顶级的智慧！

鼎维同时意寓：事业如宝鼎一样敦厚凝重，雄伟昌盛；鼎维文化将如钟鼎文化一样受人尊崇、景仰与爱戴，源远流长。

鼎维公司率先推出的"脑健康·加油站"已在全 20 多个省市区域有了直营或联营的社区服务站。"免费脑充电，健康脑加油"，旨在帮助全国亿万家庭，帮助大脑亚健康人群，为他们有效提供脑供血理疗改善及脑营养改善。

（二）营销模式创新

口碑第一，良心至上。鼎维公司一直本着"推广健康文化，爱心回报社会"的企业宗旨服务于市场，并一直致力于打造中国脑健康服务第一品牌，力求将服务做到最好，将品质保证到最高。不忘初心，坚守底线，无论公司发展规模如何，企业利润如何，总将质量与安全放在首位。企业始终坚信：营养保健最好的一定是产品质量与实实在在的作用功效，良心经营就是最好的营销模式。10 多年来，鼎维公司一直以口碑宣传为主要的发展方式，让产品价值说话，让顾客自己说话，老百姓的口碑就是公司最好的名片。作为最早营销欧米伽三的公司，在全国成千上万的厂商中，鼎维公司一直坚持用最好的原料，品质使用级别一定达到孕婴级食用标准（即孕妇、婴儿都能服用），绝不含糊、不受利诱、不忘初心，用户至上，质量第一，服务最好，不做500强，要做500年。

基于此，鼎维公司早在成立之初，就成立了旨在联系公司与客户，公司员工与客户联系桥梁的脑健康用户爱心俱乐部。俱乐部成立的宗旨是：真情恒久不变，服务终身相伴。鼎维公司及员工与客户成为相亲相爱的一家人。大脑的健康，记忆力是健康的标杆与硬指标。记忆好，大脑血管好，营养充足；记忆不好，便是大脑亚健康发出了警报。

大脑健康不仅在于营养改善，还在于开展丰富的脑健康运动。鼎维公司同时成立了旨在提高脑健康的全国首家中老年人记忆训练营。分期举办了脑健康记忆训练班，并取得震撼效果。在这些训练营的成员中，平均年龄超过73岁，最大年龄一度超过了80岁。但学员们通过短暂一个月的训练，熟记圆周率200位以上学员比例达到了75%以上，优秀学员甚至能轻松背诵1000位以上，三十六计更是倒背如流。鼎维脑健康通过开展记忆训练，学习记忆法，有效地预防老年痴呆，丰富中老年人晚年幸福生活，提高生活与生命质量。鼎维脑健康俱乐部还通过组织会员进行不定期的科普讲座，同时开展了多期的脑健康知识竞赛、每年新春伊始的新春灯谜会、庆祝建党建军的的红歌会、健康演讲大赛、精彩纷呈的旅游活动等。这样，既促进了广大脑健康会员的身心健康，又营造了良好的客户口碑，提升了脑健康俱乐部凝聚力，同时，也极大地促进了脑健康俱乐部的自身发展。

（三）人才与机制的创新

鼎维公司本着员工第一，用户至上的发展理念发展自己的企业。公司一直视人才为发展根本。因为只有员工队伍稳定了，壮大了，优秀了，才可能给客户提供稳定的、持续的、优质的服务。"不做500强，要做500年"就是要将脑健康的优质服务永续下去。公司有着丰富的人才资源，总公司专门设立的科技委员会汇集了一批生物科技界和临床医学界的精英，管理层汇聚了一批年轻有为的博士、硕士，他们共同构成了公司管理团队

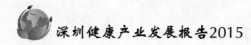

的骨干。

公司营造良性的人格竞争机制，赛马不相马。坚持合适的就是最好的。不看学历看能力，不重能力，重品德。同时，注重引进核心岗位的关键人才，系统地开展技能培训。同时扩大全国异地市场的人才交流与互动，每季度开展不同主题的学习与交流活动，极大地促进了公司人力资源的发展。

鼎维人有句口号："我为鼎维献青春，献完青春献终身。"没有鼎维事业，就没有鼎维公司团队存在的意义。鼎维倾力于打造公平、公正与公开的职业晋升平台，当然，绝对的公平是没有的，员工没有对此期望过高，不仅如此，创富的机会更倾向于保护强者而绝不迁就弱者。因为商界哲理显示：是20%的优秀者创造了公司80%利润。所以，当你抱怨不公时，想想自己是否跻身强者之列，你必须为跻身强者付出应有的学费，机会总是留给有准备的人。在鼎维，差别是自身造成的。但在勤奋、用心者面前，机会总是均等的。要有做好事反而受委屈的心理准备。鼎维战士常说："我是鼎维一块砖，哪里需要哪里搬！""鼎维人的胸怀是被委屈大的。"

在鼎维公司，只要能目标明确、善于学习、永向内求、勇担重任、持之以恒，就一定能在鼎维公司有所作为，就能帮助他人得到健康，同时成就自己人生辉煌的事业。

四、行业地位和发展规划

随着我国人口向老龄化的持续迈进，老年健康产业，特别是脑健康产业将蕴含巨大的社会需求。我国对于生命健康特别是心脑健康的专门研究与教育较西方发达国家晚很多，在当今的社会健康教育形势下，特别是脑健康科普教育还相对落后，民众对脑健康的专门知识知晓率较低。我国提出的：认识脑、理解脑、保护脑的大健康项目将是一项庞大、宏伟而又十分艰巨的工程。鼎维公司正是及时察悟并捕捉到脑健康这一时代需求信息，顺应脑健康这一社会时代需求，应运而生。作为一线城市的特区深圳，伴随经济飞速增长，深圳的脑亚健康人群也是相对全国更加突出。在被誉"创新之都"的深圳，脑疲劳、失眠、抑郁症也居全国前列，因而保持全民脑健康、开展全民脑保健措施，尤其必要，这是脑健康时代的召唤。

鼎维公司作为最早立足于深圳本土的企业，如今逐步走向全国，迈向世界。鼎维公司将一定牢牢把握这一历史机遇，积极参与到这一宏伟行动中来。鼎维公司将立志于在全国范围内开展脑健康普及与推广工作。"鼎维护脑，健康中国"是鼎维公司的口号，家家关爱脑健康、人人加强脑营养，鼎维力争把握时代需求，努力创脑健康服务的第一品牌。

鼎维公司未来的工作重心规划：

完善内部管理机制，使其更具自主性与灵活性，更适应人才汇聚与发展；

增强创新能力，高度重视脑健康领域高科技成果的研发、转化与运用，适量拓宽产品线；

高度重视企业文化建设，重视品牌规划，狠抓两支队伍建设，坚持以文化带动市场发展；

加强企业与外界资源整合能力与联营能力，努力提升企业的永续经营能力；

坚持深入社区、走向民众及家庭，开展丰富多彩的脑健康主题文化宣传活动，设立公益脑健康科普大讲堂，并持续开展。

全民脑健康的基础在民众，在社区。让脑健康加油站遍布华夏、誉满中华是公司的主攻方向。目前鼎维公司已在全国构建的社区脑健康服务站已初具市场，而且公司还将持续提升服务品质、强化运营管理，使其更具适应性、普及性、便利性及功效性，让中国人民真正脑健康起来！

第六节 深圳市好家庭实业有限公司

一、公司简介

深圳市好家庭实业有限公司成立于1994年，秉承"传播健康理念，倡导健康生活方式，最大程度满足民众对健康生活的需求"的企业使命，以"强大的品牌、创新的研发、专业的服务、高效的运营"为经营特色，开创了好家庭体育和好家庭健身两大业务板块，完成了体育健康产业的研发、生产、销售和服务的一体化建设。

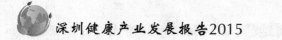

深圳市好家庭实业有限公司业务涵盖了公共体育、商业健身、家庭健身、竞技体育、运动功能训练与康复服务等领域。服务对象包括专业运动员、社区居民、军队、老年人、残疾人、青少年等群体。公司经过多年发展，建成了辐射全国的营销服务网络，是国家全民健身工程的重点单位和中国核心供应商。公司于2016年成为里约奥运会中国国家代表队运动功能训练与康复服务供应商是好家庭实力沉淀的体现。

深圳市好家庭实业有限公司拥有好家庭运动城和好家庭健身器材连锁两大战略性渠道品牌及GFAMILY、艾菲特、TST、奥适等产品品牌。为增强自身研发实力，公司汇集国内外运动健康科研机构和重点院校专业人才，创立好家庭运动与健康研究院，形成集产学研于一体的交流平台与人才基地。公司拥有专利160余项，其中国际专利十余项。好家庭是《健身器材室外健身器材安全通用要求》等十余项国家强制标准的参与起草单位。公司全面通过了ISO9001质量管理认证体系、ISO14001环境管理体系认证和OHS18001职业健康三体系认证，并先后获得"中国健身器材行业标识性品牌""中国名牌产品""中国驰名商标""中国品牌价值500强""深圳市民营企业50强""深圳老字号""深圳连锁经营50强""罗湖区区长质量奖""深圳市体育产业基地示范单位"等多项殊荣。深圳市好家庭实业有限公司已成为备受市场认可的大众运动健身服务商，成为中国运动健康领域的龙头企业。

20多年来，公司依靠领先的技术水平，雄厚的整体实力，高效完善管理体制，成为国内体育健康产业最富创新力、最具知名度和最具竞争力的企业之一。

二、生产运营情况

自2014年国务院印发《关于加快发展体育产业第46号文件》以来，全民健身已经上升到国家战略。公司也将积极推进相关部门的改革，加快经济结构调整和发展方式转变，强化内部管理，大力倡导精细化管理。全面实施标准化管理，牢牢把握国家发展体育产业的机遇，适时调整经营策略，奋力开拓体育健康行业市场，为公司长期服务社会及经济稳定发展奠定良好基础。

根据销售渠道和客户群体的不同，公司业务可划分为好家庭体育和好家庭健身两大业务板块。好家庭体育包括了全民健身、竞技体育、商业健身、学校体育、老年人、残疾人健身、青少年体育、运动功能训练与康复服务等业务。好家庭健身则拥有集时尚潮流、运动健身、休闲运动于一体的一站式休闲运动装备名品购物商场"GF. SPORTS + 好家庭运动城"、为中高端客户提供专业咨询和服务的"GF. FITENESS 高端店"以及面向大型机构及专业客户的"GF. 好家庭健身器材"三大战略渠道品牌。目前，好家庭的销售渠道以华南为中心，辐射全国重点城市。公司已在全国50多个主要城市设有分公司和办事处，建设成了拥有40余家自营专业店和近200各店中店的市场规模，被业内专家称为中国的"迪卡侬"。

深圳市好家庭实业有限公司根据自身的业务发展需要，与 KEISER、CYBEX、FIRST DEGREE 等国际知名体育健身器材品牌合作，铸造了自身多样化的产品体系。公司拥有的自主产品品牌有 GFAMILY、I-XFIT 艾菲特、TST、OSTRO 奥适、BODY-BUILD 等，产品涵盖跑步机、健身车、椭圆机、划船器、力量训练器材、按摩保健器材、室外健身器材、体育用品、体质监测设备等领域。

三、企业技术研发创新情况

（一）技术创新

深圳市好家庭实业有限公司发展至今，已获授权专利162项，包含国际专利11项；软件著作权1项。在162项授权专利中，发明专利39项，实用新型78项，外观专利45项。公司目前正在申请专利58项，实审36项。

自2011年成立好家庭运动与健康研究院以来，深圳市好家庭实业有限公司联合国内外众多运动健康科研机构和重点院校，进行科技创新、产品研发和学术交流。2013年与清华大学合作开发的"好家庭运动与健康管理系统平台"，是公司确定的战略重点项目。本项目计划建立运动健康评测、指导、管理等技术研究和产品开发平台，开展运动健康信息采集、分析和监测、人机互动交流等关键技术研发，开发高品质、智能型运动健康设备和器材及运动管理智能终端系统等，促进高端体育运动设备、健身器械研发制造和健身休闲服务产业的发展。

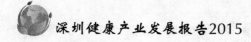

公司自主研发的创新产品代表有：

（1）氧疗健身车：获中国设计红星奖，采用"运动＋吸氧"模式，颠覆了传统的运动健身观念，解决了单纯运动可能导致的心肺"缺氧"问题，开创了全新的氧心运动健康养生模式。

（2）GI1688 5D塑身健身车：拥有全球六项专利，经中国体育科学学会权威认证，集登山、骑马、体操、赛车、伸展等多种运动模式于一体，全面阐释时尚、安静、健康、休闲的现代居家生活真谛。

（3）智慧摇摆动感单车：颠覆传统动感单车模式，采用左右极致摇摆，模拟实时路况，真实还原野外骑行。智慧摇摆动感单车成功融入互联网元素，聚合游戏互动、社交竞技和私人教练于一体，兼容多种终端设备，让运动健身更快乐。

（4）奥适极技3D高端按摩椅：采用体型测定和肩部检测，感知体重和痛感反馈，配合柔感真3D机芯，模拟人手按摩，实现贴合人体的柔感按摩。118度零重力升级按摩角度，六大自动按摩程序，五大柔道手法，二十二种劲道按摩手法让身体彻底释放疲劳，放松身心。

（5）轨道棋：融合文化元素和景观设计组合构成，形成"智体＋文化＋景观"三位合一的休闲健身场所，拥有多项国家专利，曾获"全国创新奖"。轨道棋解决了棋类产品在室外长期固定保存的问题，可以锻炼活跃脑力，促进少年儿童的大脑发育，延缓成年人特别是老年人的大脑退化。

（二）模式创新

在营销模式方面，好家庭从原来的单纯产品制造和销售，升级为运动健康数字化智能管理的产品，以提供整体的运动健康综合服务解决方案。好家庭加大了对网络营销平台的建设力度，全新打造建设 www.gffitness.cn 官方网上商城，将公司的营销模式从线下延伸至线上，打造线下体验线上销售的一体化体验营销经营模式，为客户提供多样化的体验和消费选择。公司将产学研相结合，把先进的科学技术理念，通过好家庭运动与健康管理系统平台以及智能终端，实时快捷的传递给广大顾客。

在商业模式方面，公司努力构建健身行业的新观念——健身互联网。例如互联网跑步机，将互联网元素融入传统跑步机中，实现运动数据与终端后台的实时反馈，根据营养模型和健身模型针对个人提出适合的营养方案和健身方案，同时也能使运动拜托枯燥无味，实现运动网络互动，提升运动的趣味性。这样不但能提高健身器材产品附加值，还可以提高产品的市场竞争力，从同质化产品中脱颖而出。

在服务模式方面，好家庭在提升产品科技含量的同时，注重完善售后服务，建设健全的售后服务体系。健身器材并不是一种快消品，使用期限较长，所以完善的售后服务更能体现企业的责任心和核心价值观。健身器材的售后服务模式可以学习汽车行业的售后服务模式。汽车的销售并不是随着汽车的交付而终止，而是通过 4S 店的形式提供保养、维修等跟踪服务。在经济价值方面，售后服务所带来的利润要远远高于销售汽车所带来的利润。健身器材行业提供通过类似汽车 4S 店的售后跟踪服务，不仅能够体现企业的服务意识和责任意识，还能为企业带来更大的利润空间。

四、行业地位和发展规划

我国健身器材行业的发展始于 20 世纪 80 年代末，经过 30 多年的发展，虽然我国生产的健身器材产品已大量出口到欧美等国际市场，但是在国际市场上却少有我国的自有品牌。在健身器材的研发生产领域，我国健身器材产品的研发和技术创新能力不足，不少企业还处于仿制生产阶段。我国出口的健身器材产品基本上是以委托加工和贴牌生产的方式进入国际市场，产品附加值较低。在健身器材的消费领域，可以分为家用以及商用市场两个部分。与欧美国家相比，我国健身器材产品在家庭中的普及率及人均消费还很低。但是随着我国人民生活水平的提高，对自身健康的重视程度和对健身锻炼的需求也将越来越高。因此，我国体育健身行业仍有很广阔的发展空间。

深圳市好家庭实业有限公司从成立伊始便将自身定位为运动与健康整体解决方案服务商。经过 20 多年的发展，好家庭用一流的产品，一流的团队和一流的效益将好家庭品牌打造成为中国驰名商标、中国名牌产品、深圳老字号，并连续 6 届被评为"中国行业标志性品牌"，连续 11 年入选中国品牌价值 500 强。2016 年，好家庭成为里约奥运会中国国家代表队运动功能训练与康复服务供应商。好家庭连续 8 年中标国家残障人训练康复中心建设项目，并于 2015 年、2016 年连续两年为全国老年人健身训练中心各项目提供整体服务解决方案。

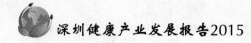

目前，好家庭具备在公共体育、竞技体育、商业健身、家庭健身、老年人、残疾人健身等领域为任何类型的客户提供完整的运动健康解决方案的卓越能力。好家庭在体育器材健身招标行业中的市场占有率为20%左右，排名行业第一。在此类业务中，好家庭提供的产品以自有产品为主。公司的主要竞争对手有福建泉州舒华体育用品有限公司、山西澳瑞特健康产业股份有限公司、青岛英派斯健身科技有限公司等。

好家庭集团所属的深圳智能运动健康设备工程实验室将于2016年建成，建成运动健康中心、通信技术中心、数据分析中心、运动健康课程开发中心。工程实验室将围绕运动健身缺乏科学量化测评和指导的问题，针对智能运动健康技术的迫切需求，开展运动健康数据采集、同步传输、评价分析、反馈和运动指导等技术研究，开发智能型运动健康设备和器材以及运动健康管理智能终端系统，建设智能运动产品开发平台和运动健康管理技术研究平台。

未来，深圳市好家庭实业有限公司将组建国际顶级体能康复训练中心和国际体能康复诊所，采用国际最顶级技术的训练产品、训练理念和训练方法，集合国内外最优秀的专家团队，为国家运动队、各省市专业队、职业运动俱乐部、体能康复中心、政府安全机构提供体能康复训练服务，同时也为国际亚太地区的运动员提供训练服务。同时，公司将致力于社区老年人、残疾人健身服务，打造社区运动健康之家。社区运动健康之家以社区为基础，家庭为依托，为社区的老年人、残疾人等特殊群体提供社区康复服务。通过功率训练，提供有氧运动、力量运动、拉伸运动和诊断理疗等服务，提高老年人、残疾人的心肺能力，力量的稳定性和灵活性，神经控制能力。

第七节　深圳市合一康生物科技股份有限公司

一、公司简介

深圳市合一康生物科技股份有限公司（以下简称"合一康生物"或"公司"）成立于2010年，是由中美生物医学专家联合创建的一家拥有自主知识产权的高新技术企业，专业致力于精准医学、细胞治疗与基因治疗技术的研发及应用服务。总部位于深圳市福田保税区，下设广州市合与康生物科技有限公司、黑龙江哈医康生物科技有限公司等多个控股子公司，以及分布多个省市的10余家分支机构（实验室）和免疫细胞技术领域全国唯一一个企业院士工作站。于2014年获得"国家高新技术企业"认证，是国家"973计划""863计划"项目参与单位、深圳市高新技术产业协会会员、深圳市肿瘤医师协会理事单位、中华医学生物免疫学会会员单位、深圳市健康产业发展促进会副会长单位。

合一康生物是免疫细胞技术领域首家国家高新技术企业，于2015年5月26日正式登陆新三板（股票代码832521）。作为全国首家以细胞技术研发、临床科研及临床应用与技术服务为主营业务，具有自主知识产权且经营业绩优异的行业龙头企业，通过独立上市成为免疫细胞技术第一股。其综合实力居全国免疫细胞治疗行业前三位。在免疫细胞与干细胞技术研发、细胞储存、基因药物研发、抗衰保健、医疗美容产品等方面，公司专家团队完成多项技术攻关。

公司拥有一支由10余位海内外博士专家领衔的科学家团队，研发团队人员专业背景涵盖分子生物学、细胞生物学、肿瘤免疫学和临床肿瘤学，参与和主持包括美国NIH研究基金、国家"973"课题、"863"研究计划和国家自然科学基金以及省市级科研和科技开发项目共计50余项。

合一康生物自创立以来，一直保持高速发展，得到政府重视，投资机构、合作伙伴和客户的高度认可。获得广东省协同创新与平台环境建设专项资金、深圳市创新扶持专项资金、市发展改革委战略性新兴产业生物产业专项资金、市科创委生物医药领域技术开发项目等多项资助。先后荣获深圳爱康之家大病关怀中心授予"爱心企业"的光荣称号、首届中国（深圳）创新创业大赛生物医疗组第一名、"中国最具投资价值50强企业"等奖项和称号。

合一康在深圳建设了全国首个人体细胞科技展览馆，总建筑面积2300多平方米，包括生命的起源、干细胞、免疫系统与免疫细胞、肿瘤的形成、免疫细胞治疗技术、细胞储存技术、细胞银行及细胞云服务平台8大功能模块。是深圳市细胞科学领域开展学术交流与科技创新的重要平台，也是进行生命科学、健康理念、预防保健等科普教育的重要基地，还是一个集产、学、研与科普教育一体化的科技创新综合体。

与此同时，合一康生物联合科研院校机构搭建高端的生物治疗临床研究平台，加快生物治疗研究成果的孵化、转化和产业化；与中科院先进技术研究院在深圳建立了肿瘤免疫细胞与基因治疗技术联合实验室，吸收多国的科学家致力于以微环DNA非病毒载体介导的免疫细胞抗癌核心技术；合一康生物已成为中科院深圳先进技术研究院首批博士后产学研基地。

公司还与美国、加拿大、澳大利亚、欧洲等海外知名科研机构进行科研合作，并在东南亚地区布局医疗健康合作计划，将合一康生物的细胞技术拓展到海外市场，助推全球细胞技术与产业蓬勃发展。

二、生产运营情况

合一康生物的主营产品是肿瘤免疫治疗技术研发及技术服务，主要向医疗机构提供免疫细胞治疗技术服务，占公司销售收入的80%以上。合一康目前使用D-CIK（树突状细胞调节的细胞因子诱导的杀伤细胞）细胞技术，是采用目前国际最前沿的肿瘤抗原负载DC技术，在现有的D-CIK技术基础上进一步优化和升级的一整套新的细胞治疗专利技术。该技术通过肿瘤特异性抗原修饰DC细胞，体外诱导扩增出能特异性识别肿瘤细胞的CTL细胞，回输临床肿瘤患者，特异性靶向杀灭肿瘤细胞，在保有现有D-CIK技术的安全性的基础上进一步提高其疗效。

公司在总部建设有面积约800平方米的技术研发中心，具备国内一流的细胞实验室、完善的质量管理体系。主要的生产和研发设备均采用国际一流制造商产品，如德国超纯水制备系统、荧光倒置显微镜、美国BD流式细胞仪、气相液氮罐，瑞士细胞核转染系统等，先进的设备为保障生产和研发的顺利、稳定和提高产品单产、质量等奠定了坚实的基础。

2014年是合一康生物发展取得重大突破的一年，聚焦肿瘤免疫细胞治疗领域、积极拓展市场，完成核心能力布局。达成10家以上的合作医院客户，营业收入6000多万元。2014年度还获得"国家高新技术企业"认证；通过英国SIRA公司组织的三位一体质量认证；申请并获得多项市级科研项目，获财政资助近千万元，全面开展科研项目布局；并与中国科学院先进技术研究院的陈志英教授联合建立了"肿瘤免疫细胞与基因技术联合实验室"，开展基于MC-DNA的免疫细胞技术研发。

2015年是合一康新的战略发展阶段开局之年，秉持以免疫细胞核心技术为依托，全面推进肿瘤免疫细胞治疗业务的市场。将免疫细胞核心技术向肿瘤预防、抗衰、亚健康防治领域扩展，并推出免疫细胞储存业务；同时，对美容产品（细胞因子）进行市场推广，对干细胞技术的研发和临床研究，加大投资，为下一阶段的发展进行战略储备。

未来合一康计划着力增加细胞储存业务、GMP 实验室等基础建设，拓展商业版图，累计达成 20 家以上的技术及科研合作医院客户，公司建设处于良性扩增态势。对技术研发投入保持 30％以上的投入增速，打开广阔的融资渠道，为未来更大的发展奠定基础。

三、企业技术研发创新情况

（一）产品与技术创新

合一康生物坚持以技术创新为核心，加大产品与技术研发，积极与科研院所和医学院建立科研合作关系：与中科院深圳先进技术研究院、国内著名的肿瘤科研院校如中南大学、上海同济大学等。通过与这些颇具影响力的科研机构合作，并在国家级课题项目中获得的重大突破。2015 年合一康获得了国家、广东省及深圳市各部委多项科研项目的专项资金支持。

表 4 - 3   2015 年合一康生物执行政府项目

科技计划	项目名称	承担单位
深圳市战略新兴产业发展专项资金 - 技术创新计划	基于 γδT 细胞技术的免疫细胞治疗技术服务创新平台	合一康
深圳市生物产业发展专项资金 - 科技创新计划技术开发项目	MC-BsAb-DCIK 细胞治疗癌症关键技术开发	合一康、中科院深圳先进技术研究院
深圳市未来产业第三批扶持计划 - 生命健康专项	免疫细胞 DC-CTL（树突状细胞—细胞毒性 T 淋巴细胞）靶向性抗肿瘤技术产业化	合一康
深圳市未来产业发展专项资金 - 生命健康产业新产品新技术新商业模式应用推广	多功能 T 细胞技术防治恶性肿瘤的推广应用	合一康
2014 年广州市科技计划项目 - 科技惠民专项	恶性肿瘤抗原特异性 T 细胞治疗技术	广州医科大学附属肿瘤医院、合一康
广东省协同创新与平台环境建设专项资金项目	脐带间充质干细胞治疗股骨头缺血性坏死干细胞制剂的临床前研究	中科院广州生物医药与健康研究院、合一康
广东省协同创新与平台环境建设专项资金（产学研合作项目）——院士工作站建设	γδT 细胞免疫治疗技术为核心的泌尿系统肿瘤防治平台	合一康

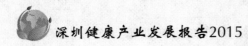

表4–4 2015年以合一康生物技术为基础的研究课题

课题名称	基金类型	申报单位
《肿瘤抗原受体修饰的免疫效应细胞技术在肺癌治疗中的研究》	"863"计划	同济大学合一康
《抗体–抗原分子识别的结构基础和功能研究》（2010CB833605）	"973"子课题	中南大学肿瘤研究所
携带 Her2/neu 的红细胞作为抗乳腺癌机制（81272325/H1604）	国家自然科学基金	同济大学
携带 EB 病毒 LMP2–LMP1 融合基因重组慢病毒体外转染 DC 激发特异性 CTL 对鼻咽癌的抗肿瘤效应研究	深圳市科技计划项目	合一康
mPGES–1 通过 PI3K/PKB 通路调控结肠癌 CCR7 表达和失巢凋亡	广东省科技计划项目	中南大学
mPGES–1 通过 PI3K 通路调控结肠癌 CCR7 表达和失巢凋亡（201012200041）	教育部青年教师助推项目	中南大学

合一康生物十分重视研发投入，坚持自主创新和研发，专注于肿瘤生物免疫技术从实验室到临床应用转换和升级，同时积极凭借现有技术成果申请政府资助。2014年、2015年共成功申报省市科技和产业化项目共8项，总共获得政府扶持资金近千万元。2014年，凭借"基于$\gamma\delta T$细胞技术的免疫细胞治疗技术"获得由国家科学技术部、环境保护部、商务部、国家质量监督检验检疫总局四部委联合授予的"国家重点新产品证书"。截至2015年12月，合一康生物已累计申报专利24项，PCT国际申请2项；在国内外学术期刊累计发表高水平文章32篇；累计申请商标18件，其中核准13件，涵盖了医疗服务、医药、日化用品等多个领域。

（二）经营与服务模式创新

服务模式 开展针对肿瘤病人及家属普及生物治疗与预防肿瘤知识等科普形式的"健康教育讲堂"，使成为细胞治疗的宣传者和推广者，扶植民间癌友组织、积极开展社会抗癌公益活动；深入普通社区，进行健康教育和疾病预防的宣讲，推广免疫细胞功能检测等早期诊疗手段，提高人民健康管理意识。

商业模式 运用先进技术，为三甲医院提供细胞技术服务；同时三甲医院向合一康生物提供大量一手临床病例数据，为新技术研发提供可靠数据支持，推动产学研向前发展的良性循环。同时，从过去单纯提供免疫细胞制备技术服务向提供细胞技术综合服务转型，包括肿瘤预防、抗衰老、亚健康防治等疾病预防类业务，以及细胞储存业务；积极开拓海外市场，与马来西亚、泰国和柬埔寨当地的国际转诊机构合作，提供细胞治疗、健康管理、美容保健等高端医疗服务，向"一带一路"沿线国家和地区输出，形成健康产业的辐射作用。

营销模式 多种方式、多种媒体组合，分地域和城市特点有差别投放。线上推广通过在全国投放的传统媒体有《新民晚报》《广州日报》《晶报》《老人报》《楚天民报》《衡阳日报》《边城晚报》《淄博晚报》《淄博周刊》等报纸媒体，以及《健康卫视》深圳卫视《都市频道》衡阳广播电台《交通频道》等电视广播媒体。线下推广通过深入社区举办健康讲座和咨询会、举办行业会议、展会交流等形式进行品牌宣传。在网络推广方面，自建生物治疗行业门户网"中国生物治疗网"，新媒体微信公众号：癌友之家，APP：肿瘤全能医生等。

管理模式 公司推行卓越绩效管理模式，鼓励创新、引进绩效管理、预算管理、计划管理、精益管理等管理手段，建立全员改善氛围，设立多层次的激励机制，调动员工的创新性，构建高效灵活的组织环境。

表 4 - 5 合一康生物 2014、2015 年度品牌培育支出总额　　单位：万元

年度	品牌培育涵盖项目	支出总额
2014	品牌管理系统建立、品牌设计策划、宣传广告推广、渠道建设、商业模式创新、专业会展	714.93
2015	品牌管理系统建立、品牌设计策划、宣传广告推广、渠道建设、商业模式创新、专业会展	721.29

（三）其他创新特色

为了有效地推动标杆学习，合一康生物成立标杆工作小组，主要针对公司所选定的标杆和竞争对手进行过程和绩效研究、分析、交流和组织改善活动。同时，公司采用多种方式收集行业信息、竞争对手信息和行业标杆信息。

通过行业协会、市场调查、第三方报告、行业研讨会、网络媒体、客户等，对一些关键数据和信息进行对比分析，寻找差距和改进点，从而支持公司的战略决策以及组织提升运营与创新。

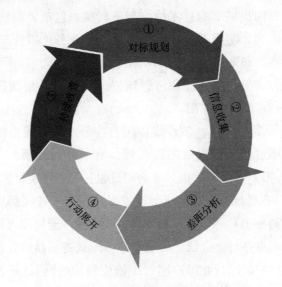

图4-1 合一康生物对标管理体系示意图

通过国外专业论坛、标杆/竞争对手的网站、生物治疗行业协会、行业杂志和研讨会等途径，不定期调查收集标杆和竞争对手的新产品、行销活动、公司战略等各项信息，进行技术服务方案的对比，进行市场分析，为公司宣传推广、客户服务、关键客户选择等提供参考依据。

技术研发中心根据学术研究部提供的前沿资讯、临床医学中心提供的实际案例数据以及合作发展中心提供的竞争对手动态，并结合其自身跟踪的行业前沿技术发展趋势，不断进行专业技术研发，进一步拉大在专业技术领域公司与竞争对手之间的差距。

四、行业地位和发展规划

（一）行业整体发展情况

随着经济水平的逐步提高、健康意识的整体增强、生活方式的全面改进以及人口老龄化的不断加速，人们对健康产品和服务的需求急剧增长，健康产业是未来具有良好发展前景及良好经济效益的发展方向。以细胞技术为代表的生物医药产业是生命健康产业重要组成部分，在美容、养老抗衰、保健及疾病治疗方面有着巨大的发展潜力，极大地改变了传统医疗保健模式，使医疗从末端的疾病治疗，走向前端的早期诊断和预防。随着生物技术与信息技术相互渗透融合，基因检测、远程医疗、个体化治疗等生命健康服务新业态和新模式层出不穷，生命健康产业将迎来蓬勃发展的战略机遇期。

当前，世界主要发达国家和新兴经济体纷纷部署发展生命健康产业，从战略层面强力推动生物经济与健康产业发展。欧盟、美国、日本等国家和地区制定相关战略规划、行动计划，推动生命健康产业发展，提升国民健康水平。我国"十二五"规划明确提出实施"国民健康行动计划"，发布《"健康中国2020"战略研究报告》。国内诸多省市也竞相开展生命健康产业战略布局，努力抢占发展先机。深圳作为改革开放的前沿阵地，在政策与资源环境方面具有独特优势。以此为前提，深圳坚持以大健康为核心，重点围绕细胞治疗等高端医疗和健康服务，瞄准国际国内顶级生物医疗项目和机构，加大创新团队的创建和领军人才的引进，已基本形成生物医药产业链，产业建设呈集聚态势。

我国免疫细胞治疗技术相对于国外虽然起步较晚，相关行业监管体系还在建立健全中，国家陆续出台了多部生物医药产业政策，给予包括细胞治疗技术在内的多个相关产业全方位的政策扶持。

免疫细胞治疗技术是通过激发、增强自身免疫功能，达到治疗目的，在肿瘤预防、抗衰老、亚健康防治等领域，具有十分广阔的市场前景。干细胞技术在针对复杂的恶性疾病，如糖尿病、帕金森氏综合征、老年痴呆症、肝纤维化和白血病时发挥了显著疗效。干细胞研究成果将造福于目前只能靠药物维持的"绝症"患者，有望引领全新的"再生医学"革命。根据GBIResearch研究报告，2001年全球干细胞市场规模约3.3亿美元，2004年近10亿美元，2007年近20亿美元，每年复合增速约34%。而据2014国际细胞治疗研讨会上专家预测，预计到2020年全球干细胞产业规模将达到4000亿美元。

（二）公司在本行业的核心竞争优势

合一康生物在坚持自主创新、纵向深入探索技术研发和产品升级的同时，横向布局细胞治疗、保健预防、细胞储存和美容抗衰等领域，与重点医科院校进行科研、临床深度战略合作，通过资本、人才和技术等多方面融合，获得高速发展。

1. 领先的细胞技术研发能力

合一康生物与中科院深圳先进技术研究院、中科院广州生物医药与健康研究院、中南大学、同济大学等多个科研机构结盟，组建联合实验室，设立"博士后创新实践基地"，以及获批全国免疫细胞技术领域唯一一个企业院士工作站。在全国多地建立了技术水平一流的细胞实验室，打造了强有力的技术创新平台。

免疫细胞治疗行业的竞争主要体现在合作医疗机构的数量、治疗的病人数量、制备的细胞份数上。合一康生物与全国多省市地区三甲医院合作，一共建立了10多个生物治疗中心实验室，总面积超过2000平方米，制备细胞3万多份，救助肿瘤患者逾万人次。

2. 优秀的人才队伍保障

公司建立了完善的人才引进和管理制度，用事业、感情和发展空间吸引和稳定高水平人才，员工队伍十分稳定，员工年流失率仅为0.4%。公司高度重视研发团队的建设，公司自成立起即组建技术研发中心，培养聚集了一批高素质的细胞技术研发、生产和品管技术人才，截至2015年12月31日，共有员工197人，其中，博士5人，研究生30人，本科90人，大专及以下74人。

研发团队技术知识结构合理，核心技术人员均为细胞生物学、临床医学、肿瘤学、生物工程、生化技术、免疫学、药学、生物信息学或其他相关专业毕业。研究人员绝大多数处于年富力强的黄金年龄，平均年龄不到30岁。

此外，公司不断加强与外部科研单位的技术合作，聘请行业顶尖科学家为客座研究员和技术顾问：聘请中国工程院郭应禄院士为公司董事，聘请斯坦福大学教授、美国基因与细胞治疗学会ASGCT创始人Mark A. Kay为学术委员会委员；聘请中科院深圳先进技术研究院陈志英教授为首席顾问，进一步将研发团队的外延最大化，为公司的研发创新提供了有力的人才队伍保证。

3. 卓越的质量管理能力

合一康生物立足于细胞技术行业的特点，以GMP体系为基础，以战略目标为导向，通过绩效考核体系，借助卓越绩效模式、全面质量管理、对标管理等先进的管理系统。

2013 年，合一康生物实验室和质量管理体系通过了英国 SIRA 公司组织的 ISO9001、ISO14001、OHSAS18001 三位一体质量认证，2014 年、2015 年均顺利通过了复审。为与国际接轨，公司的质量体系已向美国血液银行协会（AABB American Association of Blood Banks）申请认证，是全世界最高水平的血液银行及输血业务的标准指针的最终认定组织单位，全部成员包括着医生和研究人员为基准参与的制定血液医学的最高标准单位。

合一康生物的质量标准体系在多年的实际操作中不断完善，目前已分门别类做成了近 300 多个程序文件、作业指导书等，涵盖了细胞实验室的设计、验证、检测、维护，细胞的制备、质量检测、工艺验证、质量调查处理等。完备的质量体系为合一康生物的细胞治疗开展起到了保驾护航的作用，在为医院客户提供技术服务的五年时间内，实现了零投诉、零污染、零事故的质量管理绩效。

（三）公司未来发展规划。

生物技术是国家战略性新兴产业之一，深圳市政府更是将生物产业作为深圳市重点发展的六大战略性新兴产业之首，持续加大对生物技术产业的扶持。免疫细胞和干细胞治疗技术作为一个新兴产业，行业生态、标准、规范、格局均未完全明朗，与此同时技术发展是行业快速成长的强大动力，而细胞技术行业的发展近年来一直处于创新高峰期，要求企业具有灵活应变能力的敏捷性。

未来，合一康生物的主要发展规划大致方向是：

1. 坚持技术研发与产业化并重

技术的自主创新是合一康的生命线，持续加大原创技术的研发并投入产业化。同时，结合市场需求，从以临床治疗技术服务为主转型新市场和新商业模式，从而实现科技与商业的完美结合。

2. 技术路线与产品路线并进

过去公司集中在将细胞治疗技术服务按照医疗技术路线在走，未来的方向一是将过去的技术、质控、病例等按照试剂盒等产品化方向走，另外一个就是开发细胞技术新的产品和服务：细胞银行、医美、化妆品、抗衰等产品。

3. 国内和海外市场梯次开发

过去公司更多的是从国外引进技术并进行消化、吸收、再创新，市场

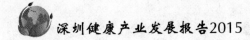

开发集中在国内。随着国家一带一路大战略的实施，公司在东南亚等地开启海外市场拓展的新格局，已经取得了初步成果。

未来五年，合一康生物将逐步打造成为深圳战略性新兴产业的一面旗帜、中国细胞与基因技术的行业标杆，将成为世界细胞与基因技术领域的主流厂商。

第八节　深圳市诺嘉智能养生发展有限公司

一、公司简介

深圳市诺嘉智能养生发展有限公司（以下简称"诺嘉公司"）成立于2010 年，全球注册品牌 Rocago，专业按摩器材和健康生活用品供应商。具有国内领先的研发设计力量，尤其是高端智能按摩器材方面，拥有核心技术知识产权 20 多项。诺嘉公司先后通过国家认证中心 ISO9001 认证以及知识产权国标管理体系认证，荣获 2014 年度"中国保健按摩器材优秀品牌""消费者最喜爱按摩器材品牌"荣誉称号，是国家智能按摩器材行业标准编写单位。

诺嘉公司以"栽培人、造就人、祝福人"作为企业使命，以"爱健康、更爱父母"作为品牌文化理念，致力于打造以关爱未来人类健康为使命的全方位健康产业平台。诺嘉公司用五年的时间完成了从跟随到引领、从国内到国际、从无名到品牌的三级跳，成为集研发设计、生产销售、健康服务为一体的国际化健康管理和健康产品领军企业，旗下产品被赋予"孝心的传递者"内涵，专注于人性化健康按摩器材的研发，每年数百万的消费者从诺嘉提供的优质产品和服务中受益，享受更健康的人生。

二、生产运营情况

诺嘉公司是一个年轻的团队，全员平均年龄不超过 35 岁，充满朝气和阳光。自 2015 年以来，诺嘉公司品牌化战略进程逐渐加快步伐，管理制度相继完善、产品定位更加明晰，品牌形象得到大幅提升。建立了完善的ISO 管理体系，打造出了精益求精的尖端产品，形成了发展规模化、经营专业化、业务区域化、管理差异化的产业格局，已成长为国际型知名企业。截至目前，在中国香港、中国台湾、马来西亚以及北京、上海、南京等各大城市设立了区域运营中心，并不断辐射周边市场，壮大销售网络和提升诺嘉品牌影响力，使之逐步向区域集团化发展。

在人才储备方面，诺嘉公司不遗余力。技术研发团队本科以上学历占到90%以上，拥有海外求学和工作经历的占到35%以上，涉及生命工程、工业设计、生物科学、生物信息技术、信息化控制等相关学科。商务团队的培养，以国际化商务人才为战略目标，在教育观念、培养过程、运作方式等方面，均按照国际化标准与原则来进行运作，形成了具有阶梯性、阶段性的人才培养模式，更加注重的是应用技术型国际化人才的培养。

在产品研发方面，诺嘉公司与中国科学院达成合作进行产品的研发，与广州中山大学生命科学学院达成战略合作，签署"产学研创新合作协议"，成立了预防医学与健康器械工程研究中心；与中国医疗保健国际交流促进会合作，在深圳设立健康产业专业委员会，聘请多位生物科技和医疗保健领域的著名专家教授加盟，不断加强产品智能化研发。目前，产品涵盖智能全身按摩器、便携式按摩器、局部按摩器三大类100多款。产品时尚、简约，遵循健康理念，所选材质均经科学检测，达到或超过国家环保标准，电路集成、传动装置以及智能芯片均符合国家相关标准。诺嘉产品大多出口国外市场，所以，出厂检测标准均执行国际通用标准。产品在出厂前，经过数百道技术检测，以保障诺嘉产品质量。

在市场拓展方面，诺嘉公司已在国内各大城市以及海外设立了百余家分公司和体验中心，并与兴业银行、索芙特、高端品牌汽车4S店、高铁集团、大型高端酒店等展开不同形式的战略合作。目前，诺嘉公司正在实施品牌国际化战略，在团队建设、品牌推广、产品宣传、人力资源以及企业文化输出等各方面，进行系统化、流程化、规范化、专业化指导和培训，同时，诺嘉公司也将进一步整合企业文化资源，强化品牌输出管理，这也是诺嘉品牌规范化运营、系统化向市场进行企业文化输出的重要一步。

三、企业技术研发创新情况

（一）理念的创新

诺嘉公司只有伙伴，没有员工。这是诺嘉公司独特的企业文化所造就的。作为一家专业健康按摩器材及健康生活用品供应企业，诺嘉的愿景是成为消费者最喜爱、创业伙伴最满意、合作伙伴首选的国际品牌和服务型企业。栽培人、造就人、祝福人，一直是诺嘉的企业使命。诺嘉是一个有爱的企业，在这个氛围里，诺嘉的"嘉人们"具有成就他人的情怀，帮助他人就是帮助自己。在诺嘉，每一名员工都是爱的传递者，每一款商品都蕴含了替天下儿女传递孝心的情意。诺嘉提供给消费者的不仅是一份按摩产品，而是一种关爱，孝敬父母、关爱朋友。而且，诺嘉的每一名客户都会自动成为会员，而这些会员又和一些第三方健康产业领域的企业、专家构成了健康产业专业平台，通过这个平台，诺嘉汇集了超过100万会员在致力推广和传播健康的生活方式，帮助和影响更多人关注健康、关注家庭。

2015年，诺嘉全体伙伴捐款成立了嘉园爱心慈善基金，同时，诺嘉公司全球分公司伙伴、代理商、经销商以及客户2000多名爱心人士组成了诺嘉志愿者服务队，旗帜鲜明地提出，将尽心、尽性、尽力、尽意服务社会，帮助他人，践行志愿精神，积极承担社会公益责任。并将每年5月20日，确定为诺嘉志愿服务日，全国各地的诺嘉志愿者将在这一日放下工作，全员走上街头，参与形式多样的献爱心公益活动。

（二）技术的创新

诺嘉公司专注产品的研发和体验，并一直在创新探索。诺嘉产品的研发方向以及产品定位更加注重人机互动智能化，从人体工程学角度，不断探索更具人性化的智能仿真体验。诺嘉与多所高校都建立了战略合作关系，借助健康产业领域的高端专家以及科研成果，促进传统养生理论与现代科技的融合，推动产品升级，使之更具智能化、人性化。如今诺嘉拥有独立知识产权的核心技术已达20多项。从成立之初，诺嘉公司就确立了高端智能按摩器材的研发方向，每年营业利润的20%用于产品的研发。诺嘉公司不断加大智库建设，在成立多项技术实验室的同时，聘请生物科技和医疗保健领域的著名专家教授加盟指导，不断加强产品智能化研发，并借鉴国外先进技术成果改进产品性能。

2014 年，成立了预防医学与健康器械工程研究中心，与高校进行合作开发更具人性化智能的按摩椅系列，使产品可以更准确地进行人体形态检测，并根据不同人体承受力自动调整按摩手法、力度、频率，适应不同人群需求。目前，该项技术已应用到诺嘉产品 MM－007、MM－006 系列，市场反响良好。

2015 年，诺嘉公司按摩椅脊柱保健按摩技术，得到深圳市政府技术创新计划支持。该技术在按摩器材行业尚属空白。据中国康复医学会资料，颈椎病已经成为威胁中国人口健康的主要疾病之一，我国中老年人群众 97% 患有脊柱疾病，近年来又呈现年轻化趋势，在 40 岁以下人群中，40% 以上的人脊柱患有各种疾病，儿童脊柱侧弯症的发病率高达 25% 以上，八成的都市白领患有脊柱劳损或身体处于亚健康状态。该项技术可以有效解决现有脊柱牵引设备智能化水平不高的问题，实现智能控制、智能识别和数据记录分析，实现脊柱保健。在研发高端核心技术的同时，诺嘉公司创新开发出了多款时尚、便携的按摩器材，涵盖全身各个部位，以适应不同人群需求。

（三）模式的创新

诺嘉公司独特的人才培养模式，造就了诺嘉公司的发展壮大。一名新人从入职开始，就接受到上级针对性的培养和帮助。从新人到正式入职、组长、副理、经理，一条清晰的成长路线以及所需匹配的能力标准，当你具备了该项能力，你就可以获得相应的晋升。而且，在晋升的过程中，诺嘉公司会不遗余力地通过各项能力培训、上级指导，帮助你达成目标。胜任经理的职位，你就可以开始自己的创业之路，诺嘉公司会为你划定一个区域作为你的战场，出资为你成立一家公司，提供人才招聘培训、装修设计、品牌推广、业务指导、商品价格等全方位的支持与帮助。在这样的人才培养模式下，诺嘉公司五年的时间培养出了数百名大区经理，并各自组建了自己的团队，实现了区域集团化发展。诺嘉公司的人才培养模式创新是独一无二的，每一名进入公司的同事都是诺嘉公司的创业伙伴，在伙伴成功之时，也是诺嘉公司壮大之时。

四、行业地位和发展规划

诺嘉公司正在将自身技术、服务优势与互联网结合，打造一个关注未来人群健康的社区健康服务互动平台。通过智能按摩器材的人机互动，从而实现终端健康服务。在这个平台上，将连接更多第三方健康服务机构，以实现消费人群的不同需求。作为按摩器材行业的佼佼者，诺嘉公司希望通过跨界合作、线上线下结合，构建消费者、智能按摩器材、第三方健康服务机构无缝链接，满足消费者足不出户得到专业健康服务的需求。

未来，诺嘉公司将加大研发力度和资金投入，研发更具人性化按摩器具，植入数据采集系统以及更多实用性模块，同时也将根据市场需求，开发年轻人喜爱的时尚、便捷按摩器材。进一步强化品牌管理，拓展海外市场。将通过社区建立公益性质的健康按摩体验中心，整合健康服务资源，以诺嘉智能按摩器材为载体，打造社区健康服务互动平台，让更多消费者享受到健康服务。

第九节 深圳市中航健康时尚集团股份有限公司

一、公司简介

深圳市中航健康时尚集团股份有限公司提供的服务涉及健身服务业和美容保健服务业，基于集团公司二十年脚踏实地经营积累形成的良好品牌美誉度及客户资源，公司不断引进和创新研发适应时代发展需要的技术、服务和产品，有机组合多服务品种为团体及个人客户提供有针对性的运动健身指导、美容保健养护、健康咨询、健康旅游等多元化的综合健康管理与促进服务。

1. 多服务品种有机结合的综合健康管理服务

公司定位于综合的健康管理与促进服务运营商。公司现阶段已逐步形成以"中航健身会""优莱荟""优和健康家"三个品牌业务为主体系，开拓发展培训学院、丹道养生项目、O2O 项目等新商业模式为补充的经营格局。依托公司自主研发的 4P 数字健康管理系统，根据客户的健康检测评估结果，有机结合各个业务体系服务，为客户提供有针对性的结合运动健身指导、美容保健养护、健康咨询、健康旅游等多元化的健康管理与促进服务。多元化的服务品种改变了专业健身会所和纤体中心盈利模式单一的状况，有效拓展了客户群体和盈利来源。

2. 专业的连锁运营与稳健的业务扩张

截至目前，公司旗下18家直营会所、1家加盟会所和1家医疗美容门诊部在公司总部统一调配与管理、指导下开展业务。公司实行以内生扩张为主、稳健门店扩张为辅的业务扩张模式，即追求不断丰富和更新服务品种，提升单店盈利能力的业务增长模式，而非快速开店的扩张模式。

3. 多渠道推广以保障领先的市场占有率

公司积极发掘多种营销及市场推广渠道，在充分运用各种大众媒体、自营媒体、新媒体、跨界合作进行品牌推广和与消费者的实时互动。公司持续参与世界级、国家级及地区级健身推广活动，并不断根据顾客关注的健康话题并结合季节性特点推出客户会员主题活动，保证较低的老客户流失率的同时，不断增加新客户，保障着公司在业内领先的市场占有率。

4. 与时俱进的技术、服务、产品引进和研发保持服务的先进性

公司的新产品开发方式主要有引进产品再开发和自主开发两种模式。其中，引进产品再开发是通过对国内消费者的需求、偏好进行调研之后，引进国际先进的产品和服务内容，经过效果体验、评估、改进之后，开发为服务产品提供给客户。

5. 人力资源方面

——人才引进及招聘：公司通过常规社会招聘、校企合作、内部员工推荐、猎头推荐、对外培训及社团企业活动等多方面措施吸引了符合岗位要求及认同企业文化及价值观的人才，一方面补充了企业成长需要的新鲜血液、推动了企业内部的优胜劣汰，另一方面也巩固、增强了公司的研发和业务管理团队，从而为企业持久发展提供了坚实的人力资源保障。

——员工培训：公司按照入职培训、岗位应知应会培训、分级考核培训、专业培训、素质能力提升培训、领导力培训等多方面、核心人员小班培训、外训、轮岗培训、线上系统知识培训等多层次、多渠道、多领域、多形式地开展员工培训工作。同时人事部门还定期组织开展丰富多彩的各类员工关爱及文化生活，不断提高公司员工的整体素质，进一步加强公司创新能力和凝聚力，以实现公司与员工的双赢共进。

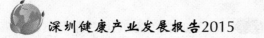

——薪酬政策：公司依据现有的组织结构和管理模式，为最大限度地激发员工的工作积极性，在客观公正、员工激励与保障兼顾的基础上，不断完善薪酬体系及绩效考核制度。

二、生产运营情况

2015年，公司共实现营业收入21691.71万元，较上年同期增长4.85%；公司深入贯彻在新经济和新常态环境下的"解放思想，改革创新，务实高效，深入落实公司全面深化改革"的战略部署，结合国务院《关于促进健康服务业发展的若干意见》（40号文）、国务院《关于加快发展体育产业、促进体育消费的若干意见》（46号文），以及《深圳市生命健康产业发展规划》，更好地抓住机遇，抓住政策红利，持续转型升级。

（一）公司积极丰富多服务品种有机结合的内涵，进一步强化公司多元化的综合健康管理与促进服务优势，进行公司中、长期发展的战略布局

1. 继"中航健身会"、"优莱荟"两大品牌之后，公司创建家庭健康管理品牌"优和健康家"，第一家会所圣莫丽斯"优和健康家"会所于2015年1月28日在深圳龙华新区开业，开发以家庭为单位的客户群体，以满足同一生活习惯和环境下的家庭客户的定制式健康管理需求。

2. 2015年8月，公司建立丹道养生基地，积极推广丹道养生和太极项目。充分适应快节奏社会中诸多亚健康人群特别是一些社会精英群体对"身、心、灵"健康的"保健"、"养生"需求，并建立了数字健康监控模式和标准技术规范及服务流程，实现了项目的闭环管理。参加学习的学员反映良好，在短期内亚健康身体状况获得了较好的改善。

3. 2015年8月，公司与浙江舟山群岛新区旅游与健康职业学院签订合作协议，搭建面向全国健康管理及教练培训基地。

二、公司积极发展多个会所经营

2015年3月6日，优莱荟深圳前海会所在深圳前海自贸区开业；2015年9月10日，中航健身会嘉御山会所在深圳龙岗区开业。公司在深圳市场的布局得到进一步完善，公司旗下会所遍布深圳各主要行政区域，进一步扩大公司规模效应对品牌知名度、客户吸引力和业务扩展的正向影响。

三、企业技术研发创新情况

公司持续以技术和服务创新为核心，为公司的综合健康管理服务提供强有力的、不断更新的技术支持。

1. 公司全资子公司深圳市中航生命健康科技有限公司于 2015 年申报科创委的技术开发项目——"人体脊柱侧弯的检测及早期干预技术研发"项目，获得政府扶持资金；获得"4P 数字健康管理系统""压力健康管理软件""睡眠管理软件""脊柱管理软件""动态心率管理软件""体重体脂管理软件"6 项软件著作权。

2. 公司自主创新构建健康管理数据信息平台，完成亚健康数据信息平台开发，较好地实现了科技技术成果转化。

3. 在会所运营管理上，公司持续创新管理方法，首创组合私教及经理访谈法，提升客户满意度，创新研发推出有氧收费课程及舞蹈表演团体课程。

4. 公司重视信息化建设及投入，强化流程化与自动化所带来的效率提升，为规模化发展奠定坚实基础。2015 年公司升级实施企业知识门户 EKP（Enterprise Knowledge Portal）系统、OA 系统及邮箱系统，打造办公系统自动化；实现 APP 预约功能；增加会员的满意度，打造品牌展示与用户信息收集平台。

随着国家对健康产业、体育产业支持政策的逐步落实和国人对健康越来越高的热情与重视，综合健康管理市场需求会被进一步打开。2015 年，公司立足现有业务，深入研究行业发展趋势，积极进行战略布局，开拓未来。

四、行业地位和发展规划

（一）公司所在健康行业及其整体发展情况

2013 年，国务院颁发了系列的利好文件，大力促进健康产业、体育产业发展，从政策层面创造了有利的局面。

2013 年 9 月 28 日，国务院印发《关于促进健康服务业发展的若干意见》（［2013］40 号，以下简称《意见》）。《意见》提出，到 2020 年，基本建立覆盖全生命周期、内涵丰富、结构合理的健康服务业体系，打造一批知名品牌和良性循环的健康服务产业集群，并形成一定的国际竞争力，基本满足广大人民群众的健康服务需求。健康服务业总规模达到 8 万亿元以上，成为推动经济社会持续发展的重要力量。

2013 年 12 月，深圳市政府颁发了《深圳市生命健康产业发展规划（2013—2020 年）》。规划提出，技术突破和模式创新孕育生命健康产业新机遇，经济发展和社会进步带来生命健康产业新需求。生命健康产业成为深圳科学发展新举措。在推动深圳市新一轮产业转型升级的关键时期，迫切需要抢抓未来产业发展先机，及早启动生命健康产业培育计划，掌握发展主动权，打造可持续的产业发展竞争力，实现超越、持续、创新发展。

2014 年 10 月，国务院下发的《关于加快发展体育产业促进体育消费的若干意见》。明确提出要树立文明健康生活方式，推进健康端口前移，延长健康寿命，提高生活品质，激发群众参与体育活动热情，推动形成投资健康的消费理念和充满活力的体育消费市场。对此健身行业人士普遍认为，《意见》引导健康消费为健身行业带来最大红利。

2015 年，广东省政府颁发了《广东省人民政府关于加快发展体育产业促进体育消费的实施意见》。意见中提出，到 2025 年，广东省将基本建成布局合理、功能完善、门类齐全的体育产业体系，体育产品和服务更加丰富、市场机制不断完善。体育产业增加值的增长速度高于国民经济增长速度，占国内生产总值（GDP）的比重达到 2% 左右。体育产业总规模超过9000 亿元，成为推动经济社会持续发展的重要力量。

在推进"健康中国"战略规划中，整个医疗卫生行业以及大健康产业将进入蓬勃发展期。李克强总理在"两会"政府工作报告中强调："健康是群众的基本需求，要不断提高医疗卫生水平，打造健康中国"，相关研究报告显示，大健康产业已成为全球最大的新兴产业。

（二）公司在行业中的市场地位和核心竞争优势。

公司系深圳地区健康生活方式会所的知名企业，旗下拥有的"中航健身会"为广东省著名商标和深圳老字号，是深圳地区拥有健身会所数量最多的健康管理企业。

1. 独创"Wellness ®"健康生活方式的经营理念

公司在国内独创健康生活方式会所（Wellness ® Club）的经营理念。

健康生活方式会所针对客户的特定健康管理需求，在自主研发的 4P 数字健康管理系统的基础上，根据客户的健康检测评估结果，为客户提供有针对性的运动健身指导和美容保健养护等健康管理与促进服务，促进其对自己的生活方式作出改变，并将上述良好的习惯融入日常生活，以保障自身的健康，提高生活质量。

2. 具有国际视野的管理团队

公司的管理团队稳定，管理层具有丰富的从业经验、敏锐的市场触觉和国际化视野，由来自中国、澳大利亚和英国等国家和地区的专业管理人才组成。公司率先引进 CMS（Club Marketing and Management Service，俱乐部营销与管理）体系并在行业内率先通过 ISO9001 质量管理体系认证。

3. 持续的研发创新能力，保持行业领先的技术优势

公司拥有一支由运动健康专家和临床医学博士后领军的健康管理专家团队，秉承"和谐、活力、永恒"的经营理念，以 Wellness® 健康生活方式为主导方向，不断研发出新的服务产品和健康管理解决方案。

4. 专业的服务团队，保障服务的高品质

公司主要的服务人员包括健身教练和美容师，均具有与其所从事的业务相适应的专业背景或专业资格。

5. 服务资源整合优势

公司定位于综合的健康管理与促进服务运营商。公司针对客户的特定健康管理需求，为客户提供有针对性的运动健身指导、美容保健养护、健康咨询、健康旅游等多元化的健康管理与促进服务。具有更好的改善效果。既为具有特定健康管理需求的客户提供了更多服务项目的选择，也为存在多种特定健康管理需求的客户提供了一站式服务的便利。公司的业务模式能吸引到更多客户，大幅提升了公司的盈利能力。

6. 营销手段和服务产品灵活多样，有效提升客户的满意度

作为健康管理与促进服务的运营商，公司提供多种健身服务产品、面部美容护理疗程、美体塑身疗程、SPA 服务疗程和综合疗程等健康管理套餐供客户选择，客户可选择单独或同时购买适合自身需求的服务产品。

7. 管理经验和服务流程的标准化

中航时尚是行业内率先通过 ISO9001 质量管理体系认证（由德国 TÜV 认证机构认证）的企业，所有会所均执行公司结合多年营运经验制定的

SOP 标准化作业程序。管理和服务流程的标准化实现了公司会所服务高质化、标准化和形象化，形成了会所服务和经营模式的可复制性，节约成本的同时提高运营效率，提升客户的信任度和满意度。同时，公司于行业内率先自美国引进始创于 1965 年的 CMS 俱乐部营销与管理）体系，有效地实施客户保有服务，提升客户的忠诚度。

8. 独特的会所选址策略

公司实行以直营为主，在一个大商圈内采取一、二、三类店互相配合，以合理成本满足商圈内不同消费群体，在区域内形成连锁效应的门店扩张模式。这一扩张模式可以保障公司的内部管理制度、业务操作流程、品牌维护、产品定价等政策得以有效贯彻执行，避免出现因对加盟店的失控而引发的各种问题。

9. 知名品牌效应

公司经过多年发展已经建立起成熟的经营模式，树立了良好的品牌形象，并获得了主管机构和行业权威机构的充分认可。与此同时，公司凭借品牌优势已与招商地产、万科、绿景地产等国内知名房地产开发商建立战略合作关系，成为房地产开发商新建住宅社区会所的首选合作伙伴之一，获得了开发全国范围社区型会所的稳定资源。

（三）公司未来几年发展规划。

公司将以"团队、规则、文化、内功、创新、效益"为总体指导思想，聚集能量，纵深发展，以创新驱动发展，形成以中航健康时尚集团为核心，以实现多品牌、跨区域组合为发展平台，经营客户并为客户创造价值，创造社会效益，注重转型升级，提升经济效益，以此开展各类经营活动及企业宣传活动。

（1）持续深化以"技术与服务创新"为核心的商业模式。加强现有技术体系和服务体系的持续创新，引领市场，开发适合顾客需求的产品和服务，充分发挥研发部与"生命健康科技公司"的作用，以技术创新和服务创新为突破点，塑造公司的核心竞争力。

（2）夯实现有的业务基础。以提高利润率、控制成本为基本出发点，持续提升市场占有率；增加新客户，促进现有客户的消耗，整体解决方案以经营客户为导向，对客户深耕细作，着力提高客户服务体系的质量和效率，以满足客户需求；积极推广新的营销渠道与新的推广模式，APP 客户预约体验，推广平台等各项互联网新技术。三大品牌"中航健身会""优莱荟""优和健康家"进行分品牌管理，提升客户满意度。

（3）推动新业务的良性发展。完善新业务及自有品牌和自主研发项目的考核机制，全面与互联网结合，落实公司"健康＋互联网"的布局。

（4）练好内功，聚集能量，强化规则，提升管理效益，纵深发展。

（5）注重和坚持体系化建设，加强内控管理，强化企业管理规则，加强培训督导，夯实公司安全运营和管理能力。坚持体系管理，以制度管理公司。加强安全防范及经营风险控制意识，加强对供应商的考核机制，注重质量与成本控制。

（6）配合公司发展的步伐，把人才培育作为战略重点，通过不断创新与完善，优化人员结构，强化人才培养体系。

第十节　小普未来科技（深圳）股份公司

一、公司简介

小普未来科技（深圳）股份公司（以下简称"小普"）是一家拥有核心技术的"健康智能马桶"高科技公司。小普始终秉承"科技成就健康生活"的理念，专注于挖掘产品的科技、环保和健康性能。小普科学家们通过 15 年的行业研发、智造经验，历时 3 年打造的全球新一代"健康智能马桶"，开创性的将"舒适水洗技术＋健康检测技术＋云健康管理系统"融为一体，为用户提供品质、便捷、无负担的健康生活体验，开启健康智慧家居新时代。

二、生产运营情况

小普主要是以线上销售云健康智能马桶为主，再加上线下渠道销售，两种方式相互促进，相互影响，让更多家庭用户了解小普，使用小普，喜欢小普，让小普为用户的健康保驾护航。小普近年来投入重资所开发的世界首款"健康智能马桶"具有舒适的水洗、通便、雾化护理功能外，还的开发了尿液检测、体重检测、心电心率检测、人体 BMI、在线健康咨询等开创性功能。让原本普通的马桶变成每个家庭里的智能健康监测终端。在迎接健康服务产业的机遇中，以"引领健康新模式"为理念的小普正以其"马桶智能检测技术＋健康管理系统"为基石，打造出针对"用户健康管理"个性化解决方案，将"健康"理念深入到各个环节。作为一家拥有核心技术的"健康马桶"科技公司，小普在健康管理领域开拓了新方向，开启小普智能马桶"健康物联网"时代。

家庭云健康管理：针对家庭推出健康服务平台，提供健康检测、检测数据、历史记录查询、家庭管理功能、在线健康咨询等服务。

移动客户端 APP 健康管理：通过智能手机 APP 及云计算的应用，为用户提供健康检测、健康管理及远程健康服务。一是健康监测：体重、脂肪、水分、蛋白质、维生素、心率心电、验孕、排卵、pH 值、葡萄糖、尿胆原、酮体、BMI 等；二是智能化服务：如健康预警、健康评估、健康教育、健康干预和指导等；三是远程健康服务：健康资讯、远程会诊、紧急救助等。

健康社区管理：利用集成化的多参数检测终端，在基层医疗单位或社区打造快速诊疗系统，快速的检测数据，用户可以将检测到的数据通过网络上传到医院信息系统，使日常检测数据与基层医院诊疗数据融合。

健康养老管理：在现有专业技术的基础上集成开发适合养老群体和个人进行健康监测、存储、评估、干预、改善的系统。父母养老期间的健康状况，子女可以通过查看健康服务网或者用手机绑定的方式第一时间获得父母生理指标及其变化趋势，健康数据还可以与医院系统进行链接，实现居民日常健康监护数据与医疗机构诊疗数据的融合。

三、企业技术研发创新情况

创新是小普的生命，质量是小普的心脏，它们同样也是流淌在小普生命里诚信的血液，让小普长高变壮。内心每一次渴望帮助客户拥有更健康生活的初衷，都是我们前进的理由，不认为有最好的却一直做出更好的产品，同样是小普对于产品和服务执着的信念。

（一）技术创新

创新是小普一直所坚持的信念。公司非常重视知识产权的保护，截至目前，小普已获得授权的专利7项。其中4项国内实用新型专利，1项PCT实用新型专利，1项PCT发明专利，1项国内外观专利。获得"小普云健康马桶控制终端软件著作权""小普云健康服务系统软件著作权"2件。申请并获得了"小普国内商标证书""云健康国内商标证书""POOAI日本商标证书"和"POOAI欧盟商标证书"。2015年公司开展的新项目如下：

1. 女性孕期健康管理系统研究

小普联合了清华大学深圳研究生院的云健康大数据相关技术团队，共同开发了小普健康大数据系统，为女性孕期的健康管理方面提供帮助。

2. 一种云健康马桶

通过云健康马桶实现对用户健康数据的收集、分析，有效的帮用户解决好健康问题，为用户的健康增值。

表4-6 小普专利获得情况

名称	专利
一种具有称重和测温功能的马桶坐垫	国内实用新型专利
具有人体体液检测控制的功能模块	国内实用新型专利
马桶智能平板控制器	国内实用新型专利
一种具有检测尿液功能的马桶	国内实用新型专利
POOAI国内商标的申请受理通知书	国内商标申请
POOAI日本商标证书	日本商标证书
POOAI欧盟商标证书	欧盟商标证书
云健康国内商标证书	国内商标证书
小普国内商标证书	国内商标证书
小普云健康马桶控制终端软件著作权	国内证书
小普云健康服务系统软件著作权	国内证书
具有检测尿液、体重、心电、人体阻抗功能的马桶	PCT实用新型
一种具有检测尿液、体重、心电、人体阻抗功能的马桶	PCT发明专利
智能马桶盖板	国内外观专利

（二）模式创新

在营销模式上面，小普逐渐走出了自己的特色，形成了集自主研发、生产、O2O销售、服务于一体的"健康马桶"高科技企业。

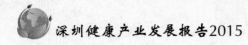

在商业模式上，小普秉承"顾客至上，品质为先，创新为主"的公司经营理念，努力打造以客户为中心，为客户提供个性化的健康服务的产业链条。

在服务模式上面，小普根据产品目标性用户的不同，采取不同形式的服务模式，在保证产品质量的同时注重产品售后服务体系的建设和完善。

在人才培养上面，小普在关注企业发展之余，也积极参与社会活动、承担社会责任和对高技术人才的培养。公司管理层在研发、销售等领域拥有丰富的管理及开发。

四、行业地位和发展规划

小普在完善操作流程上一直不停摸索，在管理系统上精益求精，形成具有市场竞争力、高品质的健康管理系统。同时，小普也根据客户的需要，坚持研究开发新项目、新产品、不断提升服务水平。

坚持品质优先、稳健扩张的品牌发展战略。采取差异化的定价策略，保证高品质的产品质量，选择优势区域进行市场扩展，扩大市场份额，强化小普智能健康马桶行业品牌。

加强人才保障，提升人才素质。人才才是产业发展的主导力量，人才的缺乏将直接制约健康产业的发展和科技创新能力。小普将会继续加强与高校联合建立技术人才培养基地，加强创新型人才和高级实用型人才培养，积极引进海外人才，建立健全健康产业从业人员继续教育制度与培训制度，不断提高从业人员的技能与素养。

在未来的几年，小普不仅要加强品牌推广建设，也要加大技术与服务模式的创新投入，更要优化服务模式和产品结构。小普将朝着更加专业化的方向发展。

附件一 健康产业行业分类

序号	健康产业	细分行业	范围
1	原材料种养殖		与健康产业原材料种养殖相关的农作物、中药材、花卉、畜牧业、水产品养殖等。
2	健康制造业	健康食品药品行业 — 保健食品行业	经国家批准的27功能性保健食品生产经营。其功能包括：增强免疫力功能，辅助降血脂功能功能，辅助降血糖功能，抗氧化功能，辅助改善记忆功能，缓解视疲劳功能，促进排铅功能，清咽功能，辅助降血压功能，改善睡眠功能，促进泌乳功能，缓解体力疲劳功能，提高缺氧耐受力功能，对辐射危害有辅助保护功能，减肥功能，改善生长发育功能，增加骨密度功能，改善营养性贫血功能，对化学性肝损伤有辅助保护功能，祛痤疮功能，祛黄褐斑功能，改善皮肤水分功能，改善皮肤油分功能，调节肠道菌群功能，促进消化功能，通便功能，对胃黏膜有辅助保护功能
		营养强化食品行业	1. 营养强化剂食品，即按国家规定添加了营养素和其他营养成分的食品。营养强化剂包括矿物质、维生素及其他营养强化剂 2. 特殊膳食用食品，即为满足某些特殊的身体或生理状况和（或）满足疾病、紊乱等状态下的特殊膳食需求，专门加工或配方的食品（如婴幼儿、孕妇、乳母老年人用食品，慢性疾病、心脑血管疾病、产后、术后、骨伤等特殊人群食品等）
		药品行业	药品，包括生物药、化学药、中药，如中药材、中药饮片、中成药、化学原料药及其制剂、抗生素、生化药品、放射性药品、血清、疫苗、血液制品和诊断药品等
		有机食品行业	有机食品、绿色食品等
		其他健康食品行业	如功能水、功能性饮料、滋补保健酒、保健功能茶业、天然滋补品、药膳、汤料、食疗、营养配餐及健康餐饮行业等
	健康用品产业	保健健身器械行业	指以日常保健和预防疾病为目的，具有调节人体机能、增进健康或者有促进康复功能的保健、康复、健身类仪器、设备、器具和材料等，如按摩器械、健康体检仪器、家用理疗或护理保健仪器设备、助眠用品、康复器械、运动健身器材、美容及年轻态保健器与仪器、五官保健用品、生殖健康保健用品等

续表

序号	健康产业		细分行业	范围
2	健康制造业	健康用品产业	医疗器械行业	第一、二、三类医疗器械
			化妆品行业	包括普通化妆品和特殊用途化妆品（用于育发、染发、烫发、脱毛、美乳、健美、除臭、祛斑、防晒的化妆品等）
			健康功能纺织品行业	具有保健功能的床上用品、服饰制品及其他纺织用品，如棉被、枕头、袜类、内衣、窗帘、地毯等
			其他健康用品行业	饮水健康产品、空气净化产品、防辐射用品、低碳环保产品、家居环境健康用品及其他健康日用品等
3	健康服务业		医疗卫生服务	综合医院、乡镇卫生院、中医医院、门诊部（所）、中西医结合医院、计划生育技术服务活动、民族医院、妇幼保健院（所、站）、专科医院、专科疾病防治院（所、站）、疗养院、疾病预防控制中心、社区卫生服务中心（站）、其他卫生活动、街道卫生院等
			健康管理与促进服务	与健康管理与促进服务相关的保健服务、休闲健身活动、社会看护与帮助服务、护理机构服务、精神康复服务、老年人和残疾人养护服务、医学研究和试验发展以及相关社会经济咨询、其他专业咨询、质检技术服务、图书出版、知识产权服务、报纸出版、期刊出版、音像制品出版、电子出版物出版、中等职业学校教育、体育组织、普通高等教育、体育场馆、职业技能培训、体校及体育培训、其他体育、社会事务管理机构、专业性团体、基金会等
			健康保险和保障服务	健康和意外保险、社会保障以及其他未列明相关保险活动
			其它与健康相关的服务	营养和保健品批发、其他日用品零售、体育用品及器材批发、体育用品及器材零售、西药批发、药品零售、中药批发、医疗用品及器材零售、医疗用品及器材批发、其他机械与设备租赁、营养和保健品零售、娱乐及体育设备出租等

附件二 深圳市健康产业
统计标准备选目录

1. 健康产品原材料种植养殖业

行业代码（小类）	行业分类名称	行业代码（小类）	行业分类名称
0119*	其他谷物种植	0159*	其他水果种植
0121*	豆类种植	0161*	坚果种植
0122*	油料种植	0163*	香料作物种植
0132*	麻类种植	0169*	茶及其他饮料作物种植
0141*	蔬菜种植	0170	中药材种植
0143*	花卉种植	0190*	其他农业
0151*	仁果类和核果类水果种植	0390*	其他畜牧业
0153*	柑橘类种植	0411*	海水养殖
0154*	香蕉等亚热带水果种植	0412*	内陆养殖

2. 健康制造业

2.1 健康食品制造业

行业代码（小类）	行业分类名称	行业代码（小类）	行业分类名称
1369*	其他水产品加工	1492	保健食品制造
1372*	水果和坚果加工	1529*	茶饮料及其他饮料制造
1422*	蜜饯制作	1530*	精制茶加工
1491	营养食品制造	2666*	动物胶制造

2.2 药品制造业

行业代码（小类）	行业分类名称	行业代码（小类）	行业分类名称
2710	化学药品原料药制造	2740	中成药生产
2720	化学药品制剂制造	2760	生物药品制造
2730	中药饮片加工		

2.3 健康用品制造业

行业代码 （小类）	行业分类名称	行业代码 （小类）	行业分类名称
1731*	麻纤维纺前加工和纺纱	3464*	制冷、空调设备制造
1732*	麻织造加工	3490*	其他通用设备制造业
1741*	缫丝加工	3544	制药专用设备制造
1742*	绢纺和丝织加工	3581	医疗诊断、监护及治疗设备制造
1771*	床上用品制造	3582	口腔科用设备及器具制造
1779*	其他家用纺织制成品制造	3583	医疗实验室及医用消毒设备和器具制造
1810*	机织服装制造	3584	医疗、外科及兽医用器械制造
1820*	针织或钩织编织负责制造	3585	机械治疗及病房护理设备制造
2437*	地毯、挂毯制造	3586	假肢、人工器官及植（介）入器械制造
2441	球类制造	3589	其他医疗设备及器械制造
2442	体育器材及配件制造	3591*	环境保护专用设备制造
2443	训练健身器材制造	3761*	脚踏自行车及残疾人座车制造
2444	运动防护用具制造	3856	家用美容、保健电器具制造
2449	其他体育用品制造	3861*	燃气、太阳能及类似能源家用器具制造
2619*	其他基础化学原料制造	3871*	电光源制造
2681*	肥皂及合成洗涤剂制造	3872*	照明灯具制造
2682	化妆品制造	3919*	其他计算机制造
2683	口腔清洁用品制造	3921*	通信系统设备制造
2689*	其他日用化学产品制造	3922*	通信终端设备制造
2770	卫生材料及医药用品制造	4011*	工业自动控制系统装置制造
2915*	其他橡胶制品制造	4014*	实验分析仪器制造
2929*	其他塑料制品制造	4021*	环境监测专用仪器仪表制造
3052*	光学玻璃制造	4028*	电子测量仪器制造
3053*	玻璃仪器制造	4029*	其他专用仪器制造
3072*	特种陶瓷制品制造	4041*	光学仪器制造
3373*	搪瓷卫生洁具制造	4042	眼镜制造
3463*	气体、液体分离及纯净设备制造	4090*	其他仪器仪表制造业

3. 健康服务业

3.1 医疗卫生服务

行业代码（小类）	行业分类名称	行业代码（小类）	行业分类名称
8311	综合医院	8323	乡镇卫生院
8312	中医医院	8330	门诊部（所）
8313	中西医结合医院	8340	计划生育技术服务活动
8314	民族医院	8350	妇幼保健院（所、站）
8315	专科医院	8360	专科疾病防治院（所、站）
8316	疗养院	8370	疾病预防控制中心
8321	社区卫生服务中心（站）	8390	其他卫生活动
8322	街道卫生院		

3.2 健康管理与促进服务

行业代码（小类）	行业分类名称	行业代码（小类）	行业分类名称
7233*	社会经济咨询	8421	社会看护与帮助服务
7239*	其他专业咨询	8521*	图书出版
7250*	知识产权服务	8522*	报纸出版
7340	医学研究和试验发展	8523*	期刊出版
7450*	质检技术服务	8524*	音像制品出版
7960	保健服务	8525*	电子出版物出版
8236*	中等职业学校教育	8810	体育组织
8241*	普通高等教育	8820	体育场馆
8291*	职业技能培训	8830	休闲健身活动
8292	体校及体育培训	8890	其他体育
8412	护理机构服务	9124*	社会事务管理机构
8413	精神康复服务	9421*	专业性团体
8414	老年人、残疾人养护服务	9430*	基金会

3.3 健康保险和保障服务

行业代码（小类）	行业分类名称	行业代码（小类）	行业分类名称
6812	健康和意外保险	9300*	社会保障
6899*	其他未列明保险活动		

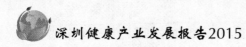
3.4 其他与健康相关的服务

行业代码（小类）	行业分类名称	行业代码（小类）	行业分类名称
5126	营养和保健品批发	5239*	其他日用品零售
5142	体育用品及器材批发	5242	体育用品及器材零售
5151*	西药批发	5251	药品零售
5152	中药批发	5252	医疗用品及器材零售
5153	医疗用品及器材批发	7119*	其他机械与设备租赁
5225	营养和保健品零售	7121*	娱乐及体育设备出租

编制说明：

1. 健康食用品原材料种植养殖编制说明

在健康产品原材料种养殖中下设的三级目录主要根据卫法监〔2002〕51号文《卫生部关于进一步规范保健食品原料管理的通知》中印发的《既是食品又是药品的物品名单》《可用于保健食品的物品名单》和《保健食品禁用物品名单》；《保健（功能）食品通用标准（GB 16740—1997）》等相关文件中规定的健康食品食用材料及功能范围，对照《国民经济行业分类》农、林、牧、渔业几个门类中调整筛取。其中，健康食用品原材料包括保健食品原材料种植、药品原材料种植、中药材种植和其他与健康有关的原材料种植，其原材料都在农作物、水果、蔬菜、畜牧业、渔业等产品中分布，因此，这一类别主要从农、林、牧、渔业这个门类中一一筛取。根据《国民经济行业分类》中涉及健康产品原材料的部分小类说明，其范围有的仅有部分涉及健康食用品原材料，而有的则可以全部覆盖，对于部分产品，附有相应的行业解释和关键词说明。

2. 健康制造业编制说明

健康制造业包括健康食用品制造业和健康使用品制造业。健康食用品制造包含健康食品和药品两大类，因此健康制造业的二级目录划分为三大领域：健康食品、药品、健康用品。其中根据各省保健用品管理条例与《保健功能纺织品2005》，本报告认为健康用品的范围涵盖健康器械、医疗器械、化妆品、健康功能纺织品、室内健康清洁用品、健康卫生清洁用品、促进健康的体育器械等。对健康用品的小类选择从《国民经济行业分类》相关门类中筛选。保健食品制造、化妆品制造、体育用品制造、医疗仪器设备及器械制造完全覆盖健康用品中部分小类的分布范围，而其他小类产品则部分覆盖健康用品的归属范围。

3. 健康服务业编制说明

国家统计局发布的《国家统计局关于开展健康服务业单位认定工作的通知》（国统字［2014］37号）中明确了健康服务业的四个细分类型即医疗卫生服务、健康管理与促进服务、健康保险和保障服务及其他与健康相关的服务，以及相关说明。本报告即按照国家统计局标准执行。